毒性中药
医案应用点评

主　编　蒋希成

中国中医药出版社
·北京·

图书在版编目（CIP）数据

毒性中药医案应用点评 / 蒋希成主编 . —北京：
中国中医药出版社，2020.7（2022.9 重印）
ISBN 978 – 7 – 5132 – 5896 – 8

Ⅰ . ①毒… Ⅱ . ①蒋… Ⅲ . ①中药性味—药物毒性
Ⅳ . ① R285.1

中国版本图书馆 CIP 数据核字（2019）第 258045 号

中国中医药出版社出版

北京经济技术开发区科创十三街 31 号院二区 8 号楼
邮政编码 100176
传真 010–64405721
山东润声印务有限公司印刷
各地新华书店经销

开本 880×1230 1/32 印张 16 字数 359 千字
2020 年 7 月第 1 版 2022 年 9 月第 2 次印刷
书号 ISBN 978 – 7 – 5132 – 5896 – 8

定价 58.00 元
网址 www.cptcm.com

服 务 热 线 010–64405510
购 书 热 线 010–89535836
维 权 打 假 010–64405753

微信服务号 zgzyycbs
微商城网址 https://kdt.im/LIdUGr
官 方 微 博 http://e.weibo.com/cptcm
天猫旗舰店网址 https://zgzyycbs.tmall.com

如有印装质量问题请与本社出版部联系（010–64405510）
版权专有 侵权必究

《毒性中药医案应用点评》编委会

主　编　蒋希成

副主编　高恩宇　李超然

编　委　（以姓氏笔画为序）

前言

　　中医药学是中国古代科学的瑰宝，也是打开中华文明宝库的钥匙。作为其中重要组成部分——中草药，其功效应用已被世界公认，得到广泛关注，值得深入研究。

　　历代本草医籍所载药物如汗牛充栋，种类繁多，然而本草亦有分类。在周代，所有药物均称为"毒"药，《周礼·天官》记载："掌医之政令，聚毒药以供医事。"后至秦汉时期，毒之含义进一步具体，泛指药物气味偏胜之性，正如四气五味之药性理论，如《黄帝内经》将其分为大毒、常毒、小毒和无毒。魏晋之后，医家们对毒药的认识逐渐丰富，专指药性强烈，且服用后容易出现毒副作用甚至致死者。

　　然而，由于古代医家对毒药的理解受封建思想及其他诸多因素限制，许多药物虽然具有强烈毒性却仍然被广泛应用，如《神农本草经》所载能延年益寿之上品即包含许多毒性矿物药，如朱砂等。因为在当时的历史背景下，炼丹术盛行，上至帝王，下至百姓，多食用丹药以图长生不老。现代医家已经将这些有毒药物进行详细研究，并加以规范，以供临床参考。但是诸多医家由于顾忌应用毒性药物的不可控性，往往故步自封，减少应用或不用，因此在一些疑难病症的治疗中，疗效掣肘，如肿瘤、白血病、风湿免疫疾病等。

古人云：用药如用兵。凡药有利必有害，若但知其害，不知其利，如自卑上阵，而临证脱逃；若但知其利，不知其害，如冲锋于前，而罔顾后方。因此，当根据病情，审因论治，辨证处方，准确把握药量，注意配伍，以尽量减少毒药不良反应，如此毒药亦可发挥显著疗效。本书编委会历时一年查阅图书 5000 余册，收集历代医家应用毒性药物的医案，分析整理毒性中药 20 余味，并附按语加以分析，以探讨毒性药物的功效及使用经验。本书所涉穿山甲已列为国家一级保护动物，现临床多用代用品。犀角用水牛角代。

马钱子、黄药子、巴豆、重楼部分由蒋希成编写，共计 5 万字；商陆、蜈蚣、狼毒、朱砂部分由高恩宇编写，共计 5 万字；细辛、胆南星、白附子、川乌草乌部分由李超然编写，共计 5 万字；山慈菇、砒霜部分由刘德柱编写，共计 2 万字；蟾酥、蟾皮、甘遂部分由张婷婷编写，共计 2 万字；全蝎、雄黄部分由王瑶编写，共计 2 万字；鸦胆子、京大戟部分由李文昊编写，共计 2 万字；附子、皂角部分由李皓月编写，共计 2 万字。本书开创以医案形式研究毒性药物使用的先河，为临床医生及中医药行业工作人员提供思路。由于水平有限，本书错漏缺点在所难免，希望读者提出宝贵意见和建议，以便进一步完善。

《毒性中药医案应用点评》编委会
2019 年 6 月 10 日

目 录

蟾酥

医案

案例 1

傅某，女，22 岁。

病史： 1972 年不慎被汽车撞伤，当时昏迷，左下肢股骨骨折。在市某医院住院治疗后骨折痊愈，唯膝关节上大腿内侧有一创口约 2cm×9cm，不能愈合，继在门诊治疗达半年，无效。复又进市某医院住院半年，三次行清创缝合术、一次植皮术，均告失败。医者告知：若病变侵入骨髓，则要锯腿。病者恐惧，故来门诊求治。检查：创口腐肉甚多，脓液清稀、恶臭，创口四周紫红色，痛苦病容，面色㿠白，舌淡白，脉弦细。

诊断： 疡病（阴寒型）。

处方： 内服阳和汤（《外科全生集方》）：熟地黄 15 克，鹿角胶 12 克（烊），麻黄 6 克，肉桂 8 克（焗），白芥子 12 克，姜炭 6 克，甘草 6 克。

外治敷金疮膏：血竭、血余炭、轻粉、自然铜、当归、乳香、没药、蟾酥、梅片、甘草、黄连。

用上两方治 10 天，腐肉已去，排出脓液甚多，渐见生肌之象。遂在外敷金疮膏时，加入珍珠末作药心。又经过 10 余天伤口愈合，疤痕亦很平整，再服阳和汤 10 剂而收全功。

摘自《奇难杂症新编》

【按语】 本患者患有创伤性慢性溃疡，在中医中属于疡病的范畴。蟾酥有解毒医疮的作用，《本草经疏》记载，蟾酥主痈疽，阴疮，阴蚀，恶疮等。《本草纲目》言蟾酥为诸疮要药。同时本病特点为病情较长，创口腐肉难去，此为新伤处理不当，创面感染所致。蟾酥性温，味辛，有毒，具有消肿止痛、解毒辟秽的作用，为疡科要药。《中药大辞典》记载："外用：研末调敷，或掺膏药内贴。"

案例 2

吴某，暑热蒸迫，心火暴甚。喉舌肿痛，及今旬日，势防成脓。用凉膈散加犀、羚，解上焦以泻君火之燔。

牛蒡子，犀角，连翘，焦山栀，生大黄（水浸），大贝母，玄明粉，竹叶，芦根，薄荷。

复诊：消管丸。

胡黄连一两，刺猬皮一两（炙），象牙屑一两，五倍子一两（炙），蟾酥三钱（酒化）。

上药为末，炼蜜丸。用上好雄精三钱，泛上为衣。每朝三钱，金银花汤送下。

渊按：方极佳。蟾酥大毒走窜之品，每日服分余，未知可否减半，则稳当矣。此治外症久而成管者。

摘自《外科医案》

【按语】本医案为热毒上攻喉舌，以喉舌肿痛为主要表现。蟾酥性温，味辛，有毒，辛者走窜之力强。蟾酥具有解毒消肿之功，可治疗咽喉肿痛。《本草求真》记载："蟾酥，味辛气温。有毒。能拔一切风火热毒之邪，使之外出。盖邪气着人肌肉，郁而不解，则或见为疔肿发背……故必用此辛温以治，盖辛主散，温主行，使邪尽从汗出，不留内入，而热自可以除矣。"《中药大辞典》记载："内服：入丸、散，每次 0.015～0.03 克。"

案例 3

段某，男，56 岁。

战争年代因饥饱无度，久患胃病，1986 年大怒后加重，次年钡餐透视：胃体、大弯、窦部黏膜破坏僵硬，其上癌性溃疡 8cm×7cm 之龛影。身体衰竭消瘦，剑突下触到较大包块，坚硬固定，失去手术指征，外科不予探查，患者要求中医治疗，诊其脉虚数，舌绛苔黄，腹痛难忍，病势发展迅猛，有朝不保夕之虑。证属正虚邪实，故以化癥回生丹、犀黄丸、左金丸、失笑散等方加减。

方药：两头尖 30 克，五灵脂 9 克，生蒲黄 9 克，三棱 9 克，莪术 9 克，黄连 9 克，吴茱萸 3 克，延胡索 9 克，蜈蚣 3 条，全蝎 3 克，大黄 3 克，猪苓 24 克，丹参 30 克，鳖甲 9 克，日一剂，水煎服。散用：制乳香 1 克，制没药 1 克，麝香 0.1 克，珍珠 0.01 克，牛黄 0.05 克，蟾酥 0.02 克，血竭 0.2 克，明雄黄 0.2 克，共为粉，日 2 次冲服。汤剂和散药并用，治疗半月余，疼痛渐止，食纳好转。配合 5-FU 冲击化疗。三月后钡餐透视复查，胃内病变消失，故未再治疗。一年以后，患者感到上腹部又疼痛不适。为进一步明确诊断，由某医院专家会诊腹探，见胃内癌瘤病变局限，结成硬痂。病理切片：癌细胞周围纤维化包裹。手术大夫一致认为，原来用的方药起了控制作用，值得探讨，曾来信咨询。

摘自《中医治癌大成》

【按语】本案为胃癌患者，中医辨证为癥积。蟾酥有消积破癥的功效，从病案中可以了解到此人病程长，久病入络。以虫类搜剔之品贯用始终，使恋踞经隧之癌毒分解，且虫类搜剔络隧而化风、痰，使邪有外出之机。本案中以蟾酥与他药做成散剂内服，《中药大辞典》记载："内服：入丸、散，每次 0.015 ～ 0.03 克。"

案例 4

姚某，女，48 岁。

初诊： 3 年前发现双颌下可摸及大小不等的几粒核块，胀痛，推之可动，休息后缓解。近月来由于工作及生活压力较大，情志不遂，其核块逐渐加重且发作范围有所扩大，双腹股沟处亦可触及，西医诊为淋巴结炎，遍用诸多中西治疗皆不效。就诊时患者自感情绪不遂，易于乏力，并常有低热缠绵，舌红苔黄腻，脉弦。予消瘰疬膏外治，配合辨证内服中药。

外治消瘰疬膏： 川乌、草乌各 15 克，白芷 15 克，花椒 3 克，大黄 9 克，麝香 1.2 克，蟾酥 3 克，川贝母 9 克，山柰 9 克，共研细末，入清凉膏粘和贴患处。

内服方药： 龙胆草 5 克，山栀 10 克，制大黄 10 克，桃仁 10 克，赤白芍各 10 克，去油乳香、没药各 10 克，蒲公英 15 克，全瓜蒌 10 克，僵蚕 15 克，连翘 10 克，绵茵陈 10 克，黄芩 10 克，配合消瘰丸（大玄参、川贝母、牡蛎各 30 克），研末炼蜜为丸，每次服 3 克，一日 3 次，10 剂。

二诊： 患者核块明显缩小，而乏力低热尚存，此为瘰疬日久，正气衰弱之证，在上述治疗基础上，配合运用归脾丸治疗。

半年后随访，瘰疬全消。

摘自《陶君仁临证要旨》

蟾酥医案

【按语】本案为淋巴结炎。蟾酥有解毒消肿之功，为疡科要药。《医学入门》指出其"主痈疽疔肿瘰疬，一切恶疮顽癣"。本案中以蟾酥与他药成膏外敷患处。《中药大辞典》记载："外用：研末调敷，或掺膏药内贴。"

蟾皮

医案

案例1

胡某，男，60岁。2011年5月11日初诊。

患者因发现颈部淋巴结肿大两月余在某医学院附属医院诊断为左肺低分化腺癌广泛淋巴结转移、慢性萎缩性胃炎及Ⅱ度骨髓抑制，遂在该院行化疗。化疗后患者全身乏力，口淡无味，夜间口干，纳食不佳，睡眠差，入睡困难，自述病前每天睡三四个小时，巩膜黄染，舌暗，白苔，舌下静脉迂曲粗大，脉细微数。

诊断： 肺痿，痰核。

辨证： 枢机不利，气化失司，痰瘀交结。

治法： 通达枢机，调和营卫，化气通脉，豁痰散结。

方药： 鳖甲煎丸易汤加味。炙鳖甲15克，炮山甲6克，柴胡15克，黄芩10克，红参12克，姜半夏10克，桂枝15克，炙白芍12克，熟大黄6克，黄芪30克，穿破石30克，黄精15克，厚朴10克，芦根30克，葶苈子12克，射干10克，凌霄花10克，当归15克，白薇15克，白英15克，三七10克，地龙12克，鼠妇10克，石韦12克，萹蓄12克，赤灵芝12克，槐耳12克，白花蛇舌草15克，半枝莲15克，半边莲15克，九节茶10克，八月札10克，干蟾皮10克，海藻15克，生姜10克，大枣10克，水煎服，每日1剂，早晚分服。同时，予以紫龙膏外敷颈部淋巴结肿大处。

处方： 紫草10克，枯矾10克，樟脑10克，儿茶10克，龙血竭10克，炒苍术10克，黄柏10克，芦荟10克。

用法： 紫草用香油炸枯，去渣取油备用。后七味共研细末，每次10克，研入六神丸10粒，以紫草油调敷患处。

以上方加减服用汤剂 3 个月，辅以紫龙膏外用，患者颈部淋巴结消退，全身无不适症状。

摘自《柳少逸医论医话选》

　　【按语】本案患者为肺癌化疗后。中医诊断为肺痿、痰核，辨证为枢机不利，气化失司，痰瘀交结，为虚实夹杂证，治疗应当通达枢机，豁痰散结。蟾皮苦凉，有清热解毒、利水消胀的功效。本案患者曾患肺癌，当为痰热瘀毒痼结而成，虽用化疗得以控制，但恐热毒残留复发，用蟾皮苦凉之性发挥清热解毒之效。《中药大辞典》建议内服煎汤：3～9克。

案例 2

　　董某，男，27 岁。

　　患者胃痛 10 余年，反复上消化道出血，有冠心病史，胃镜检查证实为胃窦炎及十二指肠球部溃疡，因症状加重，服药无效，外科检查确诊为贲门癌。建议手术治疗，但患者忧虑冠心病复发，多次动员，皆遭拒绝，自动出院，前来门诊求中医诊治。初诊时患者自觉胸痞腹胀，近来痛有定处，舌苔薄黄。属久病入络，瘀浊交搏，气机阻滞，治当清热化瘀，行气散结。

　　处方：蜀羊泉 30 克，蛇莓 30 克，龙葵 30 克，降香 30 克，旋覆花 9 克（包），代赭石 30 克（先煎），川芎 6 克，枸橘 15 克，干蟾皮 9 克，紫丹参 12 克，取 14 剂，水煎服。二诊患者自觉药后胃脘舒适，偶有食后呃逆，守法加味，上方加刀豆子 9 克，继续服用。原方继服 6 个月，饮食体重不减，面色反转红润，胃镜复查局部病灶好转，迄今续服无所苦，仍健在。

摘自《国医大师内科验案精选 240 例》

【按语】本案为贲门癌，病程日久入络，瘀热痰三者互结成毒，阻碍气机，治当清热化瘀，行气散结。在本案中蟾皮苦凉，具有清热解毒之功，是针对热毒而设。

案例 3

王某，女，8 岁。1977 年 8 月 26 日初诊。

两年来经常鼻衄，每月 8～10 次，以右鼻为甚，甚则感觉鼻内发热。食欲不启，夜卧骱齿，时喜挖鼻，肌瘦肢细，当与有寄生虫有关，脉濡弦。拟议消疳驱虫，并佐清降为治。

处方：生地黄 12 克，炒怀牛膝 9 克，炒茜根 6 克，炒大蓟 9 克，乌梅肉 2.5 克，炒胡黄连 4.5 克，白雷丸 6 克，使君子仁 4.5 克，炙鸡内金 9 克，炙干蟾皮 4.5 克，佩兰 9 克，炒谷芽 9 克，白茅根 15 克。

8 月 29 日二诊：药后鼻衄未再发生，唯时有鼻塞，脉濡弦。药证既合，守服原方。

1981 年 8 月 22 日三诊：右侧鼻衄，经投清降向愈，近又见发作，甚则并自喉腭而下咽，脉濡弦。仍宗清降法治。处方：生地黄 15 克，炒怀牛膝 10 克，炒茜根 6 克，炒小蓟 6 克，粉丹皮 6 克，赤芍 6 克，藕节 15 克，白茅花（布包）6 克，仙鹤草 10 克，旱莲草 10 克，侧柏叶 6 克，炒蒲黄 6 克。

8 月 29 日四诊：药证相安，衄血已少，唯鼻窍觉窒。

上方去赤芍、白茅花，加辛夷 6 克，香白芷 6 克。

摘自《新安医学名医医案精华》

【按语】本案中医诊断为鼻衄，由于其食欲不振，夜卧龂齿，时喜挖鼻，肌瘦肢细，可知有虫积。药物组方一以消疳驱虫，佐以清降。《饮片新参》记载蟾皮具有"退疳热，杀虫消蛊"的作用，正可发挥杀虫、退疳热的作用。

案例 4

陈某，男，25 岁。1977 年 6 月 2 日初诊。

自 1974 年起双手背侧出现皮肤赘生物，2 年来逐步蔓延至面、唇、颈部等处，数量日渐增多。曾用各种中西药治疗，未能见效，而新的赘生物不断出现，尤以口唇及手背越来越多。

检查：皮疹为针头样至指甲样大小不等的赘生物，表面粗糙不平，呈花蕊状或乳头状突起，多为污褐色。共计全身赘生物数为 289 个。

诊断：多发性寻常疣，疣色紫褐。舌苔黄腻，舌边有瘀斑，系与血瘀湿热有关，属湿毒瘀滞之证，治拟凉血化瘀，清热散风，利湿解毒。

方药：当归 12 克，生地黄 30 克，赤芍 12 克，牡丹皮12 克，丹参 15 克，桃仁 12 克，三棱 9 克，莪术 9 克，苦参9 克，地肤子 12 克，僵蚕 9 克，白鲜皮 12 克，干蟾皮 9 克，炙百部 9 克，生甘草 9 克，蒲公英 30 克。每日 1 剂，水煎 2次，分 2 次服。第三煎加明矾 15 克，取药液外洗。

连用 42 剂，面、口唇、颈、四肢伸侧、足趾、手指处疣全部消退，且皮损部色斑变淡，逐渐与正常肤色一致。舌缘仍有瘀斑，宗前方续服。

7月12日五诊：寻常疣全部消失，仅色素沉着，为巩固疗效，续服原方7剂而痊愈。

摘自《古今名医外科医案赏析》

【按语】本病为多发性寻常疣，由于疣色紫褐，舌苔黄腻，舌边有瘀斑，故而湿毒瘀滞证，当凉血化瘀，清热散风，利湿解毒。蟾皮清热解毒，利水消胀，可用治痈疽、瘰疬。本案以该药发挥清热消疣的功效。

案例 5

金某，男，64岁。

病史：病人1960年4月因全程血尿，经宁夏某医院肾盂造影，诊为肾盂癌，建议做肾切除，患者未同意，即给予一般对症处理。到1972年病情加重，进行膀胱镜检查，发现有片状浸润型肿瘤，并从尿中找到癌细胞，又去上海某医院诊断为膀胱癌，建议手术，患者仍未同意，而服清热解毒中草药150余剂，症状有所好转。经膀胱镜检查及肛诊，仍见膀胱颈部及三角底部水肿，间嵴肥厚，有前列腺肥大。

治疗：患者于1976年10月11日就诊时表现为排尿困难，须弯腰成90°，加强腹压方能排出，小便涩滞，腹痛难忍，夜间加重，影响睡眠，口干舌燥，脉弦舌红。证属下焦瘀热，灼伤津液，阴虚火旺，血热妄行。治以降火滋阴，化瘀止痛。

方药：降火丸，成分为苦参、山豆根、夏枯草、大黄、龙葵、青黛、干蟾皮、蜂房、半枝莲、野菊花、生甘草。犀黄丸，成分为牛黄、麝香、乳香、没药。蟾蜍酒，活蟾蜍5

只，黄酒 500 克，共蒸 1 小时，去蜍取酒，珍藏备用。每日3 次，每次 10mL。化瘀通淋汤，成分为丹参、赤芍、桃仁、红花、土鳖虫、泽兰、龙葵、金银花、女贞子、桑寄生、刺猬皮。

患者服药两个月，小便较前通畅，腹痛减轻，偶见血尿，尿常规化验阴性，未见癌细胞。同年 12 月 11 日请泌尿科会诊检查，前列腺较大，无结节，无砂石感，诊为前列腺良性肥大合并结石，患者带药回原地观察。以后随访，在当地医院复查，未见复发征象。患者正常工作已 17 年。

摘自《中医成功治疗肿瘤一百例》

【按语】本案患者就诊时诊断为膀胱癌，以及前列腺肥大，且有肾盂癌病史，病程长达十六年。由于小便不利，点滴而出，中医对其的诊断为淋证，证属下焦瘀热型，由于灼伤津液，导致阴虚火旺，血热妄行。当宜降火滋阴，化瘀止痛。肿瘤究其根本为瘀热互结成毒，方中所用蟾皮苦凉，可清热解毒，针对热结成毒而设。其又具有利水消胀之功，针对淋秘不通，助其通利小便。

案例 6

冯某，男，58 岁。

患者于 1967 年 8 月，因发热、咳嗽、痰血、胸痛，经 X 线胸片诊为左下肺癌，同年 10 月住院，经检查确诊为左肺下叶鳞状细胞癌，因心肌劳损及肺功能差，不适于手术而出院，经某中医用养阴清肺、软坚化痰、清热解毒中药治疗后症状改善，病灶稳定。后改服抗癌片，停服中药。1968 年7 月胸片示左肺下叶有浓密均匀的实质性块状阴影。1971 年

7月开始头痛，右眼多视，逐渐视物模糊，右眼球不能外展。同年 8 月 23 日胸片示：左下肺病灶扩大，诊为左下肺癌转移。同年 9 月 25 日到门诊，主诉：咳嗽，痰难咳出，气急，舌强，头痛，右眼球不能外展，唇及头皮麻木，两手握力减弱，苔薄质红，脉弦细。中医辨证属阴虚内热，用"解毒清肺片"养阴清肺治疗。一直坚持中药治疗随诊已 9 年，全身状况佳。

处方： 鱼腥草、山海螺、生薏苡仁、金银花、葶苈子、瓜蒌皮、生牡蛎、白毛藤各 30 克，南沙参、北沙参、八月札、苦参、白芷、夏枯草各 50 克，百部、海藻、干蟾皮各 12 克，天冬、麦冬、桔梗各 9 克，天龙片日服 3 次，每次 5 片。

摘自《中医治疗癌症验案秘方》

【按语】 本案为肺癌，中医辨证为阴虚内热证。由于痰瘀热胶结成毒，日久热毒耗灼阴津而成虚实夹杂证。蟾皮苦凉，有毒，可清热解毒。以其毒力而发挥清解癌毒之力。《中药大辞典》建议内服煎汤：3～9 克。

案例 7

李某，男，50 岁，职工。

素有肺结核、肺气肿病史。1977 年 9 月 18 日，因两下肢浮肿，膝关节发热，行走不便而就诊于某院，X 线透视：右上肺陈旧性结核。两月后血沉由 42mm/h 至 78mm/h，先后诊为结核性及风湿性关节炎。1978 年 4 月初，复因下肢浮肿，动则气急，以肺心病、心衰及下肢过敏性浮肿住院治疗。症状稍减随即出院。4 月 25 日经某医院 X 线摄片提示：①右肺癌；②右肺上部陈旧性肺结核。住院后再次摄片检查，诊断同上，痰涎脱落细胞检查，痰涎涂片找不到鳞癌细胞，确诊为右肺癌。回家后，不能起床，疲惫不食，要求中药治疗。拟方：守宫、蜈蚣各 5 条，干蟾皮、羊乳、徐长卿、玉竹、甜葶苈各 30 克，茯苓皮、庵闾子各 15 克，生甘草 10 克，蛤蚧 1 对。

五剂后，精神略振，面浮肢肿多汗，动则更甚，面色㿠白，右上肢酸痛伴杵状指，舌质红，脉虚数无力。原方加生黄芪、白花蛇舌草、麦冬各 30 克。服 3 剂，下肢浮肿加剧，余症依然。再以前方去庵闾子，加蒲种壳 20 克。此后，汗出减少，肿势渐退，舌生白苔，唯纳谷不香，倦怠乏力，仍守原方出入，共服达百剂。至此除右上肢想不酸痛和间有鼻衄外，余症悉退。12 月 16 日再经医院 X 线摄片复查，右上肺见直径约 7cm 的肿块，余无特殊发现。以后继续服用中药治疗，症状基本缓解，面色红润，精神振作，病灶相对稳定。

摘自《中医治癌大成》

【按语】本病为肺癌合并陈旧性肺结核，属痰热瘀而成毒，蟾皮可清热解毒，与其他攻毒散结药同用，日久癌毒可解。

案例 8

诸某，男，10 个月。

头面、眉间、耳后湿疹 8 月余，近月来加剧，烦躁不宁，瘙痒流脂水，并已蔓延至颈项，头面部皮肤红色斑丘疹夹水疱、脂水、干痂，几乎无健康皮肤，经中西药治疗至今未见好转，纳便正常，舌苔薄黄，指纹淡紫。治拟养血祛风，解毒清热。

处方：何首乌30克，干蟾皮6克，徐长卿9克，野菊花9克，地肤子9克，白鲜皮6克，薏苡仁9克，茯苓皮9克，苍术6克，豨莶草9克，黄柏3克，生甘草5克，7剂。另配金银花9克，野菊花9克，蛇床子9克，生甘草6克，煎汤外洗患处后，涂以黄柏软膏，日3次。

复诊时湿疹多数结痂，蔓延停止，脂水已减，患部缩小，仍处原方7剂，配以外用，药尽而愈。

摘自《古今名医临证金鉴·外科卷》

【按语】本案为湿疹，其势较重，不能只从风、湿、热等角度考虑，已成风湿热毒之象。方药以蟾皮苦凉之性清热解毒，可用治湿疹。《中药大辞典》建议内服煎汤：3～9克。

甘遂
医案

案例 1

徐某，男，10 岁。1963 年 9 月 12 日初诊。

患者素体壮实，8 个月前突发水肿，经当地医院用中药发汗、利水、健脾、温肾诸剂治疗无效，遂以慢性肾炎急性发作收入某地级医院治疗半年，病情时轻时重，以致最后全身高度水肿。准备转院之际，欲请中医诊治。初诊症见全身高度浮肿，面目俱非，肚腹膨胀特甚，皮色光亮，大便干结，小便不利。舌质淡红，苔白腻，脉沉细滑。

辨证： 水湿壅盛，气机闭阻，形气俱实。

治法： 急当决流逐水，上下分消。

处方： 决水汤。煨甘遂 4.5 克，肉桂 4.5 克，炒二丑 9 克，车前子 30 克（包煎），1 剂，水煎两次，合并药液，混匀分 3 次服，每 4 小时服 1 次。

9 月 14 日二诊： 当天服第一次药后，腹痛、恶心约 10 分钟，口吐涎沫黏液 10 余次，计 3000mL 左右，吐毕全身舒畅，身有微汗，小便通利。如法将药服完，肿消大半，病情显著好转。遵《内经》"大毒治病，十去其五六"，"衰其大半而止"，改用五苓散、五皮饮合平胃散。处方：茯苓 30 克，桑白皮 12 克，陈皮 9 克，大腹皮 18 克，生姜皮 9 克，炒白术 15 克，桂枝 6 克，猪苓、茯苓各 9 克，泽泻 9 克，苍术 9 克，厚朴 9 克，通草 6 克，2 剂，水煎服。

9 月 16 日三诊： 肿胀尽消，腹胀已除，饮食正常，精神转佳，偶因活动稍多，脚面微见浮肿，腹觉微胀，续以济生肾气丸改汤，加炒白术 30 克，5 剂，水煎服，以图治本。随访 20 年，病未复作。

摘自《中国百年百名中医临床家丛书·内科专家卷》

【按语】本案为高度水肿，日久不去。辨证为水气壅闭，为实证。治疗当急则治标，泻水逐饮。一诊方所用甘遂即可泻水逐饮，用于水肿正气未衰者效果良好。甘遂内服宜炮制使用，以减低毒性。

案例 2

段某，男，53岁。

患者肋间胀满疼痛，转侧、呼吸亦牵引作痛。时有喘咳，痰白如沫，不得平卧，腹部胀大如蛙形，食后胀满更甚。曾用西药消炎利尿，中药理气化痰，祛湿利水，迁延50余日未愈。其脉沉弦，舌苔薄白，小便减少，大便不畅。

处方：患者饮食尚可，脉象有神，未至大虚，投控涎丹以攻之。甘遂5克（去心），大戟5克（去皮），白芥子5克，共研为细末，分作7包，每日早餐后淡生姜汤送下1包。并嘱常备冷粥待用，若大泻不止即食。

二诊：服第一包药4小时后，腹部隐隐作痛，觉腹内发热，烦闷不适，随后泻下四五次黏胨状物，泻后渐觉舒适。连服3天，胸胁胀满疼痛得减，腹胀已消大半，稍能平卧。嘱以原方再进。

三诊：服至第4天，黏胨已排尽；第5、6天，纯泻稀水粪便，胸胁胀满疼痛消失，喘咳已止，腹胀全消，腹壁松弛。唯觉腹中空虚，精神萎靡，舌淡苔白，脉沉缓。此中气虚损故也，补中益气汤加附片，嘱服10剂而康复。

摘自《三湘医萃医案》

【按语】本案为水肿。中医辨证为悬饮，表现为腹部胀

甘遂医案

大，不得平卧，非一般利水药所及，治疗当攻逐水饮。虽年近花甲，因饮食尚可，脉象有神，故投控涎丹以攻之。甘遂去经隧脉络之水湿，其力甚强，对大腹膨胀、正气未衰者均可用之。本案中甘遂与他药研末使用，《中药大辞典》记载："内服：入丸、散 0.5～1 克。"

案例 3

某院职工之侄媳，新产 1 月，小腹胀满而痛，入夜尤甚，在乡下治之不应，特来长沙检查，病因未明，又经西医治疗 20 余天，痛仍如故。余诊时，患者呻吟不已，烦躁异常，小腹硬满，痛如锤击，手不可近，自觉痛处灼热，扪之亦然，小便色赤而短，大便如常，口不渴，舌红，苔白滑，脉象滑数。此水、热、瘀三者互结于血室，不下难解。

处方：《金匮要略》大黄甘遂汤。大黄 10 克，甘遂 6 克，阿胶 10 克。嘱大黄后下，阿胶烊化。病者依法，连进 2 剂，则快利，前后日行五六次，如是其痛若失。

摘自《三湘医萃医案》

【按语】《金匮要略·妇人杂病脉证并治第二十二》："妇人少腹满如敦状，小便微难而不渴，生后者，此为水与血俱结在血室也，大黄甘遂汤主之。"本案病状，颇与《金匮要略》原文相契。因水蓄于下，故小便不利，口不渴，苔见白滑。水血互结，凝瘀化热，客于血室，故小腹硬满，痛如锤击，痛处灼热。治宗原方，方中甘遂逐水攻结，水饮内停发挥攻逐之力，水血互结，又可发挥散结之功。

李某，男，50岁，汉族。

患者1960年12月就诊。腹胀、胁痛半年，患者于7月份因家境不和，工作不顺，心中忧虑而饮食逐渐减少。8月间即不断恶心，两胁作痛，胸腹胀满，周身乏力。经某医院化验检查，初步怀疑为无黄疸性肝炎。保肝疗法一月，不见好转。于9月初住院。继用保肝疗法两月，日益增重，腹部逐渐膨胀，身体消瘦，食欲较差，最后诊断为肝硬化后期腹水。现症：腹大如瓮，青筋暴露，小便短少，腹满，食不下，精神尚可，面容憔悴，舌质有瘀斑，苔薄白，脉沉弦。

辨证：肝郁气滞而血瘀。

治法：疏肝理气兼行瘀血。（但因腹水较重，亟待解决，依"急则治标，缓则治本"的原则，先逐水而后治肝。）

处方：拟用十枣汤为面，得快下利后，再糜粥自养。甘遂、芫花、大戟各等分，共为细面，每剂3克，十枣煎汤送下。

服后三小时许，泻稀便一次，接着泻水约两碗，少顷又泻水一次。服药前后体重对照，相差约2.5千克。此后每晚服汤药一剂，连服两剂（香砂六君子汤去甘草）。隔日如上法又进十枣面3克，下水3.5千克。腹满大减，饮食大增，汗出小便利。三日后改用真武汤化气行水，连进十剂。体重比治前减少25千克，改用逍遥散加红花等疏肝活血之品，连服一月而愈。随访两年，肝功恢复正常，身体健康。

摘自《李凤翔临证经验集》

【按语】本案为肝硬化后期腹水。来诊时病情较重，腹大如瓮，青筋暴露，小便短少，为水瘀互结于里，治疗当急则治标，攻逐水饮，甘遂、大戟、芫花皆可泻水逐饮，甘遂苦寒性降，泻水逐饮之力强，与大戟、芫花共同发挥攻逐水饮之力，用大枣意在攻中有补，急中有缓。

案例 5

张某，男，41 岁。

1979 年 5 月 3 日初诊：患者神疲头昏，食欲不振，恶心厌油，大便溏泄，小便黄赤，身目色黄如金，胸腹现出血斑块，腹部鼓胀，腹围 90cm，有移动性浊音，舌质红，苔黄腻，脉弦滑。化验：GPT 678U/L（金氏法），Ⅱ（黄疸指数）145U，TTT 18U，ZnTT 20U。

西医诊断：慢性重症肝炎。

中医诊断：肝瘟（急黄）。

辨证：瘀热互结。

治法：清热解毒，利湿退黄，佐以凉血活血。

处方：甘露消毒饮加减。

1979 年 5 月 26 日二诊：患者服药 20 余日未效。5 月 26 日化验结果：Ⅱ（黄疸指数）195U，BIL（血清胆红素）23.1mg，提示肝细胞严重损害坏死，病情有发展。症见黄疸继续加深，腹胀难忍，腹水增加，腹围 96cm，神疲烦躁，口干鼻衄，舌质红绛无苔，脉弦细数。辨证：热入营血。治法：清营凉血，泻火逐水。处方：犀角地黄汤加味。犀角 5克（先煎），生地黄 15 克，赤芍 10 克，牡丹皮 10 克，绵茵陈 30 克，黄柏 10 克，生大黄 1 克（后下），甘遂 3 克（研冲），牛黄 1 克（研冲）。

1979年5月30日三诊：4剂后，病情稍稳定。小便量稍多，排尿时较前畅快，唯仍腹胀难忍，大便不爽，极度疲乏，少气懒言，舌质红绛有裂纹，余症脉同前。辨为正虚邪实、虚实夹杂之证，改拟急下存阴、攻补兼施之法，用大承气汤合参麦散加减：生大黄15克（后下），玄明粉12克（分冲），枳实10克，川厚朴10克，红参10克（另蒸），麦冬15克，生地黄30克，防己30克，大腹皮30克，怀牛膝30克，绵茵陈30克，山栀子10克。

1979年6月3日四诊：4剂后，病情继续好转，饮食渐进，唯仍疲乏，烦躁口干，腹胀尿少，舌质红绛，脉细弦。辨为肝肾阴虚，水湿内停。拟滋阴利水法，用知柏地黄汤加枸杞、牛膝、车前子、大腹皮、汉防己。

1979年6月21日五诊：进服20余剂，病情明显好转，至6月21日复查：Ⅱ 55U，BIL 5.4mg，GPT 175U/L，TTT 20U，ZnTT 36U。守前方继服。

1979年7月3日六诊：7月3日患者由于饮食不慎，午后3时，突然胃脘胀痛而大量吐血，先后2次共计约1700mL，患者面色苍白，血压下降，口鼻灼热，烦躁发热（体温38.5℃），并有呕血、便血，为热入营血、迫血妄行之候，急予犀角地黄汤合黄连解毒汤：犀角5克（先煎），生地黄2克，赤芍15克，牡丹皮10克，黄连5克，黄芩10克，黄柏10克，山栀子10克。

1979年7月9日七诊：数剂后血止，病情好转，黄疸渐退。7月9日化验：Ⅱ 26U，GPT 100U/L，TTT 14U，ZnTT 16U。以后多从滋补肝肾，益气健脾或调理肝脾，治疗数月，病情未有反复，日趋好转，精神、纳食如常。化验Ⅱ、GPT均正常，TTT 9U，ZnTT 16U，以临床显效而出院。

摘自《谌宁生医案精华》

【按语】本案为慢性重症肝炎。其特点是：起病较急，传变迅速，变化多端，证候凶险。故病变初起，用一般清利湿热之甘露消毒丹加减无效，盖因热毒亢盛，侵入营血，形成热、血、水互结之势。故二诊改方为犀角地黄汤加减，清热解毒凉血、化瘀利水。因其腹水增加，水饮不散，血热血瘀互结难解，加入甘遂可泻水逐饮散结。

案例 6

许某，男性，49 岁。

主诉： 患者有肺癌病史，已做左肺部分切除术。近数天不慎感冒后即觉动则气促，左胸胀痛，胁部满闷，频咳呕清稀痰液。晨起目窠浮肿，精神倦，小便黄少，睡眠喜偏右侧。苔白腻，脉滑数。胸部胀闷而咳唾牵痛，频呕清稀痰涎，目窠浮肿，此属中医之悬饮证。《金匮要略》云："水流在胁下，咳唾引痛，谓之悬饮。"即指此证。幸病者体质尚好，宜攻补兼施之法。拟益气健脾、蠲饮逐水之法，宗仲景"病痰饮者，当以温药和之"原则立方。

处方： 茯苓 15 克，桂枝 9 克，白术 15 克，炙甘草 6 克，党参 15 克，甜葶苈 9 克，白芥子 10 克，甘遂 3 克，大戟 3 克，10 剂。

效果： 服药后腹中雷鸣，泻出水样烂便多量，小便量亦增多。泻后精神爽然，胸痛咳嗽明显减少，痰转黏稠，效果尚好。嘱照上方再服半剂后，诸症明显缓解。中病即止，不可过量。改用健脾以化痰湿之法，仿参苓白术散加减。药用：党参 15 克，白术 15 克，茯苓 15 克，炙甘草 6 克，怀山药 15 克，生薏仁 15 克，法半夏 10 克，砂仁 6 克（后下），桔梗 10 克，陈皮 6 克，扁豆 15 克，3 剂。诸症缓解后嘱长期按方调服。

摘自《吴灼燊医论医案选析》

【按语】本案为肺癌切除史，后因感冒而现胸部胀闷，咳唾清涎。因肺气受损，外邪引动而致宣发失职，气化不利，水饮内停胸胁。方中用药温阳化饮，泻水逐饮，攻补兼施。方中控涎丹皆为泻水逐饮而设，其甘遂发挥攻逐作用，而所用炙甘草与甘遂、大戟相反，当慎用。

案例 7

常某，35 岁，1981 年 7 月 15 日初诊。

患者身体素健，风寒感冒已 15 日，住院治疗 1 周而邪不外解，症见但热不寒，体温 38℃，终日不退，胃中硬满，按之甚，头上汗出，舌苔白，脉沉紧。

辨证：水热互结停于胸膈。

处方：急宜大陷胸汤下之。制甘遂 5 克，大黄 15 克，芒硝 9 克。

服后大便通利，燥粪与痰涎俱下而痊。

摘自《伤寒类证探析》

【按语】本案因感冒未解，邪热内传，与痰水相结而成。此为水热互结的结胸证。《伤寒论》135 条记载："伤寒六七日，结胸热实，脉沉而紧，心下痛，按之痞硬者，大陷胸汤主之。"136 条记载："伤寒十余日，热结在里，复往来寒热者，予大柴胡汤。但结胸无大热者，此为水结在胸胁也，但头微汗出者，大陷胸汤主之。"方中甘遂苦寒，泻水逐饮，与大黄、芒硝配合可解水热互结之势。

闫某，男，56岁。彪形大汉，声如洪钟，但面色稍带萎黄。诉每晨必泻，呈喷射状，有时迫不及待，腹中满痛拒按，泻后稍觉轻松，但中午腹满如故，口干不欲饮，如此已七八年。素嗜酒肉，舌苔白腻，脉微细而滑。

处方：先予无忧散（炙黄芪、木通、桑白皮、陈皮、白术、木香、胡椒、牵牛子）一剂，次日来云："服药后泻肚几次，只是不济多大事，肚子过会儿还是照样的胀。"即处：甘草10克，半夏10克，白芍15克，甘遂3.5克（研末），蜂蜜150克为引。嘱先煎前三味，取汁10mL合蜜，将甘遂末兑入，再微火煎开，空腹顿服。两日来云："服药后微感腹痛，后即泻七八次，排出黏液黄水不少，腹中再也未胀痛，今晨也没腹泻，后因病愈未再来。"

摘自《常用金匮方临床应用》

【按语】本案为留饮久泻，多作于清晨。盖饮为阴邪，留结于胃肠之间，为寅卯阳气升发之时，则气动欲行，必下迫作泻。泻后饮邪稍减，阳气略通，而证减一时。然窠穴未除，水饮复聚，故满痛如旧。治此等顽症，必以仲景甘遂半夏汤峻泻以催其窠穴，方能使邪去正复，痼疾得愈。方中甘遂与甘草两味反药同用，一战而留饮尽去，此用相激而相成之理也。又用半夏之燥以和胃蠲饮，白芍之柔以缓中止痛，蜂蜜调和诸药必不可少，既能缓甘遂之竣剂，又能护胃，而使相反相争之药，免于无过之地。

案例 9

于某，男，43 岁。1991 年 12 月 3 日初诊。

主诉： 腰部酸痛，遇冷则甚，遇热则缓 1 个月。伴肉眼血尿 2 次，偶有尿频、急、痛感，查体：右肾区叩击痛阳性，右下腹压痛阳性。尿常规：蛋白（++），隐血（+）。尿沉渣：红细胞散在视野，超声显示右肾下段结石 8mm×12mm 左右，右肾中等量积水，右输尿管中段见结石 7mm×9mm。腹平片亦提示右输尿管相同大小的结石。舌质暗，苔白，脉紧。

诊断： 尿路结石，右肾积水。

处方： 醋制甘遂末 1.4 克（冲），制半夏 10 克，白芍药 10 克，炙甘草 10 克，桂枝 10 克，茯苓 15 克，白术 15 克，白蜜 15 克（兑入调服），荆芥穗 15 克，牛膝 15 克，3 剂。

服后症状有所减轻。再服 4 剂，诸症大减，唯觉尿痛略有加重，且有欲尿而不利感觉，上方加桔梗 15 克，续服 3 剂。同时，嘱其多饮水，服后自觉阴茎根部尿路有异物，再服 4 剂，当服至第 2 煎时，尿量增多，排出 7mm×9mm×7mm 大小的棕褐色结石 1 块。又接服 3 剂，诸症皆无。复查超声显示肾积水消失，肾内结石无变化。为善其后，嘱其续服肾气丸 1 周，日 3 次，每次 1 丸，3 个月后复查超声未复发。

摘自《常用金匮方临床应用》

【按语】 肾积水是由多种病因引起的特殊病证，属中医"饮证"范畴。甘遂半夏汤为治留饮之主方。甘遂苦寒，攻逐水饮。方中甘遂醋制以减毒性，并研末入汤剂中冲服。

甘遂医案

027

【案例 10】

张某，男，42 岁。

1999 年 10 月 2 日急诊入院，昨日剧烈运动后感觉腹部不适，恶心，随之腹部疼痛较重，于是今日来就诊，诊时症状同上，右下腹压痛（＋），反跳痛（＋）。实验室检查：WBC 14.5×10⁹/L，GRA 占 74%，LYM 占 26%。舌质红，苔黄腻，脉洪数，诊为急性阑尾炎。因患者坚持保守治疗，于是给予青霉素钠 800 万 U，每日 1 次静点，同时给予大陷胸汤加味治疗。

处方：大黄 10 克，芒硝 5 克，甘遂 5 克，蒲公英 30 克，金银花 20 克，黄芩 15 克。

服 1 剂后大便通畅，疼痛略轻，体温恢复正常，在原方基础上去芒硝、甘遂，连服 3 剂，症状消失而痊愈。

摘自《伤寒论临床运用》

【按语】急性阑尾炎属于湿热积聚大肠而成肠痈，方中用甘遂可消肿散结，与大黄、芒硝相伍合用可泻热解毒，消痈散结。

案例 11

张某，男，31 岁。

2000 年 3 月 12 日入院，患者昨日饮酒后自觉心下胀痛，第 2 天加重，查体：上腹部压痛，腹肌紧张，反跳痛（－），伴有恶心、呕吐，发热恶寒，大便秘结，小便短赤，舌质红，苔黄，脉数。实验室检查：WBC 15.2×10⁹/L，GRA 占 78%，LYM 占 22%，血清淀粉酶 140（温氏单位）。诊为急性胰腺炎。

处方：给予青霉素 800 万 U，同时口服大陷胸汤以泻热攻里，破结散瘀。方用大黄 10 克，芒硝 10 克，甘遂 3 克，蒲公英 20 克，栀子 10 克，金银花 15 克。服药 1 剂后，大便通畅，诸症减轻，又连服 3 剂，腹痛明显减轻，体温恢复正常，上方去甘遂、芒硝，大黄减半，加郁金 15 克，金钱草 10 克，柴胡 10 克进行调治，连服 7 剂，诸症消失而愈。

摘自《伤寒论临床运用》

【按语】本案为急性胰腺炎，系热结于里成互结不通之势。方中所用大陷胸汤加减变化，用大黄、芒硝、甘遂攻下通里，甘遂苦寒，针对热瘀不解，又可消肿散结。

案例 12

余某，男，56 岁，老药工。

患者形体肥胖，春天以后，终日头晕，如在舟车之上，视不清明，常欲瞑目，瞑目则又易瞌睡，并作鼾声，口角流涎。甚时小便滴沥，时自心悸，欲睡不实。饮食尚可，但不能多食、暴食，否则易吐，吐后又反觉舒适。有时心胸痞闷，脘腹气滞，自以指头探吐，吐出清黄水，亦觉舒畅。大便时溏，偶见黏液。脉弦滑，间有歇止；苔腻水滑，舌胖而暗。此为痰饮上逆为患，治以蠲饮和胃法执其根本。药分两步，汤丸并进。用汤剂淡以渗湿。

处方：泽泻汤合苓桂术甘汤，加半夏、生姜、防己、椒目、石菖蒲、远志。

甘遂医案

用丸剂苦以导饮。控涎丹，先用 5 克，逐日递增 1 克，最多加至 15 克，再递减至 5 克。

控涎丹制作：白芥子用量比甘遂、大戟加重 1 倍，白芥子生用亦能催吐。枣泥为丸，枣泥用量与药末等同。服法：每日清晨 1 次，服后先取吐，吐后自能泻下。下利多，则停药一二日，药量亦不再增加。如此 20 余日，吐下 10 余次，吐下后头目转清，愈吐下纳食愈香，后以淡剂收功。曾经复发，仍用此法，见效更快。

摘自《眩晕·古今名家验案全析》

【按语】本案为眩晕，痰饮上逆所致，汤丸并进而取效。丸剂所用控涎丹，甘遂泻水逐饮，针对饮留于胃，以甘遂合大戟配合攻而逐之，使上逆水饮，攻除而解。控涎丹以枣制作以制甘遂、大戟峻下之力，又顾护胃气。

案例 13

郭某，女，36 岁。

患者脐左疼痛半年，经某医院结肠镜检查诊断为结肠炎，杂治不愈。望其面色青黄，睑下晦暗，舌苔白腻。询知痛则欲便，便后痛止，无脓血，有完谷。恶心欲吐，胃纳呆钝。诊其脉，沉弦有力。触其腹，脐左拒压。此乃饮邪为患，当燥湿化饮，缓急止痛，温药和之。

处方：拟苓桂术甘汤加味。茯苓 15 克，桂枝 10 克，苍术 15 克，炙甘草 6 克，半夏 10 克，白芍 15 克，焦山楂 15 克，3 剂。

二诊：痛泻仅止七日，前症复作。痛时腹有头足，肠中辘辘，时则欲便，便后头足失，疼痛止。历数时，腹痛肠鸣又作，头足复起。此留饮不去，病终难除。考《金匮要略·痰饮咳嗽病脉证并治》云："病者脉伏，其人欲自利，利反快，虽利心下续坚满，此为留饮欲去故也，甘遂半夏汤主之。"分析条文，所谓"留饮欲去故也"，实留饮未去也。留饮者，乃害群之驹，乱世之寇，须攻之逐之，非温药和之所能胜任。加之为患日久，定有坚巢固穴，必须短兵相接，强攻猛逐。甘遂峻猛辛窜，用其冲锋击锐足以胜任，于已成巢穴者，仅可挫其锋而不能荡其巢，若与甘草同用，则峻猛之品，复增顽强之性，相反相激以成，遂拟仲圣甘遂半夏汤原方进之。

处方： 甘遂粉 1.5 克（冲），半夏 10 克，白芍 15 克，甘草 6 克，白蜜 1 匙，1 剂。

药后片刻，腹痛益剧，上下攻窜，若撕肠裂胃。后暴泻水样便数次，疼痛遂止。留饮已去，复拟苓桂术甘汤崇土填臼。并嘱禁生冷，少肥甘，饮食调理，以防饮邪复聚。

摘自《临证实验录》

【按语】本案为结肠炎。病患痛泻不止，以苓桂术甘汤暂缓其痛，而泻势又来，辨证分析为饮留肠胃不去所致，故去病必去饮，以甘遂半夏汤攻逐留饮，甘遂为泻水逐饮要药，服药后腹痛加剧，为饮邪动而欲去之象，泻后饮邪已去则痛泻消失。方中甘遂与甘草相反，用后无毒性反应，甘遂以研末冲服，可发挥峻下之力，并以白芍、白蜜以缓其峻下，攻中有缓。

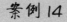

案例 14

单某，男，40 岁。1970 年 1 月 15 日初诊。

患者背部冷如掌大半年余，近2个月加重。1969年夏因郁怒日久，常觉脘闷胁痛，纳呆泛酸，头晕耳鸣，失眠乏力，曾请王德光老中医诊治。当时其脉弦而沉，舌赤苔薄黄，予以疏肝理气、健脾和胃之剂，调之月余诸症渐愈。唯觉左背部相当于肺俞、心俞穴处，约6cm×7cm范围有寒冷感。初起尚不介意，2个月后，局部寒冷感加重，经他医治疗数月无效，故再次求治于王老。

该患者身躯略肥胖，自云左背部如掌大一块寒冷如冰敷，虽重裹围裹，丝毫不解其寒，余无其他不适。舌淡，苔薄白，脉沉滑而细。

辨证：气结痰凝，阻遏阳气。

治法：涤痰通阳。

处方：煨甘遂末2克，装胶囊内，晨起空腹时1次顿服。投3日量，嘱其"中病即止，不必尽服"。

1月18日二诊：服药1剂后，当日泻下10余次，背部寒冷感顿减。服第2、3剂后，泻下已不似第1日之频繁，而患部之冰冷感则完全消失。

摘自《王德光学术经验集》

【按语】本案为背部留饮。背部留饮不去，阻遏阳气，则背部冷感不除，以甘遂峻剂荡涤攻逐留饮，留饮去阳气通，背部冷感解除而愈。患者服第1剂后，泻下10余次，为留饮去除反应，病已去大半，再以2、3剂治之，饮邪全部祛除，背部已无冷感。所用甘遂为煨过，且装入胶囊中，减少攻逐峻猛之力，但中病仍应止。

赵某，男，46岁。

因患肝硬化腹水，腹胀如瓮，大便秘结不畅，小便点滴不利。中西医屡治无效，痛苦万分，自谓必死无救。切其脉沉弦有力，舌苔白腻而润。观其人神完气足，病虽重而体力未衰。

辨证： 肝硬化腹水之实证，邪气有余，正气不衰。

治法： 祛邪以匡正。

处方： 桂枝汤减甘草合消水丹方。甘遂10克，沉香10克，琥珀10克，枳实5克，麝香0.15克。用法：上药共研细末，装入胶囊中，每粒重0.4克，每次服4粒。晨起空腹用桂枝汤去甘草（桂枝10克，白芍10克，生姜10克，肥大枣20枚）。煎汤送服。

服药后，患者感觉胃肠翻腾，腹痛欲吐，心中懊恼不宁，未几则大便开始泻下，每小时2～3次，小便亦随之增加，此时腹胀减轻，如释重负，随后能睡卧休息。时隔两日，照方又进1剂，大便作泻3次，比上次服药更为畅快，腹围减少，肚胀乃安。此时患者唯觉疲乏无力，食后腹中不适，切其脉沉弦而软，舌苔白腻变薄。改用补中益气汤加砂仁、木香补脾醒胃，或五补一攻，或七补一攻，小心谨慎治疗，终于化险为夷。

摘自《中医古今医案精粹选评》

【按语】 本案为肝硬化腹水。腹水严重，阻滞气机，而见大便秘结，小便不畅，腹水不除而大小便不解，当务之急则应祛除腹水。消水丹中甘遂具有攻逐水饮、峻利泻水之功，与他药共用发挥攻除水饮功效，服后见腹痛欲吐，为水饮动而欲去之象，临床见此症状为顺证，随之见大便泻下，小便出，水饮除，为佳象。

案例 16

赵某，男，成人。

1971 年 9 月因患肝硬化腹水，大便难解，小便不利，腹胀甚剧。

处方：甘遂适量研末，连头葱白 5 根，如患者畏寒怕冷可加少量肉桂粉共捣烂。使用方法：脐部先用陈醋涂搽，以防止感染和刺激皮肤，然后将药适量敷上，再用纱布覆盖，固定即可，敷药 3 次，腹水尽消。后以调理肝脾为主巩固其疗效。

摘自《中医单药奇效真传》

【按语】本案为肝硬化腹水。腹水不解，阻滞气机而见大便难解，小便不利，二便不解而又加重腹水。当急祛腹水，本案祛除腹水的方法为外治法，用甘遂研末与葱白敷于脐上，3 次后腹水尽消，此方法可以用治肝硬化腹水，正气充足患者，简便易行。

案例 17

张某，男，81 岁。1965 年 4 月 12 日就诊。

患者反复全身高度浮肿 2 月余，西医诊断为慢性肾炎，治疗无效入院。当时，全身高度凹陷性浮肿，腹部胀满，腹围 84cm，阴囊亦高度浮肿，小便短少，脉沉缓而涩。迭进实脾饮、胃苓汤、五皮饮、济生肾气丸等，3月余效果不显，腹围增至 87cm，渴不思饮，小便短少，大便通常数日不排，舌苔白滑微黄，余症如前。

辨证：脾肾两虚，升降失利，三焦痞塞，水湿浸渍。

治法：攻逐行水（攻一天补一天）。

处方：攻药用甘遂、木香、琥珀、黑丑（内服 5 克以内）；补药用六君子汤。连续攻逐 3 次，泻下水样便甚多，腹围减至 71cm，全身浮肿亦明显减轻，唯小便仍少。随即给予胃苓汤，间服六君子汤，共 25 剂，小便增多，浮肿尽消。但出现面赤、潮热、唇干、盗汗、多梦、滑精、神疲、舌苔淡白、脉弦细弱等症。显系下利之后，伤脾胃之气，损肝肾之阴所致。于是改用六君子加黄芪、龙骨、牡蛎、浮小麦，兼服知柏地黄丸，诸症缓解，尿蛋白也由 +++ 减少至微量。

摘自《国医大师郭子光经验良方赏析》

【**按语**】本案为慢性肾炎，伴高度浮肿。急则治标，当攻逐水饮。因患者年岁较大，恐不耐受攻逐，治疗当攻补兼施之法并行。攻逐水饮药中用甘遂，取其峻利之功，攻逐后泻下水样便，为浮肿水饮，后用六君子汤补之。使用攻逐法，当与扶正相兼而用，可防止一味攻逐而伤正。

案例 18

曹颖甫治陈孩。年十四，一日忽得病，邀余出诊。脉洪大，大热，口渴，自汗，右足不得屈伸，病属阳明。然口虽渴，终日不欲饮水，胸部如塞，按之似痛，不胀不硬，又类悬饮内痛，大便五六日不通。上湿下燥，于此可见。

处方：大陷胸汤予之。制甘遂钱半，大黄三钱，芒硝二钱。

服药后大便畅通，燥屎同痰涎先后俱下，乃复书一清热之方，以肃余邪。

摘自《古今名医医案选评》

【按语】本案见大热、大渴、大汗、脉洪大，符合阳明热盛证。但虽渴而不欲饮，又见胸部如塞，按之似痛等不通之象。《伤寒论》135条记载："伤寒六七日，结胸热实，脉沉而紧，心下痛，按之石硬者，大陷胸汤主之。"136条记载："伤寒十余日，热结在里，复往来寒热者，予大柴胡汤。但结胸无大热者，此为水结在胸胁也，但头微汗出者，大陷胸汤主之。"参见条文则为水饮与热互结，故用仲景大陷胸汤治之。方中甘遂苦寒，泻水逐饮，与大黄、芒硝配合可解水热互结之势。

案例 19

廖某，男，46岁。1984年8月1日入院。

三日前骤感头昏重，身疼痛，面目浮肿，继则全身肿遍，小便滴沥量少，腹胀胸满，肠中辘辘有声，便后为快。呕吐痰涎，吐后则舒。舌尖略红，苔黄厚，脉沉弦有力。西医诊断为慢性肾炎急性发作，用双氢克尿噻、速尿等仍尿少，诸症不解。

辨证：痰饮。

治法：攻逐水饮。

处方：甘遂半夏汤加减。甘遂8克（研粉分两次冲服），甘草 16 克，半夏 12 克，槟榔 12 克，木香 15 克，黑丑 15 克，水煎冷服，继饮稀粥。1 剂后溲来满盂（约 1000mL），浮肿稍减，余症得除。再进异功散攻补兼施，3 剂则肿消食复出院。此乃痰饮留于胃肠，出现心下坚满，肠鸣便难，口干舌燥等症。此为饮结于中，郁而化热所致。治宜行气化痰，攻下逐饮，用甘遂半夏汤。甘草用量倍甘遂，意在和中除饮，果然药到病除。

摘自《金匮临证备要》

【按语】本案为慢性肾炎急性发作，伴全身浮肿。中医辨证为水饮内停，当攻逐水饮。《金匮要略·痰饮咳嗽病脉证并治》云："病者脉伏，其人欲自利，利反快，虽利心下续坚满，此为留饮欲去故也，甘遂半夏汤主之。"方中甘遂可攻逐水饮，再配合他药一起发挥作用，肿势消除。

案例 20

邹某，男，40 岁。初诊：1970 年 12 月 10 日。

主诉：左胸部痞闷不舒数月，右胁前后亦疼痛，头亦微痛、微晕，呕吐不纳食，水液入口即吐出。X 线胸透见右胸积液，液平面在第二肋间。诊断为右胸积液。每周须抽胸内积液一次，呕吐才止，方能进饮食。若不抽积液，呕吐又复发。乃停服西药，改用中医诊治。其脉弦细而滑，舌与苔的形色如常。

辨证：悬饮。

处方：拟用葶苈下水丸加减。葶苈子 9 克，黑丑 9 克，川椒目 9 克（去皮），桑白皮 15 克，肉桂心 0.9 克（焗服），甘遂 0.9 克（研末冲服），水煎，用药汁候稍温送服甘遂末

0.9 克，共配三剂。服一剂后如无吐泻可继续服用；如有吐泻，待停止后再继续服用（若吐泻不止，可用冷水浸十手指，即能止其吐泻）。如服药后不吐不泻，病难即除，可啜热粥助其吐泻。吐泻不止者，可进冷粥止之，亦可服苓桂术甘汤（桂枝 15 克，茯苓 24 克，白术 15 克，炙甘草 9 克，煎服）。

服葶苈下水丸一剂后，即吐出水饮，胸积液平面降至第五肋间，能进饮食，胃纳好转，唯胁肋之痛未止。停药十天，再服第二剂，又泻出积水，积液平面降至第七肋间，胁痛减半，唯形神疲倦，头晕比前略甚，予苓桂术甘汤三剂。药后头晕减轻，精神好转。再过十天，又服葶苈下水丸之第三剂，随即吐泻并作，急用冷水浸十手指，吐泻渐止，右胸积液亦基本消失。再予苓桂术甘汤三剂，头晕及其他症状均好转，精神恢复，体重增加，调养一个月，病无复发，痊愈出院。

摘自《中医古今医案精粹选评》

【按语】本案为胸腔积液。因反复抽取胸水，患者不耐受，以中医治疗。辨证为悬饮，用葶苈下水丸，该方出自《外台秘要》，为下水峻剂。方中甘遂可攻逐水饮，用后胸腔积液除其大半，因胁肋仍痛，故仍需攻下，停药十天，又泻积水，过十天又服此方，病患吐泻并作，为水饮进一步祛除之象，而后水饮全部祛除而愈。本案可见服药后吐泻，乃中病之象，所谓"药不瞑眩，其疾弗瘳"也。

山慈菇

医 案

案例 1

王某，女，32 岁，已婚。

1972 年 7 月 13 日初诊： 婚后 7 年，迄今未育，素来经期延后，量中色暗，常夹血块，经前两乳作胀，头晕泛恶，末次月经在 1972 年 6 月 24 日。刻诊少腹胀痛不欲按，带下色黄，黏浊臭秽，胁肋苦胀，日晡低热，西医诊为原发性不孕、双侧输卵管粘连，按脉沉陷，舌暗，苔黄略腻。证属气滞血瘀，湿热蕴结，拟理气化瘀，清热解毒：丹参、败酱草各 15 克，山慈菇 12 克，香附、三棱、莪术、赤芍、虎杖各 9 克，醋柴胡、穿山甲各 6 克，郁金、白芷、紫苏梗各 4.5 克，乳香、没药各 2 克，5 剂，水煎服。

7 月 19 日二诊： 药后胁腹胀痛减轻，带下已少，头痛泛恶亦除，已获效机，原法更进。去紫苏、山慈菇，加当归、瓦楞子各 9 克，赤芍易白芍，6 剂，水煎服。

药后月经准期而至，色量均可，血块减少，经前亦未见乳胀、腹痛等症。拟丸剂缓调，予小金丹、逍遥丸、得生丹一付，每日早、中、晚分次白水送下，续服 20 天。并嘱下次经前一周服用二诊方 3～6 剂，经后仍服上述方 9 剂。调理 10 个月，又经妇检双侧输卵管已畅通，后即受孕。

摘自《名家教你读医案》

【按语】 本案因双侧输卵管粘连导致的原发性不孕，由患者症状表现辨为气滞血瘀，湿热蕴结。治以理气化瘀，清热解毒。山慈菇甘、微辛，性寒，归肝、胃、肺经，有清热解毒、消肿散结的功效。《本草用法研究》记载山慈菇"行瘀散结"，《中药大辞典》记载用法用量：内服煎汤 3～6 克。

本案配合败酱草、虎杖等药发挥清热解毒、化湿止带之功效，又可散结，合用后而受孕。

案例 2

李某，女，29 岁，农民。1987 年 3 月 8 日初诊。

主诉：右侧乳腺肿痛已两月余。去年年底产褥哺乳中，曾不慎挤压右乳而病，红肿疼痛，发热，经医院输液打针服药等治疗而未致化脓切开，得到好转，当时诊为急性乳腺癌。但迄今右乳仍有压痛，影响右臂活动，触之有条索状肿物，表面皮肤不红，不发热，纳食可，大便偏干，脉弦滑。

辨证：肝胃蕴热，乳瘀络阻。

治法：疏肝清热，化瘀散结。

方药：自拟化瘀通络方。夏枯草 10 克，柴胡 6 克，山慈菇 10 克，金果榄 10 克，海藻 10 克，昆布 20 克，赤芍 10 克，茜草 10 克，乳香 2 克，香附 10 克，木香 6 克，7 剂，水煎服。

外治：芒硝 60 克，化水，不时温敷右乳。

3 月 25 日复诊：告曰药后乳房疼痛大减，右臂活动好转，大便爽。舌苔白微腻，质偏红，脉弦滑。前方加减再进，并坚持外治。夏枯草 10 克，柴胡 6 克，山慈菇 10 克，金果榄 10 克，赤芍 10 克，茜草 10 克，海藻 20 克，昆布 20 克，香附 10 克，旋覆花 10 克（包），片姜黄 6 克，当归尾 10 克，瓜蒌 20 克，没药 2 克，水煎服。

4 月 8 日三诊：7 剂后，右乳肿痛明显减退，且肿块变软，痛已转成针刺样，舌苔白腻，质淡红，脉弦滑。前方加减再进，以巩固疗效。夏枯草 10 克，柴胡 6 克，旋覆花 10 克（包），片姜黄 6 克，海藻 20 克，昆布 20 克，乳香 3 克，当归 10 克，瓜蒌 30 克，赤芍 10 克，山慈菇 10 克，水煎服。

7 剂后，乃病愈停药。

摘自《杏园金方名医验案》

【按语】 本案所患乳痛，因肝胃蕴热，热结不散，瘀热阻于乳络而痛结不散，治当疏肝清热，化瘀散结。山慈菇味甘、微辛，性寒，归肝、胃经。寒可清肝胃之热，味辛能散，可消痈散结，故与他药配合患者症状大减而愈。

案例 3

章某，女，51 岁。2000 年 8 月 17 日初诊。

患者 2000 年 6 月中旬因卵巢肿痛进行手术治疗，术中发现肿瘤侵及子宫及大网膜，病理报告为低分化腺瘤，术后行腹腔化疗 3 次，静脉化疗一次，但复查 CA-125 仍然高于正常。化疗期间及其后呕吐严重，乏力神疲，白细胞低下。现呕吐已平，肝区脐右疼痛，心慌气短，头昏耳鸣，口干，纳差。

处方： 炙鳖甲 15 克，土鳖虫 6 克，莪术 10 克，山慈菇 15 克，海藻 15 克，僵蚕 10 克，白花蛇舌草 25 克，漏芦 12 克，半枝莲 25 克，青皮 6 克，陈皮 6 克，法半夏 10 克，生薏苡仁 15 克，蜂房 12 克，生黄芪 15 克，枸杞子 12 克，仙鹤草 15 克，炙蜈蚣 2 条，天冬 12 克，麦冬 12 克，炒延胡索 12 克，川楝子 10 克，九香虫 5 克，每日 1 剂，水煎服。

西黄丸7盒，每次1支，每日2次，口服。

2000年9月14日二诊： 上方连服2周，药后精神好转，体质有改善，食纳知味，肝区仍有隐痛，胃胀隐痛，面黄不华。治仍然以上法，上方加失笑散10克（包煎），石见穿20克。患者此后一直坚持以上法治疗，基本方药如上，还加减运用过预知子、蜀羊泉、天花粉、当归、鸡血藤、穿山甲、桑寄生、制南星等。至2001年11月，CA-125从术后的40～170U/mL下降至13.8U/mL。一般状况良好，体重增加5千克，其后一直坚持服药，间断来诊。

2003年3月6日三诊： 患者无不适症状。复查仅B超提示：轻度脂肪肝，余均未见明显异常。仍从肝肾亏虚，湿热瘀毒互结治疗。处方：炙鳖甲15克（先煎），生黄芪25克，当归10克，麦冬10克，生地黄10克，炙女贞子10克，墨旱莲10克，仙鹤草15克，鸡血藤15克，炙黄精10克，山慈菇15克，炙僵蚕10克，泽漆12克，猫爪草20克，蜂房10克，失笑散10克（包煎），土鳖虫6克，白花蛇舌草25克，半枝莲25克，漏芦12克，龙葵20克，预知子10克，莪术10克，生山楂15克，枸杞子12克，水煎服，每日1剂。

摘自《国医大师验案良方》

【按语】本案患者卵巢癌术后，经化疗检测CA-125仍然高于正常，虽经手术，但癌毒未除，仍存隐患，从癌毒性质判断，当为火热夹湿性，火毒夹湿蕴结不散。针对癌毒，若病患正气尚足，当以祛邪为主，兼以扶正。故本案所用为大方复法，以大量清热解毒、软坚散结、祛湿通络之品组成，兼以补气养阴顾护气阴。方中山慈菇清热解毒，消火热蕴结成毒之势，与他药配合以除后患。

案例 4

孙某，女，43岁。

1年前发现右颈下有杏子大肿块，无痛痒。2个月后突然增大，自觉闷气，咽部紧缩感，吞咽受阻。喉节下有肿物如胡桃大，边缘清楚，活动度尚好，按之微痛，左腋窝淋巴结和右颈部淋巴结均肿大，同位素扫描提示：甲状腺瘤。舌暗苔薄腻，脉沉缓。投海藻玉壶汤加减：海藻、昆布、赤芍、海浮石、夏枯草各15克，猫爪草、牡蛎各30克，郁金、贝母、山慈菇、青皮、三棱、莪术各10克，全瓜蒌20克，炮山甲15克。服20剂症状基本消失。3个月后同位素扫描复查无异常发现。

摘自《孙希圣临证心得》

【按语】甲状腺瘤属中医"瘿瘤"，由忧思郁怒，气结痰凝于颈部所致。治应消瘿散结，化痰软坚。方用海藻玉壶汤治之。山慈菇清热解毒，消痈散结。《本草再新》："治烦热痰火，疮疔瘰痘，瘰疬结核。杀诸虫毒。"

案例 5

董某，女，成人。

主诉： 数月前，感冒后时常鼻塞，流浊涕，嗅觉不灵，张口呼吸，口咽干，头胀痛，历久未愈。近来鼻塞较甚，需完全用口呼吸，日夜如此，深以为苦。苔薄黄，脉细数。

诊断： 慢性鼻炎。

辨证： 此乃肺胃郁热，因外感后，鼻腔发炎，失于调治，转成慢性。

治法： 消炎开窍。

处方： 辛夷花、细辛、白芷、川芎、升麻各15克，薄荷30克，石菖蒲15克，生地黄、连翘、金银花、菊花、桔梗、山慈菇各30克，龙胆草、黄连各15克，杭白芍、白蒺藜各30克，僵蚕15克，石决明30克，甘草15克。因患者服汤药困难，特拟丸药治疗。

上药共20味，研细面（石决明煎水，将药液加入诸药中），炼蜜为丸，每丸重9克，每日早中晚各服9克，白开水送下。大约可服1个月。

后经随访，服药1料，鼻炎已愈。

摘自《临证医案医方》

【按语】本案鼻炎，中医诊为鼻渊。因肺气不足，内有伏热，外感引动，内外相合而致鼻窍闭塞，酿成鼻炎。治法以疏风散邪，清热养阴。山慈菇清热解毒，入肺胃二经，清肺胃郁热，口鼻为肺胃之门户，郁热得清，鼻自畅通。

案例 6

景某，女，65岁。1977年8月15日初诊。

颈左侧肿物40天，初起如黄豆大，未及1个月，猛长如初生婴儿头大，并向下蔓延至左锁骨上窝，凹凸如岩，坚硬不移。颈右侧及颊车穴下方肿块6个，大如杏核，连成一串，坚硬不移；双腋下、双腹股沟淋巴结皆肿大如枣，推之不移。随肿块逐日增大，上则头痛如破，气喘痰壅，胸部憋胀，面色灰滞，神识昏糊。下则二便闭结，溲若浓茶。口臭熏人，苔黄厚腻，中根黑燥，六脉沉滑数实后经检查确诊为左颈部弥漫型恶性淋巴瘤混合细胞型。辨证属毒弥漫三焦，毒入血分，阻塞气机，蒙蔽神明重症。拟攻癌解毒、涤痰通腑、软坚散结为治，以攻癌夺命汤合礞石滚痰丸扫荡血毒。

海藻、生甘草、煅礞石、木鳖子、生半夏、生姜、莱菔子（生炒各半）、黄药子、鳖甲、生牡蛎、海浮石、海蛤壳、玄参、重楼各30克，大黄、大贝母、桃仁各15克，山慈菇、山豆根、红花各10克，全蝎12只，蜈蚣4条，明雄黄1.2克（研末冲服），以白花蛇舌草、夏枯草各120克煎汤代水煎药，煎取浓汁600mL，日分3次服，7剂。

8月23日二诊：患者服首次药后约15分钟，突觉满腹上下翻腾，五脏如焚，欲吐不得，欲泻不能，烦躁欲死，旋即昏厥。吾急赴病家，患者已醒。诉刚才出一身臭黏汗，吐出胶黏痰涎半痰盂，胸膈顿觉宽敞，唯觉困乏而已。诊脉和匀，此乃药病相争，正胜邪却之佳兆。《尚书》有"药弗瞑眩，厥疾不瘳"之记载。一旦出现瞑眩现象，必有非常之效。嘱原方续服。服27剂时，每日畅泻污泥状夹有脓血、胶黏痰涎、奇臭极热之大便1～2次，尿已转清，胸憋气喘已愈七八，头已不痛，神识清朗，食纳大增，全身肿块变软。嘱原方加嫩胡桃枝扶正化瘤，续服7剂。待大便中无秽物后2日，去大黄。

9月1日三诊：服药14剂，左颈部肿物缩小1/2，右颈及颊车穴下之肿物消至黄豆大，精神健旺，面色红润，稍觉气怯。原方去礞石滚痰丸，加野党参30克，五灵脂15克，10剂。

9月13日四诊：左颈部肿物已消至鸡蛋大，其余已消尽。原方 10 剂。

摘自《李可经验专辑》

【按语】本案患颈部恶性淋巴瘤，病情急重，辨证属痰毒弥漫三焦，毒入血分，阻塞气机，蒙蔽神明重症。拟攻癌解毒、涤痰通腑、软坚散结为治，以攻癌夺命汤合礞石滚痰丸扫荡血毒。方中山慈菇清解癌毒，消瘤散结，与他药配合扫荡癌毒，其癌毒之甚，必用峻猛之药方除。

案例 7

徐某，女，41 岁。初诊日期：2009 年 11 月 28 日。

主诉：经行 20 余日不止。现病史：患者因经行 20 余日未止，至人民医院就诊。查 B 超：子宫腺肌瘤已形成，卵巢囊肿，直径 3.7cm。既往月经尚可，白带偏多，食纳可，二便调，眠安。舌暗苔薄，脉沉涩。既往史：否认急慢性传染病病史，否认药物过敏史。

中医诊断：漏证。

西医诊断：子宫腺肌瘤，卵巢囊肿。

辨证：气滞血瘀。

治则：活血化瘀，缓消癥块。

处方：桃仁 10 克，桂枝 10 克，茯苓 10 克，赤芍 10 克，丹皮 10 克，王不留行 10 克，海藻 15 克，昆布 15 克，山慈菇 10 克，黄药子 10 克，马鞭草 10 克，鬼箭羽 15 克，败酱草 15 克，炒薏苡仁 15 克，三棱 10 克，莪术 10 克，红花 10 克，水蛭 6 克，7 剂，水煎服，日 2 次。

2009 年 12 月 5 日二诊：症状、舌脉如前，白带略减少。原方再服 14 剂。

2009 年 12 月 19 日三诊：诉 12 月 9 日月经已至，量较前偏多，天数正常，近日查 B 超：子宫腺肌瘤已消，卵巢囊肿 3.2cm。上方加山药 15 克，红参 10 克。再服 14 剂。

2010 年 1 月 2 日四诊：症情稳定，上方再服 7 剂，巩固疗效。

摘自《医案求真》

【按语】子宫肌瘤是妇科常见的疾病，属中医"癥瘕"范畴。气滞血瘀证居多，治法为活血化瘀，缓消癥块。本案以桂枝茯苓丸化裁，加以活血化瘀、软坚散结的药物，山慈菇味辛，可消痈散结，助其缓消癥块。

案例 8

马某，女，48 岁。初诊：2010 年 1 月 21 日。

主诉：声音嘶哑 3 个月。现病史：患者 2009 年 11 月行颈椎手术，手术中声带损伤，后遗留声带麻痹。西医认为需半年至一年可恢复。术后饮食易呛咳，因食物咳入气管住院一次。现咳嗽甚，痰多，咽痒，声音嘶哑难出，多处就诊及服多种止咳药效果不显。既往史：否认急慢性传染病病史，否认药物过敏史。

中医诊断：喉痹。

西医诊断：声带麻痹。

治则：散结利咽。

处方：山慈菇 10 克，射干 10 克，白鲜皮 10 克，地肤子 10 克，木蝴蝶 15 克，玄参 15 克，寸麦冬 15 克，黛蛤散 10 克（包），金银花 15 克，野菊花 15 克，草河车 10 克，紫菀 10 克，款冬花 10 克，枇杷叶 15 克，桑白皮 10 克，蒲公英 15 克，百部 10 克，7 剂，水煎服，日 2 次。

2010 年 1 月 30 日二诊：咳嗽减轻，声音嘶哑较前好转，诉月经过多。上方加白茅根 15 克，茜草 15 克，继服 7 剂。

随访：2010 年 6 月诉药后无不适，上方又服 7 剂，现声音嘶哑已愈。

摘自《医案求真》

【按语】本案由于术后引起声带损伤，而致饮食呛咳等症。方中以射干、木蝴蝶、山慈菇三药为主药。山慈菇可消痈散结，治疗瘰疬痰核，亦治喉痹肿痛，以解毒散结为胜，与他药配合可发挥散结利咽之效。

案例 9

张某，女，26 岁，职员。初诊：2013 年 7 月 25 日。

主诉：间断性腹痛 2 月余。病史：2 个月前无明显诱因出现小腹痛，间断发作，尤其情志不畅后明显，平素带下多，未进行系统治疗。2013 年 7 月 17 日于医院查彩超示：左侧附件区见一范围约 41mm×42mm 的混合性包块，边界清，子宫后方见深约 10mm 的液性暗区。给予抗菌内服配合外用药物治疗，腹痛较前稍轻，无发热，无腹泻。症见：时腹痛，隐隐发作，偶感外阴瘙痒，时轻时重，带下色白，纳可，大便正常，1 ～ 2 日 1 次，胃怕凉，睡眠可。舌质淡红，苔薄白腻，脉弦滑。

中医诊断：腹痛（肝脾失调，气滞血瘀）。

西医诊断：左侧附件混合性包块性质待查，盆腔积液。

治法：健脾疏肝，理气止痛。

处方：逍遥散加减。当归 12 克，赤芍 15 克，白术 10

克，茯苓 15 克，柴胡 6 克，郁金 10 克，香附 10 克，乌药 10 克，枳壳 10 克，砂仁 10 克，青皮 10 克，陈皮 10 克，延胡索 10 克，莪术 10 克，山慈菇 8 克，甘草 3 克，生姜 3 片为引，15 剂，水煎服，每日 1 剂。

医嘱：注意休息，勿劳累，忌食辛辣刺激性食物，畅情志。

2013 年 8 月 10 日二诊：腹痛明显好转，发作的次数减少，仍述带下偏多，舌质淡红、体稍胖大，苔白稍腻，脉弦滑。可见有脾虚、湿热之象，守上方去青皮，加生薏苡仁 30 克，盐炒黄柏 10 克，泽泻 12 克，30 剂，水煎服，每日 1 剂。

医嘱：同初诊。

2013 年 9 月 11 日三诊：服上药后，基本无不适，停药半个月，后因生气、工作压力大，经常坐姿，活动少，腹痛又作，但较前稍轻，带下好转，月经延后 10 天，排除怀孕，纳可，睡眠差。守上方去生薏苡仁、炒黄柏，加青皮 10 克，合欢皮 15 克，益母草 15 克，红花 10 克，7 剂，水煎服，每日 1 剂。如月经至，量多时可暂停服药。

医嘱：同初诊。

2013 年 9 月 18 日四诊：服药 6 天后，月经至，目前基本无不适，舌质淡红、体胖大，苔薄白，脉弦滑。守初诊方加桂枝 5 克，继服 15 剂，每日 1 剂。后逍遥丸、桂枝茯苓丸配合服用，以巩固治疗。

医嘱：可择日复查彩超。

2013 年 10 月 28 日复查彩超示：子宫、附件未见明显异常，无不适。

摘自《脾胃病临证验案集》

【按语】本案腹痛，位在小腹，间断发作，尤其情志不畅后疼痛明显，舌苔薄白，脉弦滑，系肝脾失调，气血不畅所致。结合现代仪器彩超检查可见左侧腹部附件区有一包块，边界清，此乃由肝脾失调，气滞血瘀而成。用健脾疏肝、理气活血之法，用逍遥散加减，山慈菇消痈散结、化瘀滞。

案例10

刘某，男，42岁。

患者因回缩性涕血、鼻塞4个月，左耳鸣、左颈肿块2个月，于2003年12月3日确诊为鼻咽癌，低分化鳞癌。2003年12月9日至2004年2月11日行放疗，放疗后左颈肿块消失，行全身化疗，2004年9月出现左侧阵发性头痛，入院后CT示：鼻咽左侧壁增厚较前明显，双侧颞叶改变考虑为放射性脑坏死可能性大，予以脱水、抗炎治疗后症状无明显改善。患者于2004年12月3日求吾师中药治疗。症见：阵发性头痛，以左侧为主，健忘、性格改变，口干，鼻腔分泌物多，色黄，饮食尚可，舌淡红，苔薄白，脉细。

中医辨证：气阴两虚，瘀毒阻滞脑络。

治则：益气养阴，活血化瘀，通络止痛。

方药：沙参麦冬汤加减。太子参10克，麦冬10克，生地黄15克，沙参15克，当归10克，赤芍15克，川芎10克，白芷10克，地龙10克，僵蚕10克，丹参10克，胆南星10克，野菊花15克，茯苓10克，炒麦芽15克，炒谷芽15克，鸡内金10克，夏枯草10克，山慈菇10克，蒲公英20克，甘草5克，水煎，每日1剂。

2005 年 1 月 17 日二诊：服药后头痛较前缓解，口干减轻，鼻腔分泌物多，色黄，健忘，饮食尚可，舌淡红，苔薄白，脉弦细。上方加浙贝母 10 克，陈皮 10 克，法半夏 10 克，以化痰散结。

2005 年 5 月 10 日三诊：服上方 3 月余，患者服药后头痛基本消失，口干减轻，鼻腔分泌物减少，诸症悉减，生活质量改善。原方有效，守方继续服。

2007 年 7 月 5 日末诊：患者守方服用并定期复查，轻度口干，神志清晰，生活自理。续方巩固治疗。

摘自《潘敏求黎岳恒医案精华》

【按语】该案患者从症状及 CT 检查均考虑为鼻咽癌放疗后放射性脑损伤，表现为左侧头痛、健忘为主，放射性脑病临床治疗棘手，西医常用大剂量激素及营养脑神经药物控制病情，但维持时间短。放疗后耗气伤阴引起气阴两虚为病本，标实为痰瘀阻滞脑络，治疗以益气养阴，化痰散瘀，通络止痛，选用沙参麦冬汤加减。又因本案癌毒性质系火毒，放疗加重其火热之势，故在益气养阴、扶正固本基础上，又当祛邪，邪去方能病安，故用山慈菇清热解毒，以解癌毒为患，又可消痛散结，解毒邪结聚态势。

案例 II

张某，女，34 岁。2012 年 5 月 25 日初诊。

主诉：颈部肿物半年。现病史：半年前发现颈部肿物，B 超示：甲状腺结节，右侧 3.6cm×2.3cm×1.6cm，左侧 0.8cm×0.5cm。伴有耳堵，听力下降，纳可，手汗，晨起手胀，小便可，大便 1～2 日一行，月经提前 5～6 天，经量少，带经 2～4 日，经色正，无腰腹痛，末次月经 5 月 6 日。舌苔薄黄，边有齿痕，舌下脉络迂曲，脉沉弦细。

辨证： 肝郁脾虚，痰湿瘀热。

治法： 疏肝健脾利湿，清热化痰祛瘀。

处方： 醋柴胡 10 克，黄芩 10 克，法半夏 10 克，旋覆花 10 克（包煎），酒大黄 15 克，泽兰 15 克，茜草 10 克，山慈菇 10 克，龙胆草 6 克，炒栀子 10 克，郁金 10 克，生地黄 30 克，7 剂，水煎服，日 1 剂。

二诊： 药后大便畅，日一行。苔薄黄，脉弦细。以前法加减，减酒大黄，加白术 20 克，茯苓 10 克，继服 14 剂。

三诊： 患者守方服药一月后，颈部肿块明显缩小，B 超示：右侧 1.2cm×1.5cm，左侧未及。上方加海浮石 15 克，莪术 10 克，以增强软坚散结力量。

摘自《王文友行医 60 年临床经验集》

【**按语**】本案为瘿瘤，为气郁痰瘀凝聚而成，治法当疏肝理气，化痰祛瘀，方用山慈菇以破解瘀结。

案例 12

王某，男，59 岁，已婚。

2009 年 7 月 29 日初诊： 食管黑色素瘤术后 3 个月。2009 年 3 月咽喉至食道、胃脘不舒，经常反流、泛酸、嘈杂，至当地医院查见食管癌，4 月底在南京军区总院手术，病理示食管下段黑色素瘤，化疗 2 次。自觉疲劳乏力，食后不运，胃胀、嗳气，经常泛吐酸水，大便或秘或溏，PLT 计数低下，Hb 90g/L。舌苔黄腻，质暗红，脉小弦滑。

中医诊断：噎膈（脾胃虚弱，痰瘀内结）。

西医诊断：食管黑色素瘤术后。

此乃脾虚胃弱，肝胃失和，湿热痰瘀互结。治宜健脾益气，疏肝和胃，清热化湿，祛痰逐瘀并进。方以《医学正传》六君子汤、《丹溪心法》左金丸加减。

处方：潞党参10克，焦白术10克，茯苓10克，黄连4克，吴茱萸3克，藿香10克，苏叶10克，煅瓦楞25克（先煎），炙刺猬皮15克，白花蛇舌草20克，半枝莲20克，山慈菇12克，泽漆15克，炙乌贼骨20克，生薏苡仁20克，仙鹤草15克，鸡血藤15克，九节风20克，法半夏10克，丹参15克，南沙参10克，北沙参10克，陈皮6克，竹节6克，14剂，每日1剂，水煎服。忌酸辣煎炸，海腥发物。

2009年8月12日二诊：泛吐酸水仍多，有时咳嗽，咯痰较多，食管有火辣感，吸气减，大便偏烂。舌苔淡黄腻，舌质暗，脉细滑数。上方加制香附10克，砂仁3克（后下），白蔻仁3克（后下），煨益智10克，改炙乌贼骨25克，28剂，水煎服。

三诊：自觉体力有所改善，泛酸好转，食道气逆不顺，嗳气较多，食纳知味，舌苔黄薄腻，舌质暗红，脉细。7月29日方改炙乌贼骨25克，加八月札10克，炒枳壳6克，旋覆花5克（包煎），砂仁4克（后下），白蔻仁4克（后下），煨益智12克，代赭石20克（先煎），公丁香3克，石见穿29克，28剂，水煎服。

2009年10月14日四诊：体力续有恢复改善，食纳知味，时有泛酸，嘈心，寐差，只能睡4～5小时。左大腿外侧有麻凉感，出汗，两手指麻已多年，舌苔中后部淡黄腻，舌质暗紫，脉细弦。上方去八月札、煨益智、石见穿，加夜交藤 25 克，桑寄生 15 克，28 剂，水煎服。

2009 年 11 月 18 日五诊：食管黑色素瘤术后，曾化疗 2 个疗程，因血小板低下而停止。近查血常规正常，WBC 5.8×10^9/L，RBC 5.09×10^{12}/L，Hb 148g/L，PLT 205×10^9/L，体力逐渐康复好转，泛酸显减，餐后饱胀感、嗳气均减，口不干，纳可，二便正常。咽喉痰黏不舒，下肢麻凉减轻。舌苔淡黄薄腻，舌质暗紫，脉细弦滑。上方加玉蝴蝶 5 克，锦灯笼 5 克，56 剂，水煎服。

2010 年 1 月 13 日六诊：近来咽喉常有黏痰味咸，咯痰带血不多，当地人民医院上月 17 日 CT 示：食管下段术后，两下肺散在数枚粟粒灶，右肺上叶及左肺下叶少许炎性病变，部分纤维灶。舌苔中后部淡黄腻，舌质暗紫，脉细滑兼数。2009 年 7 月 29 日方加地锦草 15 克，旱莲草 12 克，景天三七 20 克，紫珠草 15 克，大麦冬 10 克，冬凌草 15 克，28 剂，水煎服。

2010 年 2 月 10 日七诊：查血常规、生化指标均正常，食纳吞咽正常偶有胃胀，不咳，早晨咽喉多痰，咸味减轻，偶见痰中夹有血丝。舌苔淡黄腻，舌质暗隐紫，中裂，脉细滑。上方去景天三七，加炙僵蚕 10 克，56 剂，水煎服。

2010 年 4 月 7 日八诊：近日咽喉多痰，色白质黏，偶带血丝，纳可，有时餐后胃胀，大便不实，尿黄，下肢受凉抽筋，易汗，舌苔黄中部腻，舌质暗隐紫，脉细滑。2009 年 7 月 29 日方加旋覆花 5 克（包煎），代赭石 20 克（先煎），石见穿 15 克，茜草根 10 克，公丁香 3 克，大麦冬 10 克，砂仁 3 克（后下），白蔻仁 3 克（后下），28 剂，水煎服。

摘自《高红琴国家中青年名中医》

【按语】黑色素瘤是以组织内含有黑色素为特征的高度恶性肿瘤，多发于皮肤及近皮肤之黏膜、四肢大肌腱等处，原发于食管之恶性黑色素瘤非常罕见，占食管恶性肿瘤 0.1%～0.5%，早期即可发生血液或淋巴转移，预后差，大多在诊断后 1 年内死亡。西医治疗以手术广泛切除肿瘤及消化道重建为首选，术后辅以放、化疗，但目前无充分证据说明放化疗疗效，术后平均生存 9 个月。

本案患者食管恶性黑色素瘤手术后化疗 2 次，来院时疲劳乏力，食后不运，胃胀嗳气，泛吐酸水，大便或秘或溏，血小板计数低下，轻度贫血，舌苔黄腻，质暗红，脉小弦滑。此为脾虚胃弱，肝胃失和，湿热痰瘀互结，治宜健脾益气，疏肝和胃，清热化湿，祛痰逐瘀并进，方以六君子汤合左金丸加减。山慈菇软坚散结、解毒抗癌，为治疗肿瘤常用药，《湖北中草药志》："用于食道癌，痔疮。"

案例 13

张某，女，48 岁。2006 年 5 月初诊。

2006 年 2 月发现乳房肿块，在本市某医院钼靶摄片诊断为右乳纤维腺瘤，双乳小叶增生。现乳房疼痛较剧，经前尤为明显，月经紊乱，无乳房癌家族史。检查：右乳外下有肿块，大小 2cm×3.5cm，边界清，活动度大，触痛明显，表面光滑，两乳外上象限亦可触及大小不等的结节状肿块数十个，质地部分偏硬，界限清，两乳下未触及肿大淋巴结。脉濡，苔薄腻，脉弦。

辨证：肝气夹痰瘀凝滞。

治法：调摄冲任，理气化痰，活血。

处方：仙茅 9 克，淫羊藿 30 克，肉苁蓉 12 克，鹿角片 12 克，山茱萸 9 克，当归 12 克，益母草 3 克，山慈菇 15 克，泽兰 9 克，制香附 9 克，广郁金 12 克。

服药 1 月余后，乳房疼痛明显减轻，结块变软，右乳下象限纤维腺瘤肿块缩小 2cm×1.2cm，续服上方 2 月余，接诊，乳房疼痛已除，纤维腺瘤肿块消失，小叶增生肿块亦减少、缩小，月经正常。

摘自《师承心悟》

【按语】 本案乳癖，当责之冲任失调。以调补冲任，化痰活血，软坚散结为法。山慈菇味辛能散，配合他药散结消肿。

案例 14

刘某，男，80 岁。初诊日期：2013 年 10 月 28 日。

主诉：左膝关节肿痛 20 天。现病史：患者于 20 天前无明显诱因出现左膝关节针刺样疼痛，伴左下肢肿胀。患者前往外院骨科门诊就诊，左膝关节正侧位片示：左侧膝关节骨性关节炎。诊断为骨关节病，建议其口服风湿二十五味丸、骨龙胶囊及草木犀流浸液片，疼痛症状缓解不明显，2013 年 10 月 15 日患者至我院风湿科门诊就诊，诊断为重度骨关节病、重度骨质疏松，给予骨化三醇胶丸，1 粒，每日 1 次，洛索洛芬钠片 1 粒，每日 3 次，硫酸氨基葡萄糖胶囊 2 粒，每日 3 次，扎冲十三味丸 1 袋，每晚 1 次，口服及中药汤药治疗，疼痛有所缓解，肿胀有所消失。刻下症：左膝关节肿痛，皮温高，屈伸不利，不能负重，下蹲及站立受限，活动后加重，口干眼干，食欲一般，眠可，夜尿 1～2 次，大便调。既往史：有高血压病史、前列腺癌手术史，否认其他慢性病史。检查：舌暗红，苔薄黄，脉弦滑。体格检查：左膝关节肿痛，皮温高，屈伸不利，骨摩擦音阳性（+）。

中医诊断： 痹证（气虚湿阻，瘀血阻络）。

西医诊断： 重度骨关节炎，高血压病。

治法： 益气养阴，活血通痹。

方药： 四神煎加减。生黄芪30克，石斛30克，金银花30克，川牛膝15克，远志8克，桃仁10克，红花10克，生薏苡仁30克，蜈蚣2条，山慈菇10克，萆薢20克，续断10克，蜂房块10克，防己20克，7剂，水煎服，日一剂。调摄护理：注意休息，避免劳累。

2013年11月4日二诊： 左膝关节肿痛明显减轻，皮温不高，肤色略暗，屈伸不利，下蹲轻度受限，可行走，头晕，纳眠可，大便调。诉近日血压偏高。舌暗红，苔薄黄，脉弦滑。原方加减：生黄芪30克，石斛30克，金银花30克，川牛膝15克，远志8克，桃仁10克，红花10克，生薏苡仁30克，蜈蚣2条，山慈菇10克，萆薢20克，续断10克，蜂房块10克，防己20克，菊花10克，钩藤10克，7剂，水煎服，日一剂。

摘自《医案集内科》

【按语】 本案主要为骨关节炎，中医属痹证范畴，患者年老久病，气虚血运无力，夹湿闭阻，又湿久蕴热，成湿、热、瘀阻之势。治法当益气养阴、清热除湿通痹。方中山慈菇可清热解毒，又可消肿散结，针对下肢湿热互结可发挥作用。

顾某，男，56岁。2001年9月10日初诊。

患者有乙肝病史10余年，肝功能长期损害，上月CT和B超检查提示有肝硬化。9月5日查AFP 120ng/mL疑为肝癌，乃请中医诊治。自觉右上腹肝区疼痛，腹胀，手触脘腹有膨胀感，纳差，二便正常，舌苔淡黄腻，后半部厚浊，舌质紫暗，脉弦滑。痰浊瘀阻，湿热瘀毒互结，疏泄失司。

处方：醋柴胡5克，青皮10克，八月札12克，炒延胡索10克，煨草果6克，制南星10克，漏芦12克，泽漆12克，山慈菇12克，莪术10克，九香虫5克，白花蛇舌草25克，石见穿25克，制蜈蚣3条，土鳖虫5克，生薏苡仁20克，蒲公英10克，水红花子12克，砂仁3克（后入），炒苍术10克，炒白术15克，垂盆草15克。

连续服用上方48剂，2001年10月29复诊时，症状有所减轻，病情尚平稳，复查AFP 25.74ng/mL，食纳较好，口稍干，舌苔后半部厚腻基本化退，舌质紫暗，脉弦滑。原法再进，前方加生黄芪15克，炙鸡内金10克，凤尾草15克，继续治疗。2002年初随访，症状消失，AFP检查已正常，仍坚持服用中药巩固疗效。

摘自《中医博士临证精华》

【按语】 本案患者乙肝病史10余年，已转为肝硬化，且AFP 120ng/mL，疑为肝癌，病势呈重向发展，为湿热疫毒之邪久郁，滞肝络不解，痰瘀互结发病。治法以清解湿热疫毒，化痰破瘀散结。山慈菇为治热毒不解常用药，在肿瘤中常以此药清热解毒，且其味辛，可散结、解毒邪壅聚，与他药合用使难散之邪一溃而解。

案例 16

患者，男，78 岁。初诊于 1999 年 5 月 14 日。

因吞咽时有梗阻感，逐渐加重，症已月余，入住消化科，经纤维胃镜检查及病理活检，确诊为食道中下段低分化癌。因年岁已大，患者拒绝手术及化疗，出院后，来中医科求治。

刻诊：患者吞咽困难，仅能进水，胸痞而疼痛，食入即吐，毫无食欲，形体消瘦，疲乏少气，精神萎靡，舌苔厚腻，舌质暗，脉来细涩，证属痰瘀交阻，噎膈重症，病已垂危，勉以扶正抗癌，开膈通道。

处方：吉林生晒人参 5 克（另煎代茶饮），生黄芪 30 克，莪术、白术各 20 克，云茯苓 30 克，生薏苡仁 30 克，代赭石 20 克（先煎），旋覆花 10 克（包煎），制南星 15 克，法半夏 15 克，白花蛇舌草 30 克，藤梨根 15 克，山慈菇 15 克，重楼 15 克，半枝莲 30 克，丹参 20 克，生甘草 10 克，七剂，日一剂，水煎二次，饭后分服。另服太乙紫金锭片，每日 3 次，每次 2 片，研末开水送服。

二诊：吞咽梗阻感减轻，精神食欲转佳，能进流汁饮食，唯自觉胸膈疼痛，前方小效，续予 7 剂。

三诊：吞咽梗阻感明显减轻，胸膈仅时有微痛，精神食欲佳，能进半流质饮食，二便正常，苔薄腻，脉细涩。治宗前法，上方续服紫金锭渐次减量后停服。嘱注意畅达情志，饮食调养，以提高生活质量，带病延年。

摘自《治则精华》

【按语】本患者西医确诊食道癌，因痰瘀搏结，瘀阻食管而发病，高年元气衰惫，饮食衰少，抗病能力下降，故以参芪术苡苓以扶正，山慈菇解毒散结，以助余药消食道痰瘀毒邪结聚，扶正与祛邪并进，辨证与辨病相参，局部与整体相顾，故效如桴鼓。

案例 17

许某，男，28 岁，工人。

1973 年 5 月初因过劳受寒，致恶寒发热。开始热型不规则，继而高热持续不退，伴体痛、咳嗽、咽喉痛，两颐红肿胀痛，全身结核累累、不痛。经左锁骨上淋巴结病理活检切片诊断：恶性网状细胞增生症。

入院时已病 36 天。持续高热 40℃上下，日晡尤甚，口渴恣饮，神情烦躁，汗出淋漓，伴干呛、咳痰、咽痛。舌红苔薄黄，脉洪大而数。体检：神清，重病容，面油光，颈项、腋下、腹股沟等处都能摸到如黄豆或桃核大小不等的肿大淋巴结，不红不痛。两侧腮腺红肿触痛，反复发作。咽部充血，扁桃体双侧Ⅱ度红肿。颈软，胸骨无明显压痛。心脏无异常，心率 120 次 / 分，律齐。两肺闻散在干湿啰音，肝大，肝肋下 3cm，脾肋下 1.5cm，腹软无包块。入院后即予中西两法治疗，经用多种集抗生素 5 天后，查转氨酶 200U/L以上，白细胞 1.4×10^9/L，尿蛋白、颗粒管型均为 ++，因而停用抗生素，对症处理。

中医按辨证，急予清热解毒、凉营护阴、祛痰散结、利咽消肿之重剂。

处方：生石膏 60 克，肥知母 15 克，生甘草 5 克，粳米

1撮，生地黄30克，丹皮10克，赤芍15克，川黄连3克，黑山栀10克，桔梗5克，山慈菇10克，甘露消毒丹30克，3剂后，症无变化。续服5剂，体温下降至38.5℃左右，臭汗甚多，偶有鼻衄，舌红口渴，脉大而数。热势虽有下降，余症依然如故，仍为肺胃热炽，温毒灼营，痰火内盛。治续原意，以防高热昏谵之变。

处方：鲜竹叶15克，生石膏60克，鲜生地黄30克，天冬10克，麦冬10克，玄参15克，丹皮10克，川黄连3克，淡芩、黑山栀各10克，连翘、金银花各15克，牛蒡子、山慈菇各10克，天葵子、玳瑁片各30克。

连服两周，体温在38℃左右，午前已有短时退净，出汗略减，两腮红肿仍有发作。用金黄膏外敷5天无效。改用鲜大青叶半斤，洗净打烂如泥，外敷两颐，连续10余次获显效。全身结核有所缩小减少。续以原方增损。

处方：竹叶10克，生石膏、太子参各30克，生地黄15克，天冬10克，麦冬10克，玄参15克，丹皮10克，天葵子、海石、蛤壳各30克，银花、连翘各15克，山慈菇10克。

又服1周，热退，发颐偶有小作，全身结核尚在，咽红，舌干，舌根焦黑，脉弱而洪。住院1月复查：白细胞由$1.4×10^9$/L上升至$6×10^9$/L以上，肝功能正常，尿蛋白、粒状管型转阴性。胸片复查示：支气管炎。温毒大势已去，肺胃余热留恋，痰热结聚，气阴受耗。治转清暑益气，养阴解毒，消痰散结。

处方：太子参15克，天冬10克，麦冬10克，五味子5克，川石斛、玄参、银花、连翘各15克，藿香叶10克，天葵子30克，山慈菇10克，昆布、海藻各15克，六一散

30 克。

上方略作加减，连服 40 余剂，治愈出院。

摘自《奚凤林医论医案集》

【按语】本例恶性网状细胞增生症属中医温毒范畴。长期高热不解，全身淋巴结肿大，扁桃体及腮腺红肿胀痛消退无常，甚至日一二发，症情险恶。所用山慈菇以清热解毒，消肿散结，因热毒较重，需要同其他药物配合清解热毒，且时间较长。

案例 18

吴某，女，35 岁。初诊：2014 年 1 月 6 日。

主诉：脸颊上有皮疹及结节 25 年。现病史：患者于 25 年前因月经失调双脸颊出现皮疹及结节，出油，月经延后，痛经，血量中等，无血块。青霉素过敏。平素月经失调。现见：双脸颊出现皮疹及结节，出油，伴月经失调，精神可，饮食可，睡眠可，大便调，小便调。检查：舌质红，苔白腻，脉弦细。

中医诊断：痤疮（痰热血瘀）。

西医诊断：毛囊炎。

治法：活血化瘀，化痰散结。

方药：丹参 15 克，当归尾 15 克，赤芍 10 克，川芎 10 克，金银花 10，野菊花 10 克，紫花地丁 10 克，蒲公英 10 克，陈皮 10 克，法半夏 10 克，茯苓 10 克，生甘草 10 克，海浮石 15 克，蛤粉 10 克，山慈菇 6 克，浙贝母 10 克，夏枯草 10 克，白芥子 10 克，莱菔子 10 克，14 剂，水煎服，日一剂，日两次。

调摄护理：早晚温水洗脸；少吃油腻及甜食，忌食辛辣，多吃蔬菜水果；勿滥用化妆品。

2014年2月17日二诊：皮损大部分消失，有少许新出结节，出油少。舌质红，苔薄黄，脉缓。丹参15克，当归尾10克，赤芍10克，川芎10克，马齿苋10克，连翘10克，金银花10克，野菊花10克，紫花地丁10克，蒲公英10克，枇杷叶10克，生侧柏叶10克，大青叶10克，荷叶10克，山慈菇6克，夏枯草10克，海浮石10克，浙贝母10克，昆布10克，海藻10克，14剂，水煎服，日一剂，日两次。

2014年3月10日三诊：双颊部皮损已基本消失，留有色素沉着斑。舌质淡，苔薄白，脉弦细。当归尾10克，赤芍10克，川芎10克，马齿苋10克，连翘10克，金银花10克，紫花地丁10克，蒲公英10克，山慈菇6克，浙贝母10克，夏枯草10克，三棱10克，莪术10克，桑叶10克，荷叶10克，枇杷叶10克，生侧柏叶10克，土贝母6克，丹参15克，14剂，水煎服，日一剂，日两次。

疗效：基本痊愈。评价标准：双颊部皮损结节基本消失，无新发。

摘自《医案集综合》

【按语】本案为痤疮，患者病程较长，病情较重，结合临床症状，辨证为痰、热、瘀阻滞，壅滞肌肤，治法为活血化瘀，化痰散结。因壅滞较盛而难以消散，非一般药物所及，方中用山慈菇清热解毒，消肿散结，以助其消散痈肿结聚难散之痤疮。对重型热毒瘀滞者，山慈菇可发挥攻毒散瘀的功效。

杨某，女，41 岁。2003 年 8 月 1 日就诊（大暑）。

病史： 患者 3 年前单位体检时查出子宫肌瘤，无明显不适，未加以注意。近来小腹刺痛，遂去医院进行 B 超检查，诊为多发性子宫肌瘤。因惧怕手术，来门诊治疗。刻下症见：小腹刺痛拒按，平素月经延后，量少色紫黑，经前乳房胀痛，心烦易怒。检查：舌质紫暗有瘀斑，苔薄黄，脉沉涩。面色晦暗，血压 120/80mmHg。B 超检查示宫颈部有数个 0.5～1.1cm 无回声区，前壁有 3.8cm×3.4cm、2.22cm×2.21cm、1.7cm×1.7cm 低回声区。辨证：患者因瘀血凝滞胞宫，积久成癥，血瘀不行，气机受阻，积结成癥，故小腹痛而拒按；脉络不通，血运失常，上不荣面，外不荣肤，故面色晦暗；瘀血内阻，冲任失调，故月经延后，量少色黑；舌脉均为瘀血内阻，脉络不通之象。其病位在胞宫，证属气滞血瘀，冲任失调。

诊断： 子宫肌瘤。

治法： 活血化瘀，缓消癥块。

处方：《金匮要略》桂枝茯苓丸加味。桂枝 10 克，茯苓 15 克，赤芍 10 克，丹皮 10 克，泽兰 10 克，丹参 30 克，当归 10 克，川续断 10 克，香附 10 克，郁金 10 克，川楝子 10 克，延胡索 10 克，菟丝子 10 克，蛇床子 10 克，夏枯草 15 克，山慈菇 10 克，生牡蛎 30 克，炒橘核 10 克，蒲公英 10 克。

结果： 上方每日 1 剂，水煎分 2 次服。连服 7 剂后，小腹刺痛、乳房胀痛减轻。续服 14 剂，面色好转，小腹刺痛、乳房胀痛消除，无明显不适；复查 B 超，肌瘤未见增大增多。去川楝子、延胡索、夏枯草，加生黄芪，以防活血化瘀耗气伤血。加减服用 3 个月后，月经期、量正常，复查 B 超，子宫前壁有 2.5cm×2.2cm、1.72cm×1.71cm 低回声后，子宫肌瘤部分消失，其余明显缩小。嘱改为每晚服 1 煎，3 个月后复查 B 超，未再复诊。

摘自《沈绍功验案精选》

【按语】本案为多发性子宫肌瘤，中医辨证为瘀血闭阻、郁久成癥，治法为活血化瘀，缓消癥块，以桂枝茯苓丸加味进行治疗。配伍山慈菇可提高消癥疗效。

案例 20

葛某，女，29 岁，已婚，工人。1983 年 8 月初诊。

主诉：左乳胀痛一年余。平素月经周期 3 ～ 5 天 /20 ～ 22 天，量少，色暗红，有血块，经前乳头及乳房胀痛不能触及，心烦易怒，大便秘结，纳差少寐。舌质淡红，脉弦细。

检查：左乳外上象限可扪及 2cm×3cm 大小肿块，边缘欠清，压痛，可活动。钼靶照片示：乳房上部呈云片状阴影表现，乳房下部有条索状阴影改变，其内未见肿块钙化影，报告为左乳腺小叶增生。证属肝郁血结。治宜疏肝理气，活血散结。

处方：方用逍遥散加味。柴胡 12 克，白芍 18 克，当归 6 克，白术 10 克，茯苓 12 克，薄荷 2 克，王不留行 18 克，香附 15 克，瓜蒌 18 克，赤芍 12 克，夏枯草 30 克，山慈菇 10 克，甘草 6 克，20 剂，水煎服，经期停服。

二诊：服上方后左乳房胀痛，心烦失眠、纳差均消失，舌质淡红，脉弦。上方继服 22 剂。

三诊：月经周期 3～5 天 /28～30 天，量中，色红，无血块，经前左乳房有轻微胀痛，经期即消失。钼钯照片复查：左乳房内腺体影呈锥形乳房。疗效判断为临床治愈，追访三年，未见复发。

摘自《陈恩中医世家经验辑要》

【按语】本案乳腺增生，辨证气机郁滞，痰凝血瘀，方用逍遥散加味。山慈菇可消肿散结，针对本病瘀结不散可发挥散瘀结的功效。

山慈菇在治疗重症热毒不清、瘀滞不散时常达到清解热毒、散结化瘀的功效，对热、毒、痰、瘀结聚不解成癌毒、痈肿等发挥较好作用。

金蝎

医 案

案例 1

王某，男，20岁。

春节外出，寒风劲冽，返家后即感周身酸楚，当夜即恶寒发热，次晨盥洗时，口水经口角自流，始见口眼均向左侧㖞斜。病已2日，求医服药未见大效。现症除口眼仍斜外，时作寒热，畏风，大便2日未行，小便短赤，食欲欠佳。舌苔薄白，六脉浮紧。

辨证：中风。

治法：祛风活络。

处方：羌活5克，独活5克，九节菖蒲6克，制全蝎6克，北防风5克，明天麻5克，双钩藤12克，冬桑叶10克，炒蒲黄10克（布包），苦桔梗5克，酒地龙10克，白蒺藜15克，白僵蚕5克（炒）。

二诊：服药2剂，寒热均除，口眼㖞斜稍觉松缓，前方去桑叶、蒲黄，加川芎5克，当归10克。

三诊：药服4剂，口眼㖞斜已见好转，左腮微肿。处方：明天麻5克，双钩藤12克，制全蝎6克，生鹿角15克，白僵蚕5克，酒地龙10克，山慈菇10克，九节菖蒲6克，蒲公英15克（酒炒），川芎5克。

摘自《施今墨医案解读》

【按语】本案患者为面瘫，中医称之为"口㖞"，由于春节外出，感受风邪，导致经络不畅，治以祛风通络，方中全蝎辛、平，归肝经，可解毒息风通络。

患者，男，21 岁，腰骶部痛，坐 2 小时以上即疼痛难以忍受，经某医院 X 线摄片，确诊为强直性脊柱炎，转来中医门诊求治。患者体质消瘦，自述腰骶部痛，僵硬不能久坐，颈部亦僵，活动受限，舌紫少苔，脉象滑。

辨证：肝肾素虚，血络瘀阻。

治法：补肾强筋骨，活络化瘀。

处方：丹参、当归、熟地黄、狗脊、山茱萸、桑寄生各 20 克，乳香、没药、全蝎、土鳖虫、炙川乌各 10 克，桃仁、红花、乌梢蛇、穿山甲（炮）、地龙、牛膝各 15 克，蜈蚣 2 条，水煎日一剂，分二次服。

摘自《张琪临证备忘录》

【按语】本案患者为强直性脊柱炎，患者腰骶部痛，僵硬不适，为血络瘀阻夹有风象，治疗予以活血通络，息风止痉。方中全蝎不仅通络，还可息风，故用之奏效。

患者，男，68 岁，退休干部。1988 年 7 月 30 日初诊。

病史：患者陈述 10 余年来，每于咳嗽气逆之际，随即昏倒不省人事。1 个月发作数次，或数月发作 1 次。近月来咳嗽气逆而昏迷，1 日发作数次之多，其咳呈痉挛性连续频咳，以致颜面通红，气逆不转，随之昏迷，历时数分钟至十余分钟不等，气息平缓才慢慢苏醒，吐少量稠痰。近日来发作频繁。服中西药无效。家人十分惶恐，特地护持前来就诊。现症：频咳昏倒反复发作，症状如上述，查患者形体丰盛，唇甲微紫，苔白滑，脉弦滑。血压不高，其余无特殊。

辨证：风痰闭阻，气机升降失调。

治法：祛风解痉，降气豁痰。

处方：全蝎8克（水洗去盐，与药同煎），地龙15克，僵蚕15克，半夏15克，天竺黄10克（冲），茯苓15克，甘草5克，厚朴15克，杏仁15克，前胡20克，水煎，1日1剂，分3次服。

二诊：上方服后症状大减，仅在服第一剂后轻微发作1次，效不更方，再进3剂。

三诊：一直未发作，咳嗽昏迷完全停止，乃以柴芍六君子汤调理善后收功。服4剂随访至今未复发。

摘自《郭子光各家学说临证精要》

【按语】本案患者为久咳，为痰浊阻肺、宣肃失调所致，治疗时以降气化痰为主，而久病多入络，在降气化痰的基础上，兼以祛风通络则疗效更佳，故方中选用全蝎搜剔肺络之邪，祛风通络，一可加强降气化痰之功，二则针对患者痉挛性连续咳嗽的特点，全蝎可息风止痉，起到解痉止咳的目的。

案例 4

胡某，女，49岁。

初诊：素来肢节常酸痛，头晕乏力，恶风，动辄汗出，面白不华。6个月来常感右侧肢体欠灵活，麻木不仁，虽多次发病，经治皆愈。近半月来右侧肢体痿弱酸痛，近于偏枯，知觉、运动均现障碍。口齿不清，语言謇塞，血压130/85mmHg。舌质淡红，苔薄白，脉沉细弱。

辨证：气血双亏，阳气不足，营卫失和。

治法：益气养血，温阳行痹，活血通络。

处方：生黄芪30克，川桂枝10克，当归15克，赤芍15克，白芍15克，川芎10克，鸡血藤、大血藤各15克，秦艽10克，白僵蚕10克，全蝎6克，甘草10克。

服药7剂，诸症减轻，右肢握力、动作均见好转，酸痛麻木减轻。续方再服20余剂，已基本恢复正常。再予补中益气丸，日服2次，每次6克；小活络丹，日服2次，每次3克，巩固1月而治愈。

摘自《李济仁临证医案存真》

【**按语**】本案患者为偏枯，初属血痹，久为偏枯。患者素有气血不足，而后受风，营卫不和，血行不畅，阳气痹阻，治以益气养血，活血通络。患者右侧肢体痿弱，运动障碍，语言謇塞，全蝎息风通络与益气养血活血药为伍，标本兼治。

案例 5

王某，男，65岁，退休工人。2005年1月20日初诊。

患者有高血压病史，血压波动于150～170/80～100mmHg，常年服用降压药。近2年来头痛反复发作，遇情绪变化、劳累时尤其明显，性情急躁。现症：头痛，巅顶尤甚，伴头晕，面色潮红，大便干结，口干口苦，失眠，舌质红，苔黄，脉弦紧，血压150/90mmHg。

辨证：肝阳上亢头痛。

治法：滋补肝肾，平肝潜阳。

处方：天麻钩藤饮合天蝎散加减。石决明 30 克，钩藤、杜仲、桑寄生、怀牛膝、茯苓、夜交藤、茯神各 15 克，天麻、栀子各 10 克，全蝎 3 克，连服 7 剂，头痛明显缓解，血压有所下降。守上方续服 14 剂，头痛消失。

摘自《名家教你读医案》

【按语】本案患者为头痛，具有高血压病史，根据患者症状表现辨证为肝阳上亢证，治疗应用滋补肝肾、平肝潜阳之法，选用天麻钩藤饮以平肝潜阳。而患者反复发作头痛已有两年余，头痛巅顶尤甚，故加用天蝎散，方中全蝎入肝经，可通络止痛。

案例 6

郝某，女，38 岁，干部。1988 年 12 月 28 日初诊。

主诉：患偏头痛十余年。经多方检查，西医诊为"血管神经性头痛"，服药多年未愈。其头痛每因劳累或心情不好，以及月经来之前则加重，甚则恶心，头晕，睡眠不好，食欲欠佳，月经一般提前 3 ～ 5 天，量不多，色先偏暗后红，行经时有腹痛腰酸。今头痛又作，既痛且晕，头两侧及前额胀痛，恶心不吐，寐差，舌苔薄白，质淡红，脉弦细涩，血压 125/80mmHg。

辨证：血虚络阻，肝阳上扰。

治法：补血通络，平肝息风。

方药：四物汤合都梁丸加减主之。首乌藤 15 克，炒枣仁 12 克，当归 10 克，白芍 20 克，川芎 10 克，全蝎 6 克，僵蚕 9 克，蜈蚣 3 条，生龙牡各 24 克（先下），水煎服。

3月6日二诊：7剂后，复诊。言头痛减轻，睡眠好转，但纳食欠佳，仍有恶心。舌苔薄白，质淡红，脉弦细。前方已中病机，病非一日之苦，速不能剔痼，上方加减再进。方药：蔓荆子12克，天麻10克，白芷12克，首乌藤15克，白芍20克，川芎10克，当归12克，炒枣仁12克，全蝎6克，蜈蚣3条，白芷12克，清半夏10克，陈皮10克，生龙牡各24克（先下），水煎服。

3月13日三诊：服7剂，三诊头痛显减，恶心止，现为经前期，虽头不甚痛，但有心烦少寐，舌苔薄白，质淡红，脉弦细。虑其血虚而心不宁，前方加减再进，以巩固疗效。方药：炒枣仁12克，首乌藤15克，白芍20克，川芎10克，当归12克，百合20克，远志10克，全蝎6克，桂枝10克，茺蔚子12克，白芷12克，云茯苓15克，生龙牡各24克（先下），水煎服。

7剂后，于6月5日来诊，言近两月来头痛未发作，今来就诊治疗周身关节发凉不适等症。

摘自《杏园精方名医验案》

【按语】本案患者为血管神经性头痛，反复发作已有十余年，久病多虚，久病入络，加之患者症状表现，辨证为血虚络阻，肝阳上扰，治以补血通络，平肝息风。方用四物汤以补血，都梁丸可祛风散寒，活血通络，加入全蝎可加强其通络之功，而达止头痛之效。

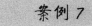

案例 7

金某，女，64岁。2011年7月9日初诊。

主因"走路时震颤10余年，加重1年"来诊。患者曾在某医院就诊，查头颅及颈椎 MRI 示：脑内小缺血灶，右侧板障内异常信号伴强化，考虑良性病变，颈椎 3、4、5 轻度增生。诊断为运动神经元病，间断服药治疗。1 年前尚可进行爬山、跑步等运动，近 1 年病情进展迅速。现症：言语欠流利，行走困难，走路时震颤，夜眠差，二便尚调。舌质暗，舌体震颤，苔薄白，脉弦细。

西医诊断：运动神经元病。

中医诊断：颤证。

辨证：肝风内动，风痰阻络。

治法：平肝息风，化痰通络。

处方：天麻 10 克，钩藤 30 克（后下），葛根 30 克，石菖蒲 30 克，远志 5 克，全蝎 5 克，地龙 10 克，川芎 6 克，天竺黄 15 克，白芍 15 克，桑枝 15 克，鸡血藤 15 克，甘草 6 克，7 剂，水煎 450mL，分早、中、晚 3 次温服，日 1 剂。回神颗粒 5 克，口服，每日 3 次。补肾安神胶囊 2 瓶，每日 3 次，每次 2 粒。

7 月 16 日二诊：震颤及行走困难无明显变化，面色萎黄，脉滑且弱。上方加黄芪 30 克，党参 30 克，以补气健脾化痰，取 14 剂。

7 月 30 日三诊：震颤稍减轻，行走困难好转，仍双下肢无力，强哭强笑，脉细。二诊方加柴胡 6 克，升麻 6 克，取 14 剂。

8 月 14 日四诊：震颤减轻，行走困难好转，纳欠佳。三诊方加焦三仙各 10 克，鸡内金 10 克，荷叶 10 克，取 14 剂。

8 月 28 日五诊：震颤减轻，行走困难及强哭强笑好转，纳增，四诊方继服 30 剂。

9月28日六诊：震颤减轻，行走困难好转，无明显强哭强笑，纳增，夜眠可。停中药汤剂，继服回神颗粒及补肾安神胶囊。

2012年5月23日七诊：震颤明显减轻，行走困难好转，无明显强哭强笑。继服回神颗粒及补肾安神胶囊。

药后基本痊愈。

摘自《陈宝贵医案选粹》

【**按语**】本案患者为运动神经元病，隶属于中医"颤证"范畴，以震颤为主要表现。本案属本虚标实，虚实夹杂之证，虚为肝肾不足，实为肝风内动，风痰阻络，故治疗以滋补肝肾、平肝息风为主，兼以通络化痰。方中全蝎归肝经，息风止痉，通络止痛，与地龙为伍，共奏化痰通络止痉之效。

案例 8

李某，男，40岁，地区机械厂职工。

头痛已五年余，发作时如锤击不能忍受。出差到上海经某医院诊断为三叉神经痛，多方求治少效，经我院某医生介绍来诊。1974年6月18日初诊：患者左侧前额角疼痛连及后脑部，上至头顶，剧痛时引起呕吐，两眼视物不明，心烦意乱，夜不安寐。每用脑思考，头部即疼痛，时发时止。面色不华，舌质淡红，两边呈瘀血紫块。舌尖赤，苔薄黄，脉弦细。

辨证：阴血亏耗，风阳上犯。

治法：清肝泄热息风，兼以通络。

处方：钩藤15克，珍珠母30克，刺蒺藜12克，僵蚕9克，川芎9克，黄芩12克，女贞子15克，杭菊9克，羌活

9克，紫丹参15克，全蝎1.5克（研细分次吞服）。

6月22日二诊：服上方两剂，疼痛减轻，抄方再服四剂。

7月2日三诊：头痛已减，尚觉隐隐作痛，巅顶部有压重感，精神疲乏，稍有眩晕，面色㿠白，舌质淡红，苔黄退呈淡白，不安寐，口渴不思饮，手足心热，大便结，小便短赤，病久显系阴血亏损，肝阳偏亢。予养血潜阳，方用补肝养血汤加味。处方：当归12克，生地黄15克，白芍9克，川芎9克，杭菊9克，钩藤15克，肉苁蓉15克，太子参15克，甘草3克，珍珠母30克，陈皮6克，服四剂。

患者未来复诊，一直服用此方，据悉曾连续服至20剂痊愈。有时工作繁忙，头痛发作，原方服一二剂即愈。1976年迄今未曾发过。

摘自《来春茂医话》

【按语】本案患者为头痛，头痛部位左侧前额角疼痛连及后脑部，上至头顶，可知本患者三阳经头痛悉具。辨证为阴血亏耗，风阳上犯，治以清肝泄热息风，兼以通络。方中针对太阳头痛，选用羌活与麻黄；针对阳明头痛，选用葛根与升麻；针对少阳头痛，选用羌活与黄芩；诸药之中，配以全蝎，可达养血潜阳、平肝息风、通络止痛之效。

案例 9

高某，男，65岁。2000年10月16日初诊。

头面紫斑一年余，诊时见面部尤其是额部皮肤紫褐色斑，并延及颈背，稍高出皮面，摸之无碍，压之无褪色，时有痒感，头沉而重，口干，小便黄赤，大便干涩。舌质红，苔黄腻，脉细。他院皮肤科认为是药物过敏所致。

辨证：血热夹湿。

治法：凉血清热，化湿消斑。

处方：生地黄 12 克，丹皮 10 克，赤芍 10 克，黄芩 10 克，知母 10 克，白鲜皮 10 克，地肤子 10 克，乌梢蛇 9 克，白芷 5 克，苦参 9 克，石决明 13 克，焦薏苡仁 30 克，藿香 9 克，佩兰 9 克。

二诊：投七剂，脉证同前，紫斑未消，腻苔渐化，遂仍宗上方之旨，去石决明、焦薏苡仁、藿香、佩兰，加焦山栀 5 克，地骨皮 10 克，黄柏 5 克，忍冬藤 10 克清泄血中伏火，加防风 6 克祛风止痒。

三诊：再投 7 剂，头面皮肤紫褐色斑点渐淡，颈背部仍如前，烦渴思饮，口腔糜烂，口气臭浊，大便秘结，数日未行，舌苔黄燥，脉细数。阳明积滞，脏腑蕴热，上袭阳位，波及营血，故斑留不去且复添口糜，急宜涌泄阳明，亟清火毒，遂拟内外二方，外用珠黄散敷口腔溃疡，苦参子 50 克，碾细末涂于背部患处；内服黄连解毒汤合增液汤加减治疗。**处方**：焦山栀 5 克，黄芩 6 克，黄柏 10 克，莱菔子 10 克，防风 9 克，玄参 12 克，生地黄 15 克，麦冬 10 克，乌梢蛇 10 克，知母 9 克，白芷 5 克，地肤子 10 克，地骨皮 10 克，生大黄 10 克，白鲜皮 10 克。

四诊：上方先后投 14 剂，面额部紫斑稀少，其色变淡，口腔糜烂已渐退。阳明之实火渐化，但余热尚存。治法：气营两清，凉血解毒消斑。处方：生地黄 15 克，丹皮 12 克，赤芍 12 克，知母 10 克，黄柏 9 克，黄芩 6 克，焦山栀 6 克，白芷 6 克，防风 6 克，乌梢蛇 12 克，地肤子 10 克，白鲜皮 10 克，地骨皮 10 克，白僵蚕 9 克，川黄连 4.5 克，白蒺藜 10 克。

五诊：投 20 余剂，面部紫斑消失，颈背部等处紫褐斑渐退，但大便仍秘结。再宗前法加味通便泄热。处方：苦参 10 克，生地黄 10 克，赤芍 10 克，丹皮 10 克，焦山栀 5 克，黄芩 6 克，白鲜皮 10 克，地肤子 10 克，乌梢蛇 10 克，白僵蚕 9 克，夏枯草 10 克，玄明粉 10 克，知母 10 克，全蝎 5 克（冲）。

上方随证加减，服之数十剂，面额部及颈背部等处紫斑消退，病情告愈。

摘自《历代名医医案精选》

【按语】本案患者禀赋阳盛，蕴热于内，内窜营血，外搏肌肤，乃发为紫斑。故初诊时治疗以清热泻火、凉血消斑为大法，五诊时紫斑日久，热毒久蕴，内伤于里，必致血燥风起，络阻血瘀，治疗除了应用清热凉血之品外，方中加入了全蝎等虫类药，取其以毒治毒，搜风剔毒消斑，故令病愈。

案例 10

徐某，女，36 岁。2004 年 3 月 15 日初诊。

患慢性支气管炎 10 余年。本次急性发作已 5 天，经服西药及输液效不显。刻诊：咳嗽剧烈，阵性发作，吐风泡痰，面色暗，唇紫绀，胸闷气紧，舌红苔白，脉弦数。

辨证：风热外感，痰湿阻肺。

治法：疏风清热，化痰通络。

处方：三虫汤合麻杏石甘汤加味。全蝎 10 克（洗），地龙 10 克，僵蚕 10 克，麻黄 10 克，生石膏 30 克，杏仁 10

克，黄芩 20 克，炙枇杷叶 15 克，鱼腥草 20 克，生甘草 6 克，桃仁 10 克，炙紫菀 10 克，3 剂，1 日 1 剂，水煎服。

3 剂服完剧咳已愈。

摘自《国医大师经方验案精选》

【按语】本案患者为慢性支气管炎，病史已有十余年反复发作发展为肺气肿，患者每次发作均咳嗽剧烈，时有眶周发青，唇舌青紫，病机为痰浊阻滞，气滞血瘀，肺失宣降，方用三虫汤合麻杏石甘汤加味。方中全蝎与地龙、僵蚕为伍，搜剔络脉，搜风止痉，针对阵发性剧烈咳嗽有奇效。

案例 11

张某，男，24 岁，工人。

患者 1 年来左腿痛，进行性加剧，活动受限。坐时感到左臀有肿块，经西安市某医院检查，病理报告：软骨肉瘤。患者拒绝手术治疗，出院后经放射治疗，肿块未见消退。X 线片示：左侧坐骨软组织块影，骨膜受累，有溶骨破坏现象。患者于 1980 年 2 月 6 日就诊于某老中医处，患者左腿作痛，行走困难，持双拐可走动。伴有腰痛，乏力，饮食欠佳，局部可扪及直径 5cm 肿块，大便正常，小便频数。舌质红有瘀斑，舌苔白，脉弦。

辨证： 瘀痰结聚，肾气不足。

治法： 补肾化瘀，通络散结。

处方： 山豆根 10 克，瓦楞子 30 克，黄芪 100 克，延胡索 15 克，威灵仙 30 克，补骨脂 30 克，仙鹤草 60 克，蜂房 10 克，全蝎 10 克，蜈蚣 2 条，枸杞子 30 克，生甘草 3 克，水煎服，每日 1 剂。平消片，每日 3 次，每次 8 片。

患者服药两月余，汤剂共服 48 剂，局部肿块明显缩小，但仍有腿疼，活动受限。上方加三七 6 克，乌梢蛇 10 克。患者坚持服药 2 年多，共服汤剂 520 剂。X 线片复查示：骨膜已修复，肿块消失。行走自如，并可做跳跃活动，但下蹲仍有些不便。又经过 1 年，间断服汤药，身体完全恢复，已上班工作。

1986 年来诊，复查均正常，患者痊愈。

摘自《现代名医类案》

【按语】本案患者为骨瘤，依据肾主骨的理论，患者病位在肾，主要由肾气不足、瘀痰结聚所致，治疗以补肾化瘀、通络散结为大法，用补骨脂、枸杞子补肾益髓，全蝎可攻毒散结、活血通络，与他药为伍，共奏补肾益髓、软坚散结、活血散瘀、通络抗癌之功。

案例 12

徐某，女，2 岁。1962 年 5 月 10 日初诊。

代诉：患儿于 10 天前突然发热呕吐，头痛项强，烦躁，抽搐，经某医院诊断为"流行性脑脊髓膜炎"住院治疗，症状有增无减，曾两次下病危通知，故延余会诊。现症：神志昏迷，四肢厥冷，项强抽搐，角弓反张，口唇干燥，面色紫红，舌质红绛，舌苔黄燥缺津，指纹青紫而粗，脉数。

诊断：风温（流行性脑脊髓膜炎）。

辨证：热极生风，邪陷心包。

治法：清热凉血，息风透窍。

处方：生地黄 15 克，当归 10 克，川芎 3 克，荷叶 30 克，白茅根 30 克，甘草 10 克，全蝎 10 克，蜈蚣 3 克，地龙 10 克，石菖蒲 3 克，用法 3 剂，鼻饲。

5 月 13 日二诊：神志清醒，四肢转温，口唇湿润，唯项强抽搐，拟上方加葛根 10 克，钩藤 15 克，续服 5 剂。

5 月 19 日三诊：抽搐停止，项强减轻，舌苔有津，面色红润。诸症悉除，至今健康。

摘自《名老中医临证验案精话》

【**按语**】本案患者为流行性脑脊髓膜炎，属于中医学风温范畴，辨证为热极生风、邪陷心包，治以清热凉血、息风透窍之法。方中应用生地黄、荷叶、白茅根之品清热凉血，患者热极生风，有项强抽搐、角弓反张等风象，全蝎归肝经，可息风而镇痉，与蜈蚣合用，风象可除。

案例 13

申某，男，48 岁，干部。1972 年 4 月 26 日初诊。

症见突然仆倒，瞋目上盼，不省人事，口吐涎沫，四肢抽搐。发病三年，初起数月一发，移时方悟，愈发愈频，乃至一二日或三五日不等。间隔日数愈久，则昏仆时刻愈长，反之则短。尤以见闻惊恐必作。发作之前，无所预感；苏醒之后，但觉困乏。观其形体，中等偏薄；询诸既往，素无此恙，追溯家族，概不相关。唯其人勤劳忠诚，佞者为之妒嫉。"文革"期间被人棒击脑后部而始发之也。善者之不幸，人皆恻悯；医者之无治，于心难忍。沉痼之疾犹"魔"，制魔之法即"道"，故道必高于魔也。

治法：镇心安神，搜风通络。

处方：磁石 15 克，朱砂 6 克（水飞），神曲 15 克，全蝎 4 克，蜈蚣 1 条，柴胡 10 克，黄芩 10 克，莲须 18 克，莲米 35 克，薏苡仁 20 克，沙苑子 10 克，谷精草 10 克，三剂，水煎，每剂分六次，日三服。

6 月 10 日二诊：三剂早已如照服毕。已月余，未曾复发。此乃法正方的，无须更易。前方去薏苡仁、沙苑子、谷精草，加胆南星 7 克，瓜蒌仁 12 克，川黄连 4 克，红人参 7 克，水煎，服法同前。结果，守服六剂而痊。

摘自《中医临证求索集》

【按语】本案患者为外伤性癫痫，属于中医之痫证，由于被人棒击后脑，心神不宁、风痰阻络所致，治以镇心安神、搜风通络之法。方为磁朱丸、止痉散和小柴胡汤三方化裁而成。磁朱丸可镇心安神，止痉散可搜风、通络、镇痉，小柴胡汤疏肝而调畅情志，方中全蝎乃息风、通络、止痉之要药，与蜈蚣为伍以达搜风通络之功。

案例 14

丁某，男，37 岁，莱阳人。1994 年 3 月 6 日就诊。

患者全身小关节游走性疼痛，以双指间关节为著。服止痛片或推拿后略减。于 1993 年在莱阳某院查类风湿因子强阳性，诊为"类风湿关节炎"，予以免疫抑制剂控制症状，停药即疼痛加剧，故求中医治疗。现双手近指端关节肿痛，伴全身小关节游走性灼痛，活动即疼痛加剧。时骨节烦痛，掣痛不得屈伸，触之则痛剧。纳可，二便调，舌绛红，中有裂纹，苔薄黄，脉弦。辨证为肝肾不足，营卫失和，脉络痹阻，而致历节风（类风湿关节炎）。治宜益元荣骨，舒筋通络，调和营卫。

处方：桂枝芍药知母汤加味。桂枝20克，炒白芍30克，赤芍15克，知母12克，牡丹皮12克，地骨皮12克，鹿角胶10克（烊化），熟地黄20克，当归5克，麻黄10克，炮姜3克，黄芪40克，穿山龙30克，伸筋草15克，透骨草15克，猫爪草12克，雷公藤12克，地龙15克，羌活10克，独活10克，制附子60克（先煮沸60分钟），玄驹30克，全蝎10克，炙甘草10克，生姜10克，大枣10克，威灵仙10克，水煎服。

5月10日二诊：服中药2个月，四肢关节肿胀减轻，晨起或劳累后，双手指关节自觉略肿胀，微痛，休息后好转，舌淡红，苔白，脉沉弦。予乌头汤合乌头桂枝汤、阳和汤、当归补血汤化裁。处方：白芍15克，黄芪30克，制川乌12克，麻黄10克，当归15克，桂枝10克，鹿角胶10克（烊化），熟地黄20克，玄驹10克，炮姜3克，猫爪草10克，伸筋草15克，白芥子6克，地龙12克，豨莶草15克，臭梧桐10克，穿山龙12克，炙甘草10克，透骨草15克，生姜、大枣各10克，水煎服。

6月15日三诊：续服1个月，关节肿痛悉除，查类风湿因子阳性。予以独活寄生汤续服，以固疗效。

选自《柳吉忱诊籍纂论》

【按语】本案患者为类风湿关节炎，属于中医历节范畴，由于肝肾不足、营卫失和、脉络痹阻所致，治以益元荣骨、舒筋通络、调和营卫之法。方用桂枝芍药知母汤、当归补血汤、阳和汤和甘草附子汤四方加减而成，方中全蝎针对患者关节挛痛不得屈伸，与穿山龙、地龙等药配伍，可舒筋通络止痛。

王某，男，50 岁，工厂干部。1992 年 5 月 25 日初诊。

平日嗜酒，性情急躁。一年前又发右下肢抽动，站、坐、卧抽动不已，而行走则止。西医怀疑为神经元损伤所致，经多方治疗乏效，遂专程从外地来京求治。刻诊：右腿抽动，且发软乏力，但不痛，运动自如，眠差，舌淡苔白腻，脉弦滑。查其双下肢肌肉不萎缩，感觉灵敏，运动灵活，无阳性体征。既往体健，兄妹中有一个患上肢抽动症。

辨证： 肝风内动，心神失养。

治法： 平肝息风，养心安神。

处方： 生白芍 15 克，炙甘草 6 克，生地龙 10 克，制僵蚕 10 克，全蝎 6 克，生龙骨、生牡蛎各 30 克（打碎、先下），珍珠母 30 克（打碎、先下），炒枣仁 15 克（打碎），远志 10 克，茯苓 30 克，夜交藤 30 克，7 剂，每日 1 剂，水煎服。忌食辛辣油腻，戒酒戒烟，调畅情志。

二诊： 上方服至第四剂抽动即止，停药一周后又发，但症状较轻。睡眠转佳，腿感有力，原方生白芍、生地龙各增至 30 克，再进 20 剂。三月后其亲友来告，连进 20 余剂，诸症悉除。

摘自《颜正华验案精选》

【按语】本案患者为神经元损伤，属于中医风搐范畴，《儒门事亲·风形》中描述以手足抽动为主症，由于情志失调、肝阴血亏耗、肝风内动、心神失养所致，治以平肝息风、养心安神。方用芍药甘草汤加减而成，方中全蝎入肝经，针对本案主症，有平肝息风止痉之效。

何某，女，27岁，中学教师。1984年12月7日初诊。

患者1个月前因外出学习，旅途疲劳受凉，次日口眼㖞斜，经西医诊断为面神经麻痹，服药病情不破，建议针灸治疗。因惧怕针灸，时继时续，治疗10余日未见起色，转服中药治疗。就诊时口眼向右㖞斜，右眼闭合困难，右侧面部肌肉不能活动。左侧面部知觉迟钝，头痛头晕，口干苦，舌红，苔薄黄，脉弦数。

辨证：肝经郁热，外风内袭而口眼㖞斜。

治法：清热敛肝，祛风缓急。

处方：黄芩12克，刺蒺藜12克，菊花12克，白芍15克，僵蚕10克，蝉蜕10克，全蝎6克，钩藤12克，桂枝6克，防风10克，葛根12克，生地黄10克，甘草5克。

12月13日二诊：服上方5剂，头痛头晕消失，口眼㖞斜减轻，但右眼仍不能闭合，右侧面部仍不能活动，口苦，小便黄。此肝经郁热渐除，风热渐息，外风渐去，应防有阴伤之变，于上方加花粉10克。

12月21日三诊：服药7剂，右眼已能闭合，口眼已不㖞斜，右侧面部肌肉已能活动。又服7剂诸症消失。

摘自《中国现代百名中医临床家丛书·李寿彭》

【按语】本案患者为面神经麻痹，属于中医口僻范畴，由肝经郁热，风阳上扰，复感外风，中于经络气血痹阻所致，治以清热敛肝、祛风缓急。方中刺蒺藜、生地黄、白芍、黄芩、菊花清肝敛肝，全蝎入肝经可息风通络，配伍蝉蜕、僵蚕、钩藤、桂枝、防风，不仅祛内风，还可祛外风，内外风祛而病愈。

案例 17

李某，女，34 岁。

患病三载，睡眠不佳，多梦易惊，精神恍惚，不能集中。例如裁剪衣料，持剪直下，而将衣料裁废，其动作概多如此。若与人言，则喋喋不休，而且易悲易哭，不能控制感情。有时全身发热，自觉有一股气流在皮肤中来回走窜，忽上忽下，尤以肩膊部位为明显。两手颤抖，四肢发麻，口苦而吐涎沫。切其脉为弦细，视其舌为红绛。据脉证，刘老认为病在肝胆，气郁不舒，日久化热，则生痰动风。

治法： 清热化痰，疏肝养血息风。

处方： 温胆汤加味。半夏 16 克，陈皮 10 克，枳实 10 克，竹茹 20 克，生姜 10 克，茯苓 20 克，炙甘草 6 克，柴胡 14 克，黄芩 10 克，当归 15 克，白芍 15 克，桑寄生 30 克，何首乌 15 克，红花 8 克，桃仁 10 克，全蝎 10 克，僵蚕 10 克，钩藤 15 克。

上方共服三十余剂，病愈。

摘自《刘渡舟验案精选》

【按语】 本案患者主要表现为失眠易惊，手颤肢麻，由于肝胆之气不舒，郁而化热，生痰动风所致，治以清热化痰，疏肝养血息风，方用温胆汤加味。本患者主要病机为肝郁痰热，温胆汤乃针对此病机所设，而在肝郁痰热的基础上，该患者还有动风之象，故方中选用全蝎，入肝经息风通络，而风象可解。

张某，男，23 岁，出租车司机。

昨晨起床如厕时，突感左侧面肌麻木，两耳有压痛闭塞感，语言不清，继而出现闭目难合，流涎。刻诊：面容板滞，口舌㖞斜，不能皱额，鼻唇沟变浅。脉弦滑带数（88次/分），苔偏腻。病由风热之邪入侵，气血痹阻，经脉失和。急宜息风解毒，活血通络。

处方：明天麻 9 克，嫩钩藤 15 克（后下），炙僵蚕 9克，炙地龙 9 克，川芎 9 克，全当归 15 克，红花 6 克，板蓝根 30 克，蒲公英 30 克，防风 9 克，大生地 30 克，淫羊藿 9 克，全蝎 3 克（研细粉，分 2 次吞服），7 剂，水煎服。

二诊：面颊麻木减而未除，眼睑尚难全闭，耳后压痛及流涎等症均除。脉濡细（78 次/分），苔薄腻。原方 14 剂。

三诊：面颊麻木感消失，语言恢复正常，眼睑闭合程度显著好转，口角㖞斜已不明显。处方：嫩钩藤 15 克（后下），炙僵蚕 9 克，明天麻 9 克，川芎 9 克，枸杞子 15 克，白芍 30 克，炙黄芪 30 克，当归 15 克，全蝎粉 2 克（分 2次吞服）。

四诊：上方加减，续服 56 剂。左面颊麻痹、口角㖞斜等症完全消失，口齿清晰，进食正常。病已痊愈，再予成药调理，巩固疗效。处方：玉屏风冲剂 30 包，每日 2 次，每次 1 包。全蝎粉 30 克，每日 2 次，每次 1 克。

摘自《胡建华临证治验录》

【按语】本案患者为面神经麻痹，而出现一系列面肌瘫痪症状，主要由于外感风热毒邪、气血痹阻、经络不畅所致，治以清热、息风解毒、活血通络。方中选用板蓝根、蒲公英等药以清热解毒，针对口舌㖞斜、面肌麻木之风象，方中选用全蝎配伍僵蚕、地龙等药，以加强全蝎之息风通络、解毒散结之效。全蝎研粉吞服，其效优于入煎剂，每日总量2～3克，即达到有为剂量。

案例 19

段某，女，54岁，退休。2009年12月21日初诊。

初诊： 患者平素性情急躁，容易动怒。因25天前凉水洗头，加之晨起吹风引起右侧头部游走性疼痛，遂就诊于某市医院，诊断为头部血管痉挛，口服西药5日，效果不明显。第六日清晨出现双目发黏，口唇发麻，继而出现口眼㖞斜，右耳带状疱疹，输液治疗口眼㖞斜有所好转，但未彻愈，今来我院请中医治疗。刻诊：右侧颜面麻痹、垂痛，闭目露睛，眼角流泪，口眼㖞斜，鼓腮漏气，口角下垂，喝水流涎，唇角部瘀斑，额纹及鼻唇沟消失，右耳带状疱疹，耳后及耳中抽痛，伴性情急躁，心烦口苦，小便色黄，大便偏干。发病后，午后、夜间易出汗，双目视物模糊，自觉右侧耳根部怕冷。舌红少苔，左脉弦细滑数，右脉弦细数。

中医诊断： 面瘫。

西医诊断： 面神经麻痹。

辨证： 肝经实热，风寒外袭，气血痹阻，兼有血瘀。

治法： 清泻肝火，解毒清热，祛风通络。

处方： 自拟龙菊清肝饮合牵正散。龙胆草10克，杭白菊15克（后入），生黄芩10克，炒栀子10克（捣），夏枯草15克，金银花30克（后入），血丹参15克，白僵蚕10

克，全蝎 6 克，乌梢蛇 12 克，天麻 10 克，钩藤 15 克，红花 10 克，当归尾 10 克，白附子 10 克，5 剂，水煎服，日 1 剂。

2009 年 12 月 26 日二诊： 颜面麻痹、垂痛，眼角流泪，口眼㖞斜，口角麻木，喝水流涎，唇角部瘀斑，闭目露睛减轻，额纹及鼻唇沟显露，且仍浅，鼓腮漏气，药后带状疱疹肿痛消失，口苦、急躁心烦消除，大小便正常，怕冷明显好转，午后、夜间出汗减少，双目视物微有模糊，仅存耳根部怕冷，舌红少苔，脉弦细滑数。上方白僵蚕、天麻、当归尾、白附子量加至 12 克，另加制没药 6 克，21 剂，水煎服，日 1 剂。

2010 年 1 月 4 日三诊： 面瘫症状完全消失，稍微怕冷，右侧颈部微疼痛，偶有口苦，舌红苔白，脉平。辨证：肝经实热，瘀血阻络。治法：泻肝清热，化瘀通络。处方：自拟龙菊清肝饮。龙胆草 8 克，黄芩 10 克，杭白菊 12 克（后入），金银花 18 克（后入），炒栀子 10 克（捣），全蝎 6 克，白僵蚕 10 克，天麻 10 克，钩藤 15 克，乌梢蛇 12 克，当归尾 12 克，红花 10 克，桃仁 10 克（捣），再服 12 剂。水煎服，日 1 剂，诸症消失。

摘自《全国名老中医柴瑞霭临床经验集萃》

【按语】 本案患者为面神经麻痹，患者平素性情急躁、易怒，气有余便是火，导致肝火上炎，在此基础之上，凉水洗头复感风寒之邪，寒邪凝滞而致瘀血阻络，发为此病，故本案辨证为肝经实热、瘀血阻络，治以泻肝清热、化瘀通络之法，方用自拟龙菊清肝饮合牵正散加减。方中龙菊清肝饮清泻肝火、解毒清热，牵正散祛风化痰、宣痹通络。牵正散中全蝎息风止痉、解毒通络，为息风通络之要药。

案例 20

李某，女，44 岁，职工。2000 年 12 月 26 日初诊。

初诊： 患者身瘦（身高 165 厘米，体重 52 千克），平素容易头晕，身体疲乏，经年畏寒，四末冰冷，消化差，口中异味。自幼脾气虚弱，胃纳亦差，偶有饮食不慎即大便溏薄。11 月上旬母亲患病住院，每日陪伴在医院非常劳累。11月 19 日晚上受凉引起左侧颜面麻木，自己用毛巾热敷，微觉舒服。20 日晨就诊某医院神经内科，予注射维生素 B_1、B_6 等药物，共治疗十天，微有好转，上药服完后自行用毛巾热敷，但病情逐渐加重，颜面两侧感觉不同，左侧颜面麻痹，左眼睑下垂感，遇冷流泪，视物范围双侧不一，左侧视野变窄，经同事介绍来我院请柴老师中医治疗。刻诊：左侧颜面麻痹、下垂感，左眼遇冷落泪，左侧视野变窄，左侧额纹及鼻唇沟变窄，左耳后及耳中疼痛，伴有面色萎黄，头晕乏力，经年畏寒，四末冰冷，稍微运动即出汗量多，消化差，口中异味，偶有饮食不慎即大便溏薄。舌质正常苔白，脉弦濡弱。

西医诊断： 颜面神经麻痹。

中医诊断： 面瘫。

辨证： 气虚血弱，营卫不和，风邪入络。

治法： 补气益血，调和营卫，搜风通络。

处方： 黄芪桂枝五物汤合牵正散。生黄芪 30 克，桂枝 10 克，炒白芍 18 克，鲜生姜 12 克，大枣 6 枚（擘），白附子 10 克，白僵蚕 10 克，全蝎 6 克，当归 12 克，鸡血藤 30克，木瓜 10 克，乌梢蛇 12 克，14 剂，水煎服，日 1 剂。

2010 年 1 月 11 日二诊：左侧颜面麻痹、左眼遇冷流泪、左侧额纹及鼻唇沟变浅明显减轻，左耳中疼痛消失，存左耳后抽痛感。面色萎黄，头晕乏力略微减轻，四末微温，运动后出汗减少，纳化好转，晨起口中异味。舌脉同前。用药：上方黄芪加量为 40 克，桂枝加量为 12 克，减全蝎为 3 克，另加党参 15 克，继服 3 周，诸症消失，痊愈。

摘自《全国名老中医柴瑞霭临床经验集萃》

【按语】本案患者为面神经麻痹，为中医之面瘫，患者禀赋不足，自幼脾气虚弱，而致气血本虚，加之照顾患母，身体劳累，风邪乘虚而入，气血痹阻颜面而发病，故辨证为气虚血弱，营卫不和，风邪入络，治以补气益血、调和营卫、搜风通络，方用黄芪桂枝五物汤合牵正散。黄芪桂枝五物汤益气养血而通痹，牵正散祛风化痰，宣痹通络。牵正散中全蝎与诸药配伍，以达息风通络之效。

砒霜
医 案

刘某，女，26岁。患牙疳，牙龈腐烂，齿动出血，疼痛不止，口臭难闻，连日不进饮食。用细铁丝缠住白砒约三钱重，手持一端置火内煅之，待白砒烧红时，提出淬入茶水内。如此煅淬，至茶水变灰褐色为度。先以清水漱净口，然后再将药水含口中，稍漱随即吐出，每日 1～2 次，此方漱1～2 次，血止疼消，渐进饮食。3 日后腐烂亦轻，口无臭气。以后隔日漱 1 次，1 周后痊愈。

摘自《中医单药奇效真传》

【按语】本案患牙疳，所用白砒又名砒霜，辛酸、热极、有毒，不可口尝，以块状、色白有晶莹直纹、无渣滓者为佳。主入大肠、胃经，具有杀虫、蚀恶肉之功，善治病势险恶的走马牙疳，使腐肉自然脱落，而奏祛腐、消肿、止血、止痛之效。

王某，男，15岁。

因非时之感外束，壅塞之气内郁，胶固之痰上阻，三者相合，闭拒气道，发为哮喘，于兹数载。近来哮喘频作，喉中痰鸣，呀呷有音，咳痰清稀呈泡沫状，胸膈满闷，气促抬肩端坐呼吸，畏冷，动则自汗，口不渴，或喜热饮，食纳欠佳，二便尚可。脉浮滑，舌质淡，苔白滑，面青唇绀，四肢冷，指尖呈鼓槌状。胸透提示：慢性气管炎并发肺气肿。脉症合参诊为风寒外束、痰饮阻肺、气失宣降之哮喘。治法宜散寒豁痰、宣降肺气。但病起多年，诸治鲜效，殊非泛泛之品所能为力。乃选用杜文燮《药鉴》中治哮方以消息之。

处方：杏仁9克，马兜铃9克，蝉蜕15克，白矾15克，砒霜1.5克，上药研细，红枣肉为丸，如梧桐子大，食后冷开水送服3～5丸，日服2次。方中白矾、砒霜涌吐痰涎。膈痰胶固，因寒结为哮，不得不借砒霜之酸苦以涌泄之。时珍谓："凡痰疟及齁喘，用此真有劫病立起之效。"

禁忌：忌食粟米、狗肉。预防感冒。

药后哮喘顿减。续用祛痰定喘、补益脾肾之剂，哮病竟愈，至今病未复发。

摘自《奇效验案》

【按语】本案为哮喘。哮喘为难治之病，迁延日久不愈，究其病机为顽痰内伏，外邪引动。沉痼之痰非一般药物可以祛除。方中所用砒霜有剧毒，正因其毒性，可治疗痼疾难愈之病。砒霜可祛痰止哮，可发挥治疗久伏顽痰之功。但因其毒性，临床运用当以小剂量，故在本案中砒霜用量1.5克。

案例 3

丁某，男。始而神志狂乱，骂詈掷物，继则不言不语，或明或昧，饮食不知饥饱，或呛咳多痰，脉不应指，舌苔腐白。此火为痰盖，由狂入癫之象。收效殊难，先当化痰清窍。

处方：大麦冬二钱，竹沥半夏一钱五分，云神四钱，煅龙齿五钱，天竺黄一钱，远志肉一钱五分，川郁金二钱（矾水炒），川贝母一钱五分，净橘络一钱，九节菖蒲八分，铁落一两（先煎）。

改方：加陈胆星一钱。

二诊：冠年猝然狂癫两月不退，善笑善哭，多食不知饥饱，掷物不分贵贱，入夜二便无知，呛咳痰鸣，脉来乍大乍小，舌红中白。痰火久羁肺胃，神明为之蒙蔽也。仍难速效。

上川黄连四分（水炒），焦大麦冬二钱（朱染），煅龙齿五钱（先煎），云神四钱，瓜蒌皮四钱，陈胆星一钱五分，竹沥半夏一钱五分，远志肉一钱五分，大丹参二钱，川贝母一钱五分，九节菖蒲八分，灯心十茎。

另：菩提丸十四粒，分两次服。

三诊：二便甫有知觉，而神志又复狂乱，叫嚣唱骂，不避亲疏，呛咳多痰，脉来乍大乍小。痰将化而火更上升见象。速效难图，姑从苦以折之立法。

龙胆草二钱，上川黄连五分，陈胆星一钱五分，大麦冬二钱，天竺黄一钱五分，远志肉一钱五分，煅龙齿五钱（先熬），云神四钱，竹沥半夏一钱五分，黑山栀二钱，石菖蒲一钱，灯心十茎。

另：痰迷心窍丸方（砒霜二分，辰砂二分，巴豆二分，犀黄三分）。

如法蜜丸二十粒，每服一粒，开水下。

四诊：从《内经》苦以折之立法，大便迭通数次，色黑兼带黏浊，吐出厚痰一口，其质且坚，神志于是清了，狂叫化为柔和，咳亦折，舌之后半渐起黄苔，脉转小滑细数，此火象初平，顽痰未尽之候，当再降化。

上川黄连五分，陈胆星二钱，大麦冬二钱，远志肉一钱五分，煅龙齿五钱（先煎），天竺黄一钱五分，云神四钱，竹沥半夏一钱五分，炒枳实一钱五分，瓜蒌皮四钱，九节菖蒲八分，青果三枚。

五诊： 迭为苦折，始而大便畅通，继之呕吐黏痰，成条成块，狂乱之势日平，渐能安枕，而茎管红赤，溲时作痛，脉弦数，舌质红绛。其火虽从下泄，其痰尚留机络之象。

大麦冬二钱，陈胆星一钱五分，净连翘二钱（朱染），云苓神各二钱，元散四钱（包炒），枳实一钱五分，煅龙齿四钱（先煎），远志肉一钱五分，黑山栀二钱，木通一钱五分，石菖蒲八分，灯心十茎（朱染）。

六诊： 迭进苦折一法，大腑迭通，痰火得由下泄，神志遂清，狂叫随退，溲痛及茎肿亦减，胃纳亦复，唯右脉尚数，舌红苔黄。可见顽痰积热未尽。当守原意减其制，搜剔余气。

大麦冬二钱，远志肉一钱五分，川贝母一钱五，青龙齿五钱（先煎），炒枳实一钱五分，云神四钱，天竺黄一钱五分，九节菖蒲八分，炒竹茹一钱五分，清气化痰丸五钱（杵包入煎）。

七诊： 日来神志已清，溲痛茎肿亦退，胃纳亦复，唯入夜尚少寐，右脉尚数，舌根浮黄。余痰未清，心肾尚乏交通之妙用也。当再化痰安神。

大麦冬二钱，竹沥半夏一钱五分，炒枳实一钱五分，瓜蒌皮四钱，云神四钱，天竺黄一钱五分，橘络八分，川贝母一钱五分，煅龙齿五钱（先煎），远志肉一钱五分，九节菖蒲八分，灯心十茎（朱染）。

八诊： 昨晚神志又复不清，骂詈掷物，狂悖无伦，入夜不寐，舌苔复形黄腻，脉滑数。可见宿痰未尽，邪火暴升也。当再泄降，以启神明。

上川黄连八分（水炒），焦大麦冬二钱，生石膏一两（先煎），陈胆星二钱，远志肉一钱五分，云神四钱（朱染），炒枳实二钱，川郁金三钱（矾水炒），天竺黄一钱五分，煅龙齿五钱（先煎），石菖蒲一钱，青果三个（打）。

改方：加连翘心二钱（朱染）。

又改方：去麦冬，加竹沥半夏一钱五分。

九诊：迭为下夺，此次得下痰浊甚多，吐出者亦不少，其狂悖无伦之势虽减，而神志仍欠清明，两目斜视，不得安寐，脉数已减，舌苔腐白。可见邪火暂平，宿痰仍重，机窍为蒙也。

生石决一两五钱（先煎），陈胆星二钱，炒枳实二钱，细木通八分，川郁金二钱（矾水炒），竹沥半夏一钱五分，天竺黄一钱五分，青龙齿五钱，云神四钱，九节菖蒲一钱，炒竹茹一钱五分，牛黄七宝丸一粒（化于药内服）。

改方：木通加为一钱五分，牛黄七宝丸再服半粒。

十诊：日来神志复清，狂悖化为柔和，夜分亦复安寐，脉之数象亦减，独舌苔仍形厚腻满布，黏涎上泛。足征宿痰尚重，非再泄化不可。

生石决明一两五钱（先煎），大麦冬二钱，陈胆星二钱，竹沥半夏二钱，云神四钱，川郁金二钱（矾水炒），天竺黄一钱五分，炒枳实一钱五分，薄橘红一钱，煅龙齿五钱（先煎），细木通一钱五分，石菖蒲八分。

十一诊：日来神志已清，狂悖之势尽退，夜分亦能安枕，舌苔满布亦化，唯口舌破碎作痛，清涎上泛。胃中痰火未清，当再化痰清神，以涤余热。

上川黄连四分（酒炒），大麦冬二钱，陈胆星二钱，细木通一钱五分，川郁金二钱（矾水炒），云苓神各二钱，竹沥半夏一钱五分，炒竹茹一钱五分，煅龙齿五钱（先煎），天竺黄一钱五分，石菖蒲八分，灯心十茎。

十二诊： 经治来，癫狂已退，神志了然，口舌破碎亦退，唯睾丸又忽坠痛，上焦邪火下移可知。当再分泄，以清余焰。

小生地五钱，大麦冬二钱，云苓神各三钱，川楝子一钱五分，泽泻一钱五分，大白芍二钱（吴茱萸二分拌炒），青木香五分，竹沥半夏二钱，细木通一钱五分，天竺黄二钱，丝瓜络二钱（连子炙），枸橘梨一个。

摘自《中国古今医案类编·心肾病类》

【按语】本案为狂病。证属痰火胶结，火热炽盛，扰乱心神，心神狂乱外越，实非易治。历经十二诊，总以清热化痰开窍为法，三诊中所用痰迷心窍丸，方中以砒霜毒药重剂化痰劫痰，助他药化痰开窍。综合运用，长期治疗，终见疗效。

案例 4

金某，男，61 岁。

1970 年 11 月 19 日初诊： 口唇右上方生一肿物 40 余年，近一年来因经常碰破出血，肿物逐渐增大、无痒痛。1970 年沈阳某医院病理检查示：基底细胞癌。初诊见口唇右上方（鼻唇间）有肿物约 2.5cm×4.0cm 大小，高 2.0cm，触之坚硬，伴触痛，剥去痂皮见凸凹不平的粉红色糜烂面，有臭味，颌下右侧淋巴结肿大。

辨证： 热毒湿浊内蕴，上攻头面肌肤。

治法： 清热清毒，祛腐生肌。

方药：①白砒条：砒霜 10 克，淀粉 50 克，加水适量，揉成面团，捻成细条状，自然干燥备用。②一效膏：朱砂、冰片各 50 克，炙甘石 150 克，滑石粉 500 克，粟粉 100 克，麻油适量，调成糊状。用法：局部常规消毒后，于肿瘤周围间隔 0.5 ～ 1.0cm 处刺入白砒条，深达肿瘤基底部，在肿物周围形成环形之后，外敷一效膏。1970 年 11 月 19 日开始治疗，局部常规消毒后沿肿瘤边缘插白砒条，中心插入二段，露出部分折断，外敷一效膏，每日换药一次。后因服用内服方恶心而停用。

五天后复诊：肿瘤变软变黑，形成坏死组织，与健康皮肤组织分离，局部清洁后，剪除坏死组织，露出新鲜面，外敷一效膏。

12 月 21 日再诊：伤口愈合平坦，颌下淋巴结肿大消退而告愈。

1980 年 7 月复查，身体健康，能劳动，原瘢痕恢复平坦，10 年无再发。

摘自《古今专病专科医案·肿瘤》

【按语】本案为基底细胞癌。属皮肤癌的医案尚少，医案以外治法治疗。所用砒霜发挥作用较大，砒霜有蚀疮去腐之功，本案中因癌毒积于口唇，用砒霜腐蚀癌毒，用后口唇部癌毒祛除，恢复正常。

案例 5

刘某，女，53 岁。1975 年 10 月诊治。

患者绝经 10 年后白带增多，色黄有味。舌质红，苔薄黄，脉细弦数。妇科检查示：宫颈结节，宫旁增厚，左侧弹性差，未过中线。1975年7月北京某医院宫颈细胞学涂片报告：恶性裸核。病理诊断：鳞状上皮癌。临床诊断：宫颈癌Ⅱ期结节型。证属热毒下注胞宫，发为黄带，积聚成癌。立催脱癌肿、祛腐生肌、清热解毒之法。

处方一（催脱钉，原为北京市某医院协定处方）：山慈菇、枯矾各18克，砒霜9克，麝香0.9克，将上药共研细末，加入适量液米粉，用水调匀制成"丁"字形或圆钉形的栓剂，每枚药钉长11.5cm，直径为0.2cm，晾干备用。药钉有凝固、坏死及脱落癌组织的作用。

处方二（玉红膏）：当归身60克，白芷90克，紫草9克，甘草30克，将上药共研细末，制成油膏剂备用，有祛腐生肌的作用。

处方三（新11号粉）：樟丹、儿茶、雄黄各15克，蛤壳粉30克，乳香9克，没药3克，冰片1.8克，硼砂0.9克，将上药制成粉剂备用，有清热解毒的作用。

治疗方法：采用宫颈管及瘤体插钉法，即向宫颈管内或瘤体上直接插入"催脱钉"，每次1～3枚，一般3～5日换药1次，连续用药3次或4次。待瘤组织凝固坏死，自行脱落后，改用玉红膏，每日1次，以促进新生上皮增生。如宫颈癌合并局部感染时，可先用新11号粉，待感染得到控制后再用"催脱钉"治疗。

患者于1975年10月入我院住院治疗，局部上"催脱钉"10次，治疗5个月。细胞学检查连续3次阴性病理学检查阴性。妇科检查：宫颈光滑，结节消失1976年3月痊愈出院。

经治临床症状及肿瘤消失。1981年3月门诊复查阴道细胞学检查：未见癌细胞。病理学检查：宫颈为正常鳞状上皮。治后已健康成活 5 年 5 个月，并一直坚持全日工作。

医家原按：我们在 1975 ～ 1981 年，无选择地单独使用"催脱钉"，治疗早、中期宫颈癌共 11 例，取得了近期临床治愈的效果，并经过 1 ～ 5 年的随访观察，无 1 例复发，其中 6 例（Ⅱ期 3 例，Ⅰ期 1 例，0 期 2 例）已存活 5 年以上，可见"催脱钉"对早、中期宫颈癌确有较好的疗效。

我们在此组病例的临床观察中发现，用"催脱钉"治疗后都能使宫颈癌组织转为正常组织，开始由鳞状上皮癌转变为鳞状上皮非典型性增生，然后再转变为正常的鳞状上皮。同时，我们亦在阴道细胞学及宫颈活检切片中发现白细胞浸润，并出现大量的吞噬细胞及退化的癌细胞等，这些现象与"催脱钉"作用原理之间的关系，是值得今后深入探讨的。催脱钉为砒制剂，但由于含量少，用量小，故其不良反应少，毒性小，使用安全。本疗法方法简便，易于掌握，能够推广。

摘自《中医名家肿瘤证治精析》

【按语】本案为宫颈癌。癌肿积聚宫颈，因处Ⅱ期，尚可脱去局部癌肿，所用三种处方，其一为催脱钉，内含砒霜，砒霜有蚀疮去腐的作用，上于宫颈，可腐蚀宫颈局部癌毒。砒霜为催脱钉的重要组成药物，催脱钉经多次临床实践，均发挥了较好的作用。

案例 6

李某，男，87 岁。1980 年 6 月 14 日初诊。

左侧面部生肿物 3 个月，开始为 1 枚痣样损害，有痒感，搔后逐日增大，结痂，搔出血后增长迅速。1980 年 5 月 9 日经辽宁省某医院病理检查示：癌细胞为多边形或不正形，核大小不一，有巨细胞形成索状癌巢浸润生长。确诊为左面部皮肤鳞状上皮癌。患者高龄老人，身体一般，状态好，神志清楚，左面颊部耳前方见有 1/2 鸡卵大小之肿物，呈菜花状，色鲜红，有少许黏稠分泌物，有臭味。颌下淋巴结及颈部淋巴结无肿大，实验室检查血常规、尿常规、肝功能试验均正常。胸透所见呈主动脉硬化性心脏病改变。此乃热毒湿浊内蕴，上攻头面肌肤。立清热解毒、祛腐生肌、内外合治、外治为主之法。

处方一：①白砒条（砒霜 10 克，淀粉 50 克，加水适量，揉成面团条状，待自然干燥备用）。②一效膏（朱砂、冰片各 50 克，炙炉甘石 150 克，滑石粉 500 克，片粟粉 100克，麻油适量，调成糊状）。用法：局部常规消毒后，于肿瘤周围间隔 0.5～1.0cm 处刺入白砒条，深达肿瘤基底部，在肿物周围形成环形之后，外敷一效膏。

处方二：生地黄、赤芍、连翘、茯苓、泽泻各 15 克，马齿苋、蒲公英、忍冬藤各 30 克，甘草 6 克，水煎服，每日 1 剂，两煎混匀，每日分 3 次服。

患者于 1980 年 6 月 17 日开始治疗，局部常规消毒后，沿皮损周边插入白砒条，中心插入 3 处，折断露在皮损外面的白砒条，上敷一效膏。2 日后复诊，全身无不适感，局部疼痛可忍受，肿物稍有肿胀，一效膏换药。治疗第 6 日，肿物呈紫黑色坏死块，全身仍无不适之感，颈及下颌淋巴结无肿大。常规消毒，剪出坏死组织，露出新鲜创面，外敷一效膏。口服清热解毒汤（"处方二"），连服 6 剂。每隔 1 日换药（一效膏）1 次，经 29 日，局部伤面长平结瘢告愈。追踪 2 年无复发。

摘自《中医名家肿瘤证治精析》

【按语】本案为面部皮肤鳞状上皮癌。以外治法治疗，所用白砒条中砒霜发挥作用较大，砒霜有蚀疮去腐之功。本案中因癌毒积于面部，用砒霜腐蚀面部癌毒，用后面部癌毒祛除，恢复正常。

马钱子

医案

张某，男，62岁。2009年6月诊。

外伤后头颈部疼痛，夜间加重，不能忍受半个月。1个月前坐三轮车翻车致颈部摔伤，CT示颈椎间盘突出。椎体滑脱压迫脊髓神经，使局部水肿，出现颈痛、头痛、头晕，住县医院外科做颈椎固定后常规治疗，半个月后患者感颈部、头部疼痛难忍，每至夜间加重，患者两手抱颈呻吟不已，屡治不效，无奈来电将病情详细叙述一遍，要求给想一个切实有效的治法，余沉吟良久，决定用李昌达经验方一试。

处方：制马钱子15克，广三七15克，当归尾15克，炮山甲15克，土鳖虫15克，丹参15克，乳香15克，没药15克，血竭15克，上药共研细粉，每服6克，每天2次，开水冲服。

患者用药以后头3天无反应，第4天自感头颈痛提前1小时，疼痛持续1小时突然停止，其后头疼痛消失，患者及家属如释重负，从此病情便逐渐好转，不久痊愈回家。

摘自《杏林发微·四十年杂案验案体悟随笔》

【按语】本案患者乃因跌倒，致颈部椎体滑脱，压迫脊髓神经，使脊髓神经局部水肿，气血受阻，故疼痛难忍。所选方药为四川名医李昌达老先生治疗外伤截瘫伴下肢剧痛的经验方。方中之药皆活血化瘀、通络止痛之品。其中，制马钱子用量较大。因马钱子含有硝酸士的宁，能兴奋脊髓和延髓，有剧毒，应用过量可致全身肌肉痉挛性抽搐，甚至造成死亡。其安全用量是每天0.6克（药典规定用量）研粉冲服，不宜用于煎剂。本方中马钱子用量过大，笔者计算，按每次服 6 克，每天 2 次，每次含制马钱子 0.66 克，每天 1.3 克，超过《药典》规定用量 2 倍。应用时要注意观察服药后反应，若发现咀嚼肌紧张（张口困难），要饮冷开水一杯或用甘草、绿豆煎汤服用以解其毒，并立即减量或停药，以免发生事故。

案例 2

孙某，46 岁，业商，得脑充血证遂至偏枯。

病因： 禀性偏急，又兼处境不顺，触动肝火，致得此证。

证候： 未病之先恒觉头疼，时常眩晕。一日又遇事有拂意，遂忽然昏倒。移时醒后，左手足皆不能动，并其半身皆麻木，言语謇涩。延医服药十月，略能动，其五指则握而不伸，足可任地而不能行步，言语仍然謇涩，又服药数月病仍如故。诊其脉，左右皆弦硬，右部似尤甚。知虽服药年余，脑充血之病犹未除也。问其心中发热乎？脑中有时觉疼乎？答曰：心中有时觉有热上冲胃口。其热再上升则脑中可作疼，然不若病初得时脑疼之剧也。问其大便，两三日一行。证脉相参，其脑中犹病充血无疑。诊断按此证初得，不但脑充血实兼脑溢血也。其溢出之血，着于左边司运动之神经，则右半身痿废；着于右边司运动之神经，则左半身痿废。此乃交叉神经以互司其身之左右也。想其得病之初，脉象之弦硬，此时尤剧，是以头疼眩晕由充血之极而至于溢血，因溢血而至于残废也。即现时之证脉详参，其脑中溢血之病想早就愈，而脑充血之病根确未除也。宜注意治其脑充血，而以通活经络之药辅之。

处方：生怀山药一两，生怀地黄一两，生赭石轧细八钱，怀牛膝八钱，生杭药六钱，柏子仁炒捣四钱，白术炒三钱，滴乳香三钱，明没药三钱，土鳖虫四大个捣，生鸡内金一钱，茵陈一钱，共煎汤一大盅，调服。

复诊：将药连服七剂，脑中已不作疼，心中间有微热之时，其左半身自觉肌肉松活，不若从前之麻木，语言之謇涩稍愈，大便较前通顺，脉之弦硬已愈十之七八。拟再注意治其左手足之痿废。处方：生箭芪五钱，天花粉八钱，生赭石轧细六钱，怀牛膝五钱，滴乳香四钱，明没药四钱，当归三钱，丝瓜络三钱，土鳖虫四大个捣，地龙去土二钱，共煎汤一大盅，温服。

三诊：将药连服三十余剂（随时略有加减），其左手之不伸者已能伸，左足之不能迈步者今已举足能行矣。患者问：从此再多多服药可能复原否？答曰：此病若初得即治，服药四十余剂即能脱然。而现已迟延年余，虽服数百剂亦不能保痊愈，因关节经络之间瘀滞已久也。然再多服数十剂，仍可见愈。遂即原方略为加减，再设法以眴动其神经，补助其神经当更有效。处方：生箭芪五钱，天花粉八钱，生赭石轧细六钱，怀牛膝五钱，滴乳香四钱，明没药四钱，当归三钱，土鳖虫四大个捣，地龙去土二钱，真鹿角胶轧细二钱，广三七轧细二钱，制马钱子末三分，药共十二味，先将九味共煎汤一大盅，送服后三味各一半，至煎渣再服时，仍送服其余一半。

摘自《医案讲习录》

【按语】本案为脑出血，致半身不遂。于三诊方中加入制马钱子三分，以其能通络止痛，与本方中所用地龙、土鳖虫等药共同发挥作用。

案例 3

白某，女，19岁。1999年2月9日初诊。

病者自述患右髋关节结核3年，溃后久不愈合，经中西药调治和服抗痨药品均未显效。现症：右髋关节脓肿，有疮口，溃破流出血水及豆腐渣样分泌物，有腥臭味。髋关节肌肉痿缩，患肢活动受限，不能自行走路。形体瘦弱，面色萎黄，脉象细而无力，苔薄白。

处方：加味虎挣散（经验方）。炙马钱子、穿山甲（炒珠）、附子、全蝎、黄芪各60克，鹿茸10克，白花蛇80克，蜈蚣80条。将上述药品研为细末为1料，每日3次，每次1.5克，如无惊厥和抽搐反应，每隔2日，可递增加0.1克，至每次2.5克为止。经服两料，右髋关节脓肿消失，溃破处已封口，患肢行走如常。

摘自《孙希圣临证心得实录》

【**按语**】本案为骨结核，属于中医"流痰"，俗称"骨痨"。本案为溃后期，出现关节脓肿，溃破流出血水及豆腐渣样分泌物，髋关节肌肉痿缩，患肢活动受限，不能自行走路，以炙马钱子发挥散结消肿、通络止痛的功效。

案例 4

杨某，男，23岁。1989年3月2日初诊。

3个月前下门牙痛，随便治疗了一下，发炎至4月中，下颌部红肿烧痛，当地给予青霉素治疗，1周后溃破经包扎、换药半月余不愈，经拍片诊断为下颌骨骨髓炎，经治2月余不愈。赴某市医院就诊，经检查建议手术切除下颌骨。患者未婚，不能接受。来求我治疗，见下颌部正中处疮口流脓，深约2cm，舌红暗，苔薄黄腻。

处方： 生黄芪30克，金银花18克，当归、白术、茯苓、熟地黄、甘草各10克，虎挣散（制马钱子50克，制附子、穿山甲各6克）0.3克冲服或装空胶囊内服。10天后仅用虎挣散0.3克装空胶囊内服。疮内用三七丹（熟石膏7份、升丹3份）药线引流，疮口外盖红油膏。治疗1个月后痊愈，再未复发。

摘自《孙希圣临证心得实录》

【按语】 本案为下颌骨骨髓炎，属于中医的骨槽风病，多由牙痛失治误治，以致邪毒内陷，侵蚀牙槽骨所致。方中用到虎挣散，其中，制马钱子有散结消肿之功，以其消肿之力大过于金银花等草木之品而发挥效用。针对肿势较甚、蕴而成毒者功效显著。

案例 5

李某，女，50岁。素有肺结核病史，5年前诊断为骨结核，右腿有瘘管一处，脓水淋漓，终日不绝，行走困难。邀李可弟子诊治。

治法： 宣通经络，消肿止痛，化阴为阳。

处方： 虎挣散。制马钱子50克，炮甲珠6克，制附子6克，每次0.6克，每日2次。10日后瘘管分泌物减少，2个月已痊愈。

摘自《李可临证要旨》

【按语】本案为肺结核，有骨结核史，而现腿部瘘管，脓水淋漓，致其行走困难。虎挣散中所用马钱子可散结消肿，结核毒力较盛，非一般解毒药力所及，马钱子为大毒，但用之得当，可发挥药力，达到解毒散结之效。

案例 6

何某，男，46 岁。

腰腿疼痛 3 月余。初诊：腰腿疼痛较剧，咳嗽及行走则痛加甚，坐卧及屈膝则痛稍减，疼痛如刺，痛有定处，痛处拒按，畏寒肢冷，下肢麻木，舌暗红，边有瘀斑，苔薄白，脉细涩。无外伤史，X 线摄片、CT 片均提示：未发现有椎间盘脱出、椎间内肿瘤、椎管狭窄等病变。刻诊：呈疼痛姿势，直腿高举试验 45°～75°（阳性），拉塞格征呈阳性。此为寒凝经脉，瘀血阻络，气滞血瘀，脉络不通，据"通则不痛""治风先治血，血行风自灭"之理，用温经散寒、活血养血祛风通络之法。

处方：桂枝 10 克，当归 10 克，白芍 15 克，全蝎 6 克，蜈蚣 2 条，制马钱子 0.3 克，鸡血藤 30 克，没药 10 克，制川乌 3 克，知母 10 克，木瓜 12 克，豨莶草 12 克，防风 12 克，杜仲 15 克，7 剂，每日 1 剂，水煎分 2 次温服。针灸：坐骨神经点、环跳、阳陵泉、承山，留针 30 分钟，隔日 1 次。

二诊：上法治疗 2 日后，腰腿疼痛明显减轻，下肢麻木亦减缓，7 天后直腿高举试验阴性，仍守上法进退。处方：

桂枝 10 克，当归 10 克，白芍 15 克，知母 10 克，制马钱子 0.3 克，路路通 10 克，鸡血藤 30 克，木瓜 12 克，全蝎 6 克，蜈蚣 1 条，川牛膝 10 克，防风 10 克，杜仲 15 克，7 剂，每日 1 剂，水煎分 2 次温服。针灸：坐骨神经点、阳陵泉，留针 30 分钟，隔日 1 次。

三诊：药针同治后腰腿疼痛已除，行走无碍，下肢麻木消失，畏寒怕冷大减。

为巩固疗效，嘱再服原方 7 剂，间断服用小活络丸半月，以全其功。告诉患者注意腰腿部保暖防寒，保持心情舒畅，适当锻炼。

摘自《名医经典医案导读》

【按语】本案为腰腿痛，CT 等辅助检查均未发现明显变化。中医辨证属寒凝经脉、瘀血阻络所致。方中主以散寒止痛药，用制马钱子搜风通络止痛。

案例 7

张某，女，50 岁，干部。初诊：2013 年 9 月 26 日。

主诉：双侧膝关节肿胀疼痛 1 年余，加重 2 个月。病史：患者 1 年前因关节受寒引起双侧膝关节疼痛，当时未引起重视，用风湿止痛膏效果不见好转，到医院就诊，CT 检查诊断为滑膜炎，有少量积液。先后使用西药、中药、熏蒸、针灸、理疗、按摩等治疗方法效果不佳，出现行走疼痛不便，慕名而来求诊。现双侧关节肿胀疼痛，遇寒加重，平素怕冷，纳食可，二便正常。舌苔薄白，舌体稍胖大，舌质淡，脉沉细。

中医诊断：痹证（寒湿痹阻）。

西医诊断：滑膜炎。

治法：通阳祛湿，活血通络。

处方：李老自拟散寒宣痹汤。当归10克，川芎10克，桂枝8克，赤芍15克，香附10克，小茴香10克，独活10克，生薏苡仁30克，泽泻15克，木瓜18克，苍术10克，木香10克，制马钱子7克，鸡血藤30克，甘草3克，20剂，水煎服，每日1剂。

2013年11月11日二诊：患者服药后，双侧膝关节肿胀疼痛消失，复查关节无积液，身体怕冷感消失，余无不适感。舌苔薄白，舌质淡红，舌体稍胖大，脉弦。处方：黄芪20克，当归10克，川芎10克，桂枝8克，赤芍15克，知母12克，香附10克，茴香10克，独活10克，生薏苡仁30克，千年健12克，木瓜18克，苍术10克，蜈蚣3条，穿山甲8克，木香8克，制马钱子0.5克，川乌5克，秦艽12克，丹参15克，鸡血藤30克，甘草3克，20剂，水煎服，每日1剂，分2次服。以巩固疗效。经1月余治疗已痊愈，未见复发。

摘自《国医大师李振华脾胃病临证验案集》

【按语】本案为滑膜炎，表现为双膝关节肿痛。平素体质阳气虚弱，加之感受风寒邪气，侵袭膝关节，导致双侧膝关节局部气血不畅。寒主收引，寒气盛经脉紧缩而疼痛，寒凝又导致水湿停滞，出现关节肿胀。李老根据关节疼痛、肿胀、遇寒加重，以及舌苔薄白，舌体稍胖大，舌质淡，脉沉细等，诊断为痹证。治以通阳祛湿、活血通络为法。其中马钱子可以祛筋骨之风而止疼，配合祛风散寒、养血通络的药物发挥治疗功效。

案例 8

蒋某，男，63 岁，教师。

1994 年 3 月初，突然头痛左侧瞳孔放大，眼睑下垂，不能睁开，伴有呕吐。3 月 9 日某医院头颅 MRI 及 CT 报告提示：斜坡及鞍区块状异常信号改变，斜坡膨胀，轮廓消失，视神经受压上抬，肿块占据蝶窦，CT 平扫示枕骨斜坡及岩骨尖骨质破坏，密度降低考虑脊索瘤可能。患者因体虚，畏惧手术，于 4 月 3 日来本院就诊。症见：头痛，左侧瞳孔放大，眼睑下垂，复视，时有恶心呕吐，面色少华，神疲乏力，苔黄薄腻，质红，脉细滑。初从风痰瘀阻，清阳不展治疗。

处方：天麻 10 克，僵蚕 10 克，胆南星 10 克，川芎 10 克，炮山甲 10 克，泽兰 10 克，广地龙 10 克，石菖蒲 10 克，枸杞子 10 克，泽泻 10 克，生黄芪 20 克，葛根 15 克，炙全蝎 5 克，制白附子 5 克，制马钱子 0.25 克（另吞，1 日 2 次），15 剂，日 1 剂，水煎服。服药 15 剂，头痛明显缓解，瞳孔恢复正常，眼睑狭窄有所改善，仍有复视，神疲乏力，口干，苔黄腻，舌质红，有裂纹，脉细。痰瘀化热，阴液耗伤，上方去胆南星、石菖蒲、泽兰、泽泻，加陈胆星、川石斛、天花粉各 10 克，服药 30 剂，复视进一步改善，左眼睑开合基本恢复正常，稍有头昏，左目视糊，畏光，右耳鸣响，苔黄薄腻，质暗红，脉细。从肝肾亏虚，阴不涵阳，精气不能上承，痰瘀蒙闭清窍治疗。处方：炙鳖甲 10 克，川石斛 10 克，大生地黄 12 克，枸杞子 12 克，生黄芪 30 克，葛根 15 克，生石决明 30 克，炮山甲 10 克，陈胆星 10 克，炙僵蚕 10 克，天麻 10 克，炙蜈蚣 5 克，制白附子 5 克，马钱子 0.25 克（另吞，1 日 2 次），日 1 剂，水煎服。

服药至 10 月初，患者自觉体力恢复，精神转佳，复视消失，仅有畏光，右耳鸣响，再服原方 15 剂以巩固之，患者因顾虑病灶不能控制，计划接受西医手术治疗，以图根治，于 11 月 2 日住某医院准备手术 11 月 12 日复查头颅 MRI，提示：蝶鞍内有异常块状信号，病变累及斜坡，鞍底下陷，视交叉上抬，双侧颈内动脉轻度外移，脑室系统无扩张，中线结构无移位。但与 3 月 9 日的 MRI 比较，肿瘤缩小 1/3 某医院认为半年内肿块缩小如此明显，且症状改善，实在不可思议，劝患者暂不手术，用原法继观。

患者复于 12 月 7 日又回到周老处就诊。因停药月余，加之疲劳，头昏，口干明显，仍感畏光，耳鸣，苔薄腻，舌有裂纹，脉细。治拟滋养肝肾。益气升清为主，配以化痰消瘀，解毒抗癌法。方药如下：炙鳖甲 15 克，大生地黄 12 克，枸杞子 12 克，生黄芪 30 克，天冬 10 克，天花粉 10 克，天麻 10 克，陈胆星 10 克，炙僵蚕 10 克，山慈菇 10 克，炮山甲 10 克，葛根 15 克，炙蜈蚣 5 克，制白附子 5 克，马钱子 0.25 克（另吞，1 日 2 次），日 1 剂，水煎服。

服药半年余，畏光头昏等症消失，唯感有时耳鸣。1995 年 5 月 27 日在原某医院第 3 次检查头颅 MRI 并与 1994 年 3 月 9 日 MRI 片比较，肿块明显缩小了 2/3。头颅 MRI 示"鞍区斜坡脊索瘤术后，有少许残留（其实并未手术）"。原方加炙水蛭 5 克，路路通 10 克，灵磁石 30 克，调治 1 个月，诸症悉除。目前继续服药，巩固疗效。

摘自《国医大师验案良方五官卷》

【按语】本案因肿瘤压迫头痛而致左侧瞳孔放大，眼睑下垂，不能睁开，伴有呕吐。从影像检查、症状、舌脉等表现为难治重病，一般祛风化痰药恐药力不能及，所用马钱子可散结消肿，针对癌肿可发挥较大效用。但因其有毒，所用量为0.25克，持续使用至肿块消失而见疗效。

案例9

患者，男，36岁。全身瘙痒，烦躁不安，腿部已抓破，经检查发现疥虫，诊断为疥疮，湿热虫邪，郁于肌肤。

处方：外用百部60克，花椒、川楝子、蛇床子各30克，枯矾20克，雄黄、使君子、桂枝各15克，马钱子6克，上药研成细末，用75%乙醇750mL，浸泡5天。取药液均匀外搽患处，每晚2次，每次间隔30分钟，并用棉被保暖。3天为1个疗程，共治疗1～3个疗程。

在用药期间忌食腥酸辣等食物。在治疗前洗澡，更换内衣和床上用品。以后每日需更换干净内衣，治疗最后一次后，再洗一次澡，更换衣物和床上用品。换洗衣被需用漂白粉清洗，并煮沸消毒，晒干再用。经用上方治疗，几天后瘙痒减轻，溃破处开始结痂，7日内痊愈。随访2年，未见复发。

摘自《名医医案精选·皮肤病》

【按语】本案为疥疮，由外感湿热虫邪，内蕴湿热火毒，风湿热郁于肌肤而成。方中百部、花椒、川楝子、蛇床子、使君子、枯矾、雄黄七味药共用，能温中止痛、清热燥湿、解毒敛疮、杀虫止痒。桂枝其性味辛甘温，能发汗解肌，温经通脉，化气行水；马钱子能通络止痛，散结消肿。二药合用可防止疥疮结节形成，明显减少结节后遗症的发生。同时用棉被保暖可提高杀疥的疗效。经临床观察，本方治疗疥疮确有良效。

案例 10

邓某，女，37 岁，工人。1975 年 9 月 5 日初诊。

罹病两年余，自述因产后受风及潮湿致病，初起两膝及踝关节疼痛，有时窜至腰背部，以后两踝关节浮肿，无红热，未变形，日增重行动困难，脉象沉，舌白苔。两年来经中西药治疗效不显，来哈求治。综合脉证分析，属气血不足，百脉空虚，风湿之邪趁虚入侵，络脉痹阻，不通则痛。宜用益气血、祛风湿活络之剂。

处方： 川牛膝 15 克，地龙 15 克，秦艽 15 克，羌活 15 克，当归 20 克，川芎 15 克，黄芪 30 克，熟地黄 25 克，雷公藤 50 克，穿山龙 50 克，红花 15 克，甘草 10 克，马钱子 1 克，水煎服。

9 月 14 日二诊： 服上方六剂，膝踝关节痛明显减轻，浮肿见消，两下肢有轻松之感，宜前方增减治之。处方：川牛膝 15 克，地龙 15 克，羌活 15 克，雷公藤 50 克，穿山龙 50 克，红花 15 克，薏苡仁 30 克，黄芪 30 克，当归 20 克，熟地黄 20 克，川芎 15 克，甘草 10 克，炙马钱子 1 克，水煎服。

9 月 19 日三诊： 用前方十剂，下肢关节痛大减，踝关节肿全消，行动轻快，但活动后，踝关节局部仍有轻度浮肿，疼痛发凉。宜前方加祛寒之品。处方：川牛膝 15 克，地龙 15 克，秦艽 15 克，羌活 15 克，当归 20 克，黄芪 30 克，熟地黄 20 克，穿山龙 50 克，雷公藤 50 克，红花 15 克，炙川乌 15 克，乌蛇 15 克，炙马钱子 1 克，水煎服。

带方回家，连用十剂后，下肢膝踝关节肿痛完全消失，浮肿悉退。12 月 17 日患者之姐代告：患者上班二月余，病未再发，疗效巩固。

摘自《临证经验集》

【按语】本案中医诊为痹证，患者因产后气血亏虚，风寒湿邪乘虚入内，方中用补虚祛邪活络之品为主，加马钱子以通经活络止痛，其通络止痛力强，收效显著。

案例 11

陈某，女，23 岁，已婚，农民，居住上海市。初诊：2001 年 3 月 21 日（农历二月十四，春分后 1 天）。

主诉：四肢关节游走性疼痛反复 5 年，加重月余。现病史：患者有冷库工作史 7 年，5 年前出现四肢关节游走性疼痛，常因寒冷、潮湿天气而加重，以肘、肩、膝关节疼痛为主。冬、春季发作频繁，且病状较重，严重时不能行走，纳谷不香，大便通畅，睡眠尚可。曾在外院就诊，查抗"O"、血沉、C 反应蛋白均异常，拟诊"风湿性关节炎"，予布洛芬等药物治疗，但疗效不显著，遂来我院要求中药调理。体检：体温 37℃，心率 82 次 / 分，呼吸 21 次 / 分，血压 120/80mmHg；神清，心、肺正常；四肢关节无畸形，双上肢屈伸稍受限；舌暗，苔白，脉迟缓。辅助检查：血沉 40mm/h，抗"O"（+），类风湿因子（－），抗核抗体（－）。

中医诊断：痹证（风寒阻络，气滞血瘀）。

西医诊断：风湿性关节炎。

辨证论治：《诸病源候论·风痹候》曰："风寒湿三气杂

至，合而成痹。"痹者，闭也，邪阻经脉，气血闭塞，气血不通，不通者痛。故治宜祛风散寒胜湿，兼通气血法。

处方：自拟方。制川乌、制草乌各6克，细辛3克，生麻黄10克，延胡索12克，徐长卿15克（后下），丹参15克，全蝎粉2克，蜈蚣粉2克，生薏苡仁30克，红花10克，川芎12克，甘草4克。另加用生马钱子0.3克，研粉吞服。7剂，上方加水煎3次。第1、2煎口服，3煎每晚睡前浴足，嘱避风寒。

2001年3月28日二诊：四肢关节疼痛较前稍好转，纳谷尚可，便通。舌暗，苔白，脉迟。风寒渐去，阳气渐通，气血渐旺，故疼痛渐缓。宗法上方去川芎、延胡索，加莪术12克，姜黄10克。再进7剂，服用法同前，仍嘱生马钱子0.3克，研粉吞服，每日1次。

2001年4月5日三诊：偶感风寒，四肢关节疼痛加剧。舌暗，苔白，脉弦紧迟。寒邪收引，气机不畅，血阻经络，不通则痛。宗法上方加川桂枝6克，羌活15克，7剂。另：生马钱子0.3克，研粉吞服，每日1次。

2001年4月12日四诊：关节痛减，纳谷尚可，便通。舌暗，苔白，脉迟缓。桂枝温通经脉，祛风散寒，寒去则阳气通，血脉畅，故病减。宗法上方加防风10克，7剂。另：生马钱子0.3克，研粉吞服，每日1次。

2001年4月19日五诊：关节疼痛明显减轻。舌暗，苔白，迟缓，宗法上方再进14剂。另：生马钱子0.3克，研粉吞服，每日1次。

2001年5月3日六诊：四肢关节疼痛消失，活动自如，纳谷尚可，便通。舌暗，苔白，脉迟缓。14剂。服用法同前，嘱加服天丹通络胶囊，每次4粒，每日3次。

2001 年 5 月 17 日七诊：诸症已减，纳谷可，便通。舌暗，苔白，脉迟。天丹通络胶囊每次 4 粒，每日 3 次，连服 4 周，门诊随访 2 个月，诸症平，抗"O"、血沉已正常，病愈。

病程观察：治疗近两个月病愈，除因感风寒略有反复，余均显康复之势。

摘自《上海新中医医案精粹》

【按语】本案为风湿性关节炎，为风寒湿阻闭，壅塞经络而致。治以祛风散寒、通络止痛。马钱子剧毒，祛风寒、止痹痛力强，用之得当则疗效显著，但因性毒，每日用量一般不大于 0.5 克。

案例 12

王某，男，51 岁。

因反复腰及右下肢疼痛 5 年，加重 2 天。于 1986 年 2 月 28 日入院。患者于 5 年前始感腰痛，时轻时重，每遇劳累、阴冷天痛重，曾用针灸、封闭、理疗、推拿、西药等治疗，效不佳。2 天前晨起扫地时突感腰痛剧烈并向右下肢放射，不敢转侧，咳嗽痛剧，喜热恶寒。体征：强仰卧位，痛苦病容。第 3～5 腰椎及右侧腰肌压痛，右环跳穴、委中穴压痛。腰片示：诸椎体不同程度增生，第 4～5 腰椎间隙稍窄。CT 示：腰 4～5 椎间盘向右外侧脱出 4mm。

中医诊断：痛痹。

西医诊断：腰椎间盘突出症。

治法：温经散寒，活血通络。

处方：熟附子 30 克，制川乌 12 克，制草乌 12 克，制

马钱子 6 克，麻黄 15 克，黄芪 90 克，白芍 30 克，桂枝 20
克，丹参 30 克，甘草 20 克。

服 2 剂后腰痛明显减轻，能下地走路，继服 2 剂后，直
腿抬高 80°，腰部压痛消失，唯站立过久时感右下肢酸胀、
麻木，大腿外侧刺痛。原方去麻黄、桂枝，加杜仲 20 克，
桑寄生 30 克，淫羊藿 12 克，枸杞子 15 克，连服 33 天痊愈
出院。复查 CT 示腰 4～5 椎间盘未突出（复位）。出院后服
用复方丹参片及金匮肾气丸，连服半年，随访至今未复发。
（《河北中医》1992 年第 2 期）

摘自《古今专科专病医案·老年病》

【按语】此案中医诊断为痛痹，痛痹亦称寒痹，其病在
经，寒凝经脉，不通则痛。治以温阳散寒、通经止痛。马钱
子与散寒药物配合，发挥通经止痛之力。

案例 13

于某，女，65 岁。1998 年 6 月 24 日初诊。

左侧肢体轻瘫、言语笨拙两年，尿频 3 个月，加重伴尿
失禁 1 个月，治疗无效来诊。3 个月来无明显诱因尿频，每
日 20 次左右，初时睡中偶有遗尿，近日醒时亦尿，病后无
尿痛及血尿，伴头昏，口微干，腰酸怕凉，左下肢无力。尿
检及双肾、膀胱 B 超正常。诊断为老年性尿失禁。舌微红少
苔，脉细弦。

辨证：脾肾两虚，宗气下陷，肾气不固，膀胱失约。

治法：益气升阳，固肾涩尿。

处方：助老汤合鳖首散加减。

（1）熟地黄 30 克，山茱萸 30 克，益智仁 9 克，肉桂 3

克，远志6克，炒枣仁15克，党参15克，黄芪30克，升麻9克，覆盆子15克，五味子5克，水煎服，每日1剂。

（2）鳖头15个（生用，焙干研细），桑螵蛸15个（焙干研细），炙马钱子1.5克（研细），三药混匀分30包，每日2次，每次1包。

2周后复诊，药后排尿次数减至每日10次左右，最近1周遗尿2次。嘱原方继服2周，1月后来告，未再遗尿。

摘自《古今专科专病医案·老年病》

【按语】本案为老年性尿失禁。据报道，马钱子可用治重症肌无力，老年性尿失禁多因膀胱约束无力，用马钱子意在增强膀胱肌力。

案例 14

徐某，女，27岁，干部。1988年10月15日初诊。

自觉两侧乳房有肿块已9个月，触压见疼痛，活动，行经期胀痛明显。曾做病理检查，诊为乳腺腺体增生，外科建议手术切除，患者未同意而来我科就诊。检查：左右乳房在上外象限分别可扪及约2.0cm×4.5cm、2.0cm×8.0cm的肿块，质中、尚可活动、边界欠清、有压痛，烦躁易怒，口干苦，眠差梦多，舌尖红，苔白略厚，脉细弦略数。

辨证： 肝郁气滞，血瘀痰凝。

治法： 疏肝通络，活血理气，化痰散结。

处方： 生牡蛎80克，夏枯草30克，蒲公英80克，山慈菇15克，浙贝母15克，土鳖虫9克，制马钱子2克，延胡索9克，赤芍80克，丹参15克，水煎服，每天一剂。

11月2日二诊： 服上方二周后，乳房胀痛及烦躁、失眠已消失，肿块缩小约二分之一。继守上方去延胡索，加瓜蒌仁。

12月4日三诊： 服上方一个月，肿块完全消失。处方：女贞子15克，枸杞子15克，鹿角霜15克，补骨脂10克，川续断10克，菟丝子12克，牡蛎80克（先煎），浙贝母15克，每天一剂，连服15天，以防复发。

摘自《奇难杂症新编》

【按语】本案为乳腺增生。制马钱子散结通络止痛，与软坚散结、活血化瘀等药相合，共同发挥消除腺体增生的作用。

案例 15

朱某，男，68岁。

患者1957年8月因声音嘶哑，咽喉部异物感就诊。喉镜检查发现声带充血，有颗粒状物。经病理检查确诊为喉癌，同月手术切除。术后因原位复发，曾于1959年2月、9月及1960年3月3次再行手术切除治疗。1960年5月初发现右颈部有一肿大的淋巴结，逐渐增至鸡卵大，无法再次手术，故来求中医治疗。1960年6月4日初诊。患者以笔自述，现咽喉发干似冒火，喜冷饮，吞咽疼痛，放射至右侧耳部。颈部活动不适，呼吸困难，食欲尚佳。检查：右颈部胸锁乳突肌前下方有4cm×5cm肿块，质地较硬，与基底粘连。舌绛少苔欠润，脉沉细数。

辨证： 气阴两亏，痰浊流注。

治法： 化痰散结，益气养阴生津。

处方： 生地黄25克，玄参15克，山萸肉15克，金银

花 10 克，瓜蒌 25 克，知母 25 克，山豆根 10 克，浙贝母 10
克，山慈菇 25 克，水煎服。配服马钱子丸，每日 1 次，每
次 10 粒。

患者先后就诊 4 次，共服前方 30 剂，马钱子丸 7 克，
右侧颈部肿块明显缩小，咽喉部干燥及吞咽疼痛等症状亦
有缓解。后投以六味地黄汤加山豆根、山慈菇、浙贝母水
煎服。继续配服马钱子丸，巩固治疗至 1962 年 7 月，病情
稳定。

摘自《肿瘤名家验案精选》

【按语】本案为喉癌，经多次手术而不绝，治标之法而
本未除。阴血亏损，津液暗耗，正气衰败，痰火乘虚流注，
虚实之象互见。治法为益气养阴、化痰散结，加上马钱子增
强解毒散结之力，肿块消失。

案例 16

孟某，男，57 岁，农民。

病史：患者胃疼 20 年，好饮酒，好生闷气，家族中父
亲因患"噎食病"死亡。患者于 1960 年 10 月咽食痛，服硬
食噎逐渐加重，消瘦明显，3 个月后吐黏液多，胸背痛。大
便干燥，食后胀满不适，食流质饭、稀饭均感勉强。1961 年
4 月 21 日，X 线钡餐摄片示：中段食管（相当于 4～5 胸
椎），有 10cm 轻度狭窄，黏膜僵硬，充盈缺损。诊断：中
1/3 段食管癌，髓质型。患者就诊于山东省某老中医处。患
者面色萎黄，舌红无苔，脉象弦缓。

辨证：肝郁血燥，脾不健运。

治法：活血润燥，清热渗湿，健脾养阴。

方药：金银花 15 克，沙参 15 克，丹参 12 克，茯苓 9 克，生枇杷叶 10 克，石菖蒲 10 克，炒山药 12 克，石斛 10 克，郁金 12 克，竹茹 6 克，谷芽 10 克，麦芽 10 克，乌梅 10 克，生甘草 3 克，水煎服。将军散 5 克，每日 3 次。神农丸 8～10 粒，每晚 1 次。

服汤药 6 剂，下咽阻挡减轻，仍吐黏液，胸背痛减轻，大便稍干，脉弦。原方加玄明粉 6 克，半枝莲 10 克，继服经服药治疗 9 个月，停药观察，症状基本消失，咽下普通食物顺利，胸背痛止，二便正常，可从事轻体力劳动。1974 年 10 月因肺部感染死亡，生存 12 年。

摘自《中医成功治疗肿瘤一百例》

【按语】本案为食道癌，未经西医治疗，用中医治疗存活 12 年，方中药物众多。其中，神农丸的组成是制马钱子粉 10 份，甘草粉 2 份，糯米粉 3 份，共研匀水泛为丸如黄豆大（以 4 粒重 1 克为准），每晚 6～12 粒，白水吞服。

马钱子，苦，寒，有大毒。消结肿，通经络，止疼痛。主要用于瘀毒凝结的食道癌、胃癌、骨癌及良性肿瘤等。马钱子含番木鳖碱（士的宁）1%～3%，因此有兴奋脊髓神经，反射性地增加胃分泌，以及镇咳、祛痰、止喘作用。过量使用马钱子可致使强直性惊厥，最后导致呼吸麻痹而死亡。内服 1 日量为 0.3～0.5 克，连续用治疗量可致蓄积中毒，中毒者初有咀嚼肌及颈部肌肉抽筋感，咽下困难，这时应立即停服。医生的体会是患者出现口唇发麻即是马钱子用到极量的先兆。

案例 17

夏某，男，42 岁，干部。

病史：患者自 1950 年开始，胃口不适，隐痛，吐酸，嗳气，数年不断服药，时轻时重。1959 年始不再吐酸，饥饿时隐痛，食后嘈杂。1960 年 4 月病重，在青岛某医院胃肠钡餐 X 线透视，见胃幽门前区狭窄，胃壁坚硬，黏膜消失，并且有散在龛影。诊断：溃疡型胃癌或溃疡恶变。因患者不同意手术，遂就诊某医院。在该院做胃肠钡餐 X 线透视，见胃窦部黏膜消失，充盈缺损。报告：胃癌，窦部小旁侧。患者面色潮红，微现消瘦，舌质淡红，苔黄干燥欠润，口苦咽干，脉象沉弦，左弦滑。

辨证：脾虚湿盛。

治法：清热解毒，利湿理气，补脾扶正。

处方：金银花 30 克，茯苓 12 克，陈皮 9 克，厚朴 9 克，生半夏 9 克，海螵蛸 9 克，蒲公英 9 克，浙贝母 9 克，香附 6 克，桃仁 9 克，石斛 9 克，枇杷叶 9 克，竹茹 9 克，蜈蚣 10 条，谷芽 9 克，水煎服。神农丸 8 ～ 15 粒，每晚 1 次，服上方药 3 个月，症状基本消失，带药出院续服。

1962 年 9 月来院复查，胃脘舒适，体质、精神、饮食均佳，钡餐 X 线拍片对照为溃疡病斑痕狭窄，排除恶变，可以轻度劳动。1982 年 10 月以上症状又现，钡餐 X 线透视，疑为复发，再以上方加减治疗 2 月而愈。

摘自《中医成功治疗肿瘤一百例》

【**按语**】本案患者胃部不适多年，发现时已处溃疡恶变阶段。以清热解毒、利湿理气、补脾扶正药物治疗的同时，医生用神农丸治疗，主要成分为马钱子。马钱子可解毒散结、通经络，因患者患病日久，积聚为久为重，需用重剂以破所成之势。马钱子解毒散结力强，正可发挥作用。

案例 18

闫某，男，40 岁。

前年病阳痿，讳疾忌医，自买男宝、龟龄集，久服无效，不得已来诊，余用桂枝加龙骨牡蛎汤获愈。今春旧病复萌，或不能举，或举而不久，复来求诊。余未予细察，便复蹈故辙，拟前方付之。服之八剂，毫不见效，执方来询，始知又犯守株待兔之错。诊其脉，沉弦有力，问胸胁苦满否？病前有不快之事否？答曰：然！由是观之，此乃气郁伤肝，肝失条达，疏泄无权，不能淫气于筋，致宗筋弛纵不收也。沈金鳌云："失志之人，抑郁伤肝，肝木不能疏达，亦致阳痿不起。"首次桂枝加龙骨牡蛎获愈者，为阴阳俱虚，不能阳固阴守也。今痿于肝郁，源本不一，背痒搔腹，故不效也。遵木郁达之之治。

处方：柴胡桂枝汤加减。柴胡 12 克，黄芩 10 克，苏子 15 克，党参 10 克，甘草 6 克，桂枝 10 克，白芍 10 克，马钱子 1 克（冲）。连服三剂，即见好转，续服三剂，病愈。

摘自《临证实验录》

【按语】本案为阳痿，初诊以桂枝加龙骨牡蛎汤获效，后用不效，辨证得出为肝郁不能疏达而致，故治疗以疏肝解郁为主，所用马钱子 1 钱，冲服。马钱子可治疗重症肌无力，用马钱子意在复宗筋之力。

案例 19

娄某，女，19岁。2005年9月27日初诊。

主诉： 双手震颤5年多，加重伴双腿无力1月余。患者激动时说话不清楚，紧张时双手震颤更甚，1个多月来，上述症状加重，且伴有双腿发软，偶有抽搐，纳眠尚可，大小便均正常。家族史不详。体格检查：发育正常，营养中等，神志清，智力正常，言语缓慢，双手震颤。眼球活动灵活，无震颤，眼底正常。腭垂居中，软腭活动度可，舌肌无萎缩及震颤，咽反射存在。颈无抵抗，心、肺、腹无异常。四肢肌肉无萎缩，肌力正常。四肢肌张力正常，双肱二头肌、三头肌反射及膝反射对称（++）。深、浅感觉无障碍，双手指鼻欠稳准，双侧跟膝胫试验阳性，轻度蹒跚步态，昂白症（睁眼试验阳性），双侧巴宾斯基征阴性。实验室检查：三大常规正常，腰穿脑脊液压力及常规化验正常。查MRI显示：可疑小脑轻度萎缩，建议动态观察。患者曾到某医院就诊，拟诊为遗传性共济失调，未治疗。后在我院脑病科诊断为遗传性共济失调，属单纯小脑性共济失调（SCA10），建议住院治疗。患者因不方便住院，遂来门诊求治，现患者症见下肢无力，行走不稳，大便偏干，舌质淡，苔薄白稍腻，脉弦细略数。诊断为痿证。

辨证： 肝肾双亏，阴虚风动，髓海失濡，督脉瘀阻。

治法： 滋肾填精，柔肝息风。

处方： 怀山药20克，熟地黄15克，牡丹皮15克，茯苓12克，白芍12克，僵蚕8克，柏子仁30克，当归12

克，木瓜 12 克，炙甘草 6 克，每日 1 剂，水煎服。配服胶囊剂（鹿角胶、龟甲胶、紫河车、阿胶、山茱萸、巴戟天、红参、三七、盐附子、穿山甲、制马钱子、全蝎、天麻、砂仁，共粉碎过 120 目筛，装 0 号胶囊），每次 4 粒，每日 3 次。

2005 年 10 月 27 日二诊：患者服药后未见明显不适，自觉乏力好转，按上方继续服药。共服用 96 剂，症状缓解后停用。同时以胶囊剂治疗近 1 年，获痊愈，饮食起居如常。随访 3 年未见复发。

摘自《豫鲁名老中医临证录》

【按语】本案患者诊断为单纯小脑性共济失调。表现为震颤、双下肢无力。药物配伍中以马钱子装入胶囊服用，马钱子可治疗重症肌无力，与其他药物配合使用可增强肌力。

案例 20

田某，女，32 岁。

患者于 1981 年 12 月因拟诊卵巢囊肿而进行手术，手术中发现结肠癌广泛转移，无法切除而关闭腹腔。曾先后用过化疗放疗，但均因白细胞迅速下降而无法继续坚持，改服中药，病情亦无明显好转。1982 年 4 月初起中上腹部疼痛，至 4 月 20 日疼痛突然加剧，并伴有恶心呕吐，于 4 月 22 日入院。经抗生素消炎、阿托品解痉治疗，始终未见好转，依赖杜冷丁短暂止痛。4 月 24 日会诊：脘腹疼痛已 5 天，痛甚即欲登厕，便行不畅，质稀而不成形。此为肝失疏泄，脾失健运，湿浊内蕴而气机不畅；诊之脉来弦滑，弦乃肝脉，滑属痰湿；痛处固定不移，按之有形可及，属气滞血瘀、痰凝毒聚恶候。但形体消瘦，精神萎靡，面色少华，纳呆，舌淡而瘦瘪，气血虚衰已极，如投峻药非但不能忍受，且有残炉泼水之虞。

处方：炙黄芪15克，生白芍15克，党参15克，当归12克，延胡索12克，川楝子9克，半夏9克，陈皮6克，炙甘草6克，木香6克，降香3克。马钱子片，每次1片，每日3次，吞服。

外敷方：乳香6克，红花6克，赤芍12克，桃仁12克，生香附12克，乌药12克，阿魏4.5克，共研细末，以蜂蜜调成糊状外敷痛处，用纱布固定，1昼夜换药1次。

3天后，痛势日渐缓解，稍能进食稀粥，脉舌同前，原法治疗，马钱子片改为每次2片，每日3次。

又过3天，脘腹疼痛已止，胃纳、精神逐渐好转，但仍气怯无力，声音低微，脉象细濡，舌体瘦瘪。内服生晒参9克，煎汤代茶饮。内服：炙黄芪15克，党参15克，山药12克，白术9克，炙甘草9克，大枣3克。外敷药物同前。疼虽能止，中下腹部扪及坚硬如石的硬块，遂将外敷的部位由中上腹转移至下腹。

经过3个多月治疗，腹块质地明显变软，按之已不感疼痛。出院时面色红润，食量增加，随访至今，疼痛未再复发。

摘自《现代名中医肿瘤科绝技》

【按语】本案为结肠癌广泛转移，病情危重。已成难治之症，由实转虚，气血虚衰已极，用药实属困难，医案中补气血之中不忘攻其癌毒，加入马钱子，解毒散结通络，随病情好转，气血恢复，由1片加为2片，增加攻毒力量，经治病情稳定，未复发。

黄药子

医案

案例 1

杨某，女，62 岁。

因上腹部疼痛并伴食欲不振，日渐消瘦，就近治疗无效，曾至某医院检查确诊为胃幽门癌，曾用氟尿嘧啶及中草药抗癌治疗两个月，无显效，而疼痛消瘦日甚，因而于 1973 年 5 月 18 日来诊。脉沉细，舌淡苔白腻。上腹部右侧触及 6cm×7cm 结肿一块，坚硬如石，呈球形，按之压痛，推之部位不移，饮食少进，精神疲惫无力。

辨证： 癌症后期。

治法： 攻补兼施。

处方： 太子参 12 克，当归 9 克，白芍 12 克，煅牡蛎 12 克，三棱 5 克，炒延胡索 9 克，生鳖甲 12 克，莪术 5 克，青陈皮各 9 克，制香附 9 克，枸橘梨 9 克，瓜蒌仁 12 克，内服十剂，外以消散膏加掺消核散贴之。

5 月 30 日复诊： 疼痛减轻，其他症状依旧。处方：生黄芪 12 克，当归 9 克，制半夏 6 克，潞党参 12 克，赤芍 9 克，青陈皮各 9 克，煅牡蛎 12 克，广郁金 9 克，炒枳壳 9 克，黄药子 12 克，延胡索 9 克，瓜蒌 12 克，生鳖甲 12 克，夏枯草 12 克，内服十剂，外治同上。

6 月 10 日三诊： 上腹部肿块收缩为 5cm×5cm，按之无压痛，精神仍差，脉沉细有力，舌淡苔薄腻，上方获效，乃去制半夏、延胡索，加怀山药 18 克，续服十剂，外治同上。

6 月 2 日四诊： 上腹部肿块如桂圆大，食欲好转，精神亦振，脉细有力，舌淡苔薄白，原方续服十剂，外治同上。

其后于 8 月 5 日来诊： 据述上次服药后，自觉肿块消失，食饮如常，精神好，因而停药，近三天来觉上腹部隐痛，摸到肿块，故求再诊治，舌淡红苔薄，按肿块为 3cm×4cm 大小，形扁圆，处方仍宗上次方意。生黄芪 12 克，当归 9 克，怀山药 18 克，煅牡蛎 12 克，赤芍 9 克，生鳖甲 12 克，青陈皮各 9 克，延胡索 9 克，黄药子 12 克，广郁金 9 克，枳壳 9 克，全瓜蒌 12 克，内服十剂，外治同上。

8 月 15 日复诊：肿块缩小至 3cm×3cm，仍觉隐痛，上方加海藻、昆布各 9 克，续服十剂，外贴消散膏。

8 月 25 日三诊：肿块缩小至桂圆大，按之不觉痛，服上方十剂，外贴消散膏。

9 月 4 日四诊：肿块未摸及；脉细苔薄，饮食增加，处方：生黄芪 12 克，潞党参 9 克，当归 9 克，怀山药 18 克，青陈皮各 9 克，白芍 12 克，焦六曲 12 克，制香附 9 克，枳壳 9 克，黄药子 12 克，海藻 9 克，昆布 9 克，全瓜蒌 12 克，嘱内服十剂后，无不良反应，则间日一剂，长期服用，并去某医院复查后，根据诊断报告再行治疗。

其后于 11 月中旬追访，患者已停药一月余，能从事家务劳动，自觉一切正常，未进行复查，1974 年 4 月追访无异常。1975 年 5 月中旬其家属来云，患者自 1975 年春节后出现腹泻，就近治疗不见好转，乃送某医院住院治疗半月，症状加剧，于 3 月底死亡。

摘自《临诊一得录》

【按语】本病例经诊断为晚期幽门癌，由于见症坚硬疼痛结肿如拳，坚硬疼痛为中医所称癥瘕积聚之证。本病例治疗中，二诊在重用补益气血的原则下，加黄药子一味，症状迅速改善，黄药子为凉血解毒消肿之品，有抗癌作用，消肿软坚并有理气通络之力。

案例 2

徐某，女，45 岁，干部。1992 年 12 月 2 日初诊。

患右甲状腺腺瘤 3 年余。初 2cm 大小，服西药多时未效，逐年增大，隐痛。1992 年 10 月 14 日，B 超检查：右甲状腺腺瘤（4.8cm×4.2cm 大小）。建议手术而不从，要求中医治疗。诊时，右颈肿大明显，按之活动，质中。自谓腺瘤每随情绪波动而增大或缩小，纳食、二便正常。苔薄，脉涩。

辨证：情志不畅，气滞痰凝，积而成疾。

治法：行气开郁，化痰散结。

处方：方用半夏厚朴汤加味。姜半夏 9 克，厚朴 9 克，茯苓 15 克，生姜 6 克，紫苏梗 9 克，黄药子 9 克，夏枯草 15 克，昆布 15 克，桃仁 12 克，日 1 剂，水煎服。

上方连服 28 剂，隐痛除，腺瘤已缩小。续予原方服用 3 个月余，腺瘤消失。B 超复查：右甲状腺腺体大小基本正常。

摘自《国医大师验案良方外科卷》

【按语】本例患甲状腺腺瘤，且肿处会随情绪波动而增大或缩小。证属情郁气滞，痰浊结聚，故以黄药子化痰散结，荡涤浊邪，是治瘿瘤之常用要品，与半夏厚朴汤配用，标本兼治，相得益彰。

案例 3

周某，男，37 岁，干部。1992 年 11 月 16 日初诊。

四天前因疲劳而于晚间饮酒，次晨起感咽喉部疼痛而发现颈咽右侧有一肿块，旋即隆起，有3cm×2.5cm大小，按之活动，质地偏中，吞咽有不适感。B超检查示：甲状腺囊肿伴囊内出血。心情紧张，肿处突出较明显，按之疼痛，纳呆。舌苔微厚，脉弦。

辨证：痰浊凝结。

治法：疏郁化痰，散结消肿。

处方：半夏厚朴汤加减。姜半夏9克，厚朴9克，茯苓15克，紫苏梗9克，黄药子9克，夏枯草15克，丹参15克，鸡内金9克，沉香曲9克，5剂，日1剂，水煎服。

二诊：上药5剂后，疼痛止，囊肿明显缩小，纳食增，口干，原方去沉香曲，加川石斛15克。方药如下：姜半夏9克，厚朴9克，茯苓15克，紫苏梗9克，黄药子9克，夏枯草15克，丹参15克，鸡内金9克，川石斛15克，7剂，日1剂，水煎服。

12月3日三诊：囊肿消失，咽部舒如。又予7剂巩固之，而获痊愈。

摘自《国医大师验案良方外科卷》

【按语】本例患者患甲状腺囊肿伴囊内出血，因素有饮酒习性，湿浊内蕴，凝而为痰，随经络而行，留注于喉结部，一遇暴逆，骤然发病。证属瘿瘤，虽伴有囊内出血，但究病之因，源于痰浊凝结所致。黄药子化痰散结消瘿，使痰浊之邪消散，与半夏厚朴汤配伍应用。

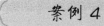

案例 4

陆某，男，57岁，家住江苏省。

2004 年 9 月 24 日前来就诊。患者于 2003 年冬，左颈部出现多个肿大的淋巴结，次年右颈部亦出现数个肿大的淋巴结，且逐月增大。至 2004 年 5 月住上海市某院活检病理诊断为"大 B 非霍奇金氏淋巴瘤"，经系统治疗无法控制其发展，故出院来我处求治。自述两年来体力明显下降，气短乏力，经常出现发热（37.5 ～ 38℃），颈部、腋下肿块累累，逐渐增大。症见精神萎靡，面色苍白，形体消瘦，声音低微，颈部活动受限。左颈部有长（上下）10cm、宽（左右）6.5cm 的肿块，肿块下方有 5 个花生米大的淋巴结，右颈部有一个 5cm×5cm 包块，包块的前下方约有 10 余枚淋巴结呈串珠状。左腋下有杏核大淋巴结数枚，右腋大包块如鸡卵大，约为 4cm×5cm。右耳垂下亦见有硬块垂下，所有肿大的淋巴结质地较硬，大的表面凹凸不平，压痛不明显。舌质淡紫、苔白，脉沉弦，证似中医的"恶核"。治宜循经通窍，疏风散结，健脾化痰。

处方：拟用延寿化瘤丹（山蚕虫 100 克，蟾衣 50 克，黑蚂蚁 50 克。共碾末，装入 0 号胶囊，一日 4 次，一次 6 粒，温开水送下）。另予：生黄芪 50 克，何首乌 50 克，黄药子 10 克，山慈菇 10 克，天南星 10 克，白芥子 10 克，夏枯草 10 克，猫爪草 10 克，炮山甲 10 克，黑蚂蚁 30 克，水煎，一日一剂，分早、晚两次服。

至 2004 年 10 月 25 日复诊：自觉症状已明显减轻，所有肿块已明显缩小，右耳垂肿块消失，嘱效不更方，按上方继续服用。

至 2006 年春，患者体力基本恢复正常，仅在左侧颈项有小块硬结，遂不以为意，一面服药，一面忙于工作。因患者家庭殷实，整日奔忙不息，加之工作上的应酬，酒肉奢华自不能免，据来电告知，病情复发，便住进南京某大医院，因过量化疗，终至不救。

摘自《陈沫金医话医案》

【按语】本例患恶性淋巴瘤，类似于中医的"瘰疬""恶核""石疽""失荣"，其产生的原因是肺肾阴虚，阴亏火旺，灼津成痰，痰火凝结，或者忧思郁怒，气滞血瘀，横逆犯脾，脾失运化，湿痰内生，痰瘀互结，流注入颈项、腋下及其他部位而成。方中黄药子化痰消瘰，使痰祛而瘀化，故肿块消散、减小。

案例 5

患者，女，24岁。初诊于1998年10月14日。

心慌、多汗，颈部不舒已历半年，外院诊查、化验检查T$_3$、T$_4$均增高，西医诊断为甲状腺功能亢进症，治疗后症情依然，来中医科求治。刻诊：颈前区下部肿大，质软，无明显结节及硬结，能随吞咽动作而上下移动，心悸，汗多，手颤抖，夜寐欠安，无突眼，食欲一般，二便正常，舌质红，苔薄腻，脉细数。证属营阴不足、心肝失濡、痰气交结所致。治以滋阴养心、潜阳宁神、化痰软坚散结。

处方： 党参20克，麦冬10克，五味子10克，生地黄、熟地黄各10克，炒白芍10克，玄参20克，夏枯草20克，生龙骨15克（先煎），生牡蛎30克（先煎），夜交藤30克，浙贝母10克，制南星15克，黄药子15克，生甘草10克，14剂，日1剂，水煎2次，饭后分服。

二诊： 心悸、汗多、失眠等症均减，舌苔薄腻，脉细数，宗前法，方药同前，续服14剂。

三诊：药后诸症明显缓减，复查 T_3、T_4 较前下降，症情基本控制。续服 14 剂以巩固疗效，并嘱其精神、饮食调摄。

摘自《治则精华臧堃堂》

【按语】本例患者因气郁痰凝、痰气搏结，聚于颈前而发病，致心、肝、肾阴津亏耗而使病情加重，方中黄药子化痰散结，与诸药相配共奏滋养心肝、化痰软坚消瘿之效，黄药子虽对瘿瘤有效，然长期应用，对肝功能有损害，可出现黄疸，因此应中病即止。

案例 6

蒋某，男，35 岁。1978 年 9 月 14 日初诊。

患者在同年 8 月发现颈部左侧有一椭圆形肿块，逐渐增大。经当地某医院同位素扫描：甲状腺位置正常，左叶增大，左叶结节部位显影不清晰，呈放射性缺损；右叶放射性分布均匀。影像：甲状腺左叶结节为冷结节，疑为甲状腺恶性肿瘤。建议取活检，并动员手术切除，患者惧怕手术而来我院诊治。检查患者左前颈部，有一 3.5cm×2.5cm×2cm 肿块触之坚硬，高低不平，压痛不著，皮色无异，移动度小。自感食欲不振，精神稍差，脉缓，舌红，苔薄白，面黄体瘦。辨证为肝脾气机失调，气滞血瘀，加之痰湿内生，痰瘀凝于颈结部而成瘿。治宜解郁化痰，活血消坚。

处方：海藻 12 克，茯苓 12 克，昆布 9 克，牡蛎 9 克，贝母 9 克，莪术 9 克，赤芍 9 克，当归尾 9 克，青皮 9 克，陈皮 9 克，柴胡 9 克，川芎 9 克，黄药子 6 克，桂枝 6 克。

上药服第 16 剂时，黄药子增至 12 克，另加玄参 15 克；服第 26 剂后，颈前肿块开始缩小（2.0cm×1.5cm×1.5cm）、质稍软，食欲增进，体重增加 2 千克，诊脉沉缓细，舌淡红，苔薄白，再宗前法加重活血消坚之品。上方加丹参 15克，三棱 9 克，炒鳖甲 18 克，茯苓改为 18 克，去陈皮。

上方连服 48 剂，颈部肿块更为缩小，活动度增大，精神明显好转，脉缓，舌淡红，苔薄白。再宗上方，另加夏枯草 12 克，白花蛇舌草 24 克，去牡蛎、茯苓。上方共服 63剂，颈前肿块已缩小至蚕豆大，精神、食欲如常，脉沉缓较前有力，舌红苔薄白。以上方增损又服 80 剂，颈部肿块全部消退。停药观察近 1 年，一切正常。

摘自《当代名医临证精华肿瘤专辑》

【按语】患者左侧颈部出现甲状腺恶性结节，为痰结血瘀型瘿病。因肝脾气机失调，气滞血瘀，加之痰湿内生，痰瘀凝结于颈部。方中黄药子化痰软坚、消瘿散结，痰浊消散则气机调达，瘀去则新生，故而颈前肿块消退。

案例 7

马某，女，27 岁。1981 年 4 月 16 日初诊。

患者 1 周前发现右侧颈前生一肿块，近 3 天来肿块局部时觉微痛，行甲状腺同位素扫描，提示甲状腺体积增大，为温结节。诊断为甲状腺腺瘤，建议手术治疗。患者不愿手术，来求中医治疗。查颈前右侧有一肿块（2.5cm×2.5cm×1.5cm），局部皮色无异，触之略硬，表面光滑，轻度压痛，可随呼吸上下移动。自感心烦，食欲不振。舌尖红，苔薄白，脉弦滑。辨证为肝脾不和，水湿不化，聚而为痰，气血壅滞而成肉瘿。治以解郁化痰、散结消瘿为主。

处方：柴胡 12 克，昆布 12 克，海藻 12 克，贝母 9 克，青皮9克，香附9克，赤芍9克，川芎9克，当归9克，延胡索9克，黄药子9克，三棱8克，莪术8克，制乳香6克，制没药6克。

上方服至第3剂时，患部已不痛，服5剂后，肿块明显缩小，服至第16剂，肿块仅有黄豆粒大，推之可动，精神、食欲亦好转。脉细缓，舌淡红，少苔。再以前法增损，上方去延胡索加丹参2克，三棱1克，莪术1克。又服10剂，肿块全消，嘱停药观察。

1981年9月26日随访，一切正常。

摘自《当代名医临证精华肿瘤专辑》

【按语】患者右侧颈前有一个肿块，且有轻微疼痛，不通则痛。患者自感心烦，食欲不振。舌尖红，苔薄白，脉弦滑，诊断为气郁痰阻型瘿病。因肝脾不和，水湿不化，聚而为痰，气血壅滞而成肉瘿结于颈部。方中黄药子化痰软坚、消瘿散结。《本草纲目》："黄药子，凉血，降火，消瘿，解毒。"再与诸药配伍，故结节终得以消散。

案例8

华某，女，30岁。1985年12月12日诊。

两侧乳房外上方各有结块，右侧为单个，大于台球而略扁，左侧似棋子数枚呈结节形，边界均清楚，推之能移动，经年不消亦不溃，不受月经来潮影响而增减，常有触痛。曾服小金丹及逍遥散加减之剂，屡治未消。西医诊断为乳房囊性增生，建议切除，因惧怕手术而来求治。病因肝郁气滞，痰瘀凝结。

处方：净海藻10克，淡海带10克，净昆布10克，天师栗 10 克，海浮石 10 克，浙贝母 10 克，全当归 10 克，生赤芍 10 克，紫花地丁 18 克，炮山甲 6 克，青橘叶 6 克，黄药子 15 克，8 剂。

12 月 21 日复诊： 方药服尽后，乳癖痛除，结块质地稍软。按原方黄药子减至 10 克，又继服 13 剂全消。

摘自《龚士澄临证医案选》

【**按语**】本例患乳腺囊性增生，肝郁痰瘀积聚乳房胃络，是乳癖的主要病因。黄药子味甘性平，化痰软坚消瘿，可入阳明胃络，亦可疏肝化痰以散结消瘿，故结块得以全消。

案例 9

孙某，女，28 岁，已婚。初诊：1972 年 5 月 4 日。

主诉： 婚后三年未孕。既往月事如常，1968 年患"甲状腺功能亢进"后，即出现月经不调，经用中西药治疗，虽心悸失眠、手颤自汗烦热诸症已基本缓解，但月事仍不循常。妇科检查，谓子宫发育偏小，余无异常。诊查：刻诊颈部粗大，可触及肿大之甲状腺，时感憋气，面部烘热，腰酸乏力，带下黏稠，月经后期，量少色暗，末次月经在 3 月 23 日。脉弦细略数，舌红苔薄腻。

辨证： 湿浊凝滞，病延日久，阴分已亏。

治法： 拟予清热化痰，软坚散结，并益肾阴为法。

处方： 山慈菇 30 克，黄药子 15 克，海藻 9 克，昆布 9 克，穿山甲 9 克，石楠叶 12 克，女贞子 12 克，旱莲草 9 克，上药共研极细末，每天早、晚各服 3 克，红糖水冲服。

另用蛇床子 12 克，黄柏 6 克，吴茱萸 3 克，布包泡水，坐浴熏洗，每日二次。

上药共续服六料，连服两料停一段再服，颈部已无明显粗大，甲状腺仅可触及，食眠显见好转，面热腰酸已解。月经分别于 1973 年 1 月 8 日、2 月 10 日来潮，色量尚可，经前略有腹痛。嘱仍服上药，改为每日上午服一次，临睡加服八宝坤顺丹一付。半年后复诊，已怀孕 3 个月。

摘自《中国现代名中医医案精华》

【按语】 本例患者患甲状腺功能亢进，颈粗憋气，甲状腺大，带下黏稠，面热腰酸，乃痰热互结，阻碍气道，湿热下伐，损及肾阴所致。方用黄药子解毒消肿，兼治带下；因其病延既久，难期速效，故以散剂缓缓图功，以冀收经调而孕之效。

案例 10

柯某，女，61 岁。于 1984 年 10 月 4 日初诊。

患者颈前区肿块 4 天。伴见急躁、易怒、咽干。查体甲状腺左叶有 2.5cm×2.5cm 肿块，有囊性感，表面光滑，随吞咽上下活动。舌苔薄黄，脉细弦。B 超提示甲状腺左叶囊性肿块。诊断：甲状腺囊腺瘤。证属肝郁气滞，血瘀痰凝。治宜理气活血、化痰软坚。

处方： 方用消瘿汤加减。海藻 30 克，昆布 30 克，生牡蛎 30 克，夏枯草 15 克，柴胡 10 克，黄药子 12 克，三棱 10 克，莪术 10 克，浙贝母 10 克，清半夏 10 克，郁金 10 克，玄参 12 克，山栀子 6 克，山慈菇 6 克，水煎服，日 1 剂。连服 6 剂后，肿块症状完全消失。随访至今未复发。

摘自《中医外科经验集》

【按语】 本例患者患有甲状腺囊腺瘤，分析证候表现，诊断为痰结血瘀型瘿病。因肝气郁滞，气为血之帅，气不行则血运无力，血不利则为水，水聚而为痰，痰结于颈部。方中黄药子化痰软坚、消瘿散结为主药，故结块消散。

案例 11

田某，女，61岁。

1959年4月起进食噎，用水送下行，食少便干，进行性消瘦，5月下旬，食噎症加重，吐白黏沫，汤水咽下亦困难。X线检查，诊为食管中段癌，建议手术治疗，患者拒绝。1959年6月1日来诊，形体消瘦，面苍白无华，舌淡苔白，脉沉细而弱。证为塞瘀毒结，服用汤药加"消癌丸""1213液"，用药1个月后能进一般食物，9月5日复查食道癌灶消失，治愈27年，现仍健在。

处方：黄药子60克（包煎），三棱12克，莪术12克，川续断15克，威灵仙15克，木香10克，荜茇10克，肉桂10克，干姜10克，附子10克，荷枝10克，紫蔻10克，丁香10克，郁金15克，党参15克，熟地黄30克，番泻叶10克，每日1剂，水煎2次加2两白酒，先煎半小时，再与诸药同煎，早晚2次服。

摘自《中医治疗癌症验案秘方》

【按语】本例患者为食管中段癌，水饮难于咽下，病机为瘀阻痰浊，聚集成毒。方中黄药子化痰软坚、散结解毒为主药，荡涤痰浊之邪的同时使瘀毒消散，故癌肿可消。

案例 12

吕某，男，37 岁，工人。

患者于 1970 年 1 月因左侧背部扭伤在我所诊治时，发现左侧背部有一无痛性包块，鸡蛋大，呈半球状隆起，表面皮肤正常，界线尚清，质稍硬，无移动，有压痛。诊断为纤维肌瘤。经 6 个多月观察，包块日见增大趋势，于 1970 年 6 月在某医院进行切除手术，切除物送病理检查为横纹肌瘤。4 个月后复发，乃行第 2 次手术，手术前后曾做放射性治疗 1 个月，2 个月后在第 1 次切口旁边再度出现一个肿块，患者不愿再行手术治疗。采用黄药子酒（制法：62 度白酒 3 斤，黄药子 10 两，将黄药子研末和酒装入罐内，用石膏封口，放入水锅内，文火煮 2 小时，冷却后冷水中浸泡 7 天，过滤后可内服，每天 60～80mL，以少量勤喝为宜）治疗。患者服半个月后，局部疼痛逐渐减轻，包块日见缩小，1 个月后，局部疼痛和包块消失，经 1 年多未见复发。

摘自《中医单药奇苑真传》

【按语】患者左侧背部出现纤维肌瘤，为痰凝血瘀而成的包块，且属于中医阳性包块，方中黄药子凉血消痈、散结解毒，使痰浊之邪消散，有形之邪不再阻滞则血行顺畅，气机调达，故肌瘤得以消散。

案例 13

吴某，女，39 岁。1997 年 2 月 19 日初诊。

声音嘶哑已 3 个月，去上海市某医院检查，诊为泰亿格嗓音病，EGG 波形开启相，略有切迹，提示声带前中段边缘近下缘处有小突起（结节），两边呈对称。建议手术治疗。患者畏惧手术，来余处要求服中药。

患者除声音嘶哑外，无其他明显感觉，亦无其他不适症状，舌脉等均正常。予化痰、软坚、消结为治。

处方：山豆根 9 克，白僵蚕 9 克，象贝母 9 克，黄药子 10 克，泽漆 9 克，生牡蛎 30 克（先煎），白芥子 9 克，山慈菇 9 克，薏苡仁 30 克，射干 9 克。另冰硼散吹喉。

汤药每剂浓煎 2 次，放保温瓶中，频频少量含咽。药粉吹喉每天 4 ～ 5 次，其中临睡前 1 次。

咽喉痛加玄参 15 克，生甘草 6 克。

服药 1 个月，声音较好些。

服药 3 个月，发音响亮，能高声唱歌。去医院复查，声带结节已消失。中药效果显著。

摘自《中医治疗疑难病 130 例纪实》

【按语】本例患者为声带结节，音嘶亦属喉痹范畴。方中黄药子化痰散结消痛，《开宝本草》云："消恶肿疮瘘、喉痹。"同时散剂吹入喉部，药物直接黏附病灶，与内服药相结合而奏效。

案例 14

患者，女，32 岁。2001 年 6 月 27 日初诊。

主诉：心慌、多汗 7 月余。

患者为营销人员，因工作压力大，7 个月前出现心慌、多汗，在当地医院中医科治疗，给予滋阴补肾中药治疗，无效，后转西医内科就诊，查心电图示：窦性心动过速，化验检查甲功三项，结果回报 T_3、T_4 均增高，西医诊断考虑为甲状腺功能亢进症，给予肌苷、他巴唑等治疗近半年，T_3、T_4 虽下降，但未降至正常，且减轻症状效果欠佳，遂来我院中医科就诊。诊时诉心慌，汗多，精神较为紧张，烦躁易怒，夜寐欠安，纳食较多，但体重较半年前下降 2 千克，大便干结，查颈前稍肿大，质软，无明显结节及硬结，能随吞咽动作上下移动，双手颤抖，无眼突，舌质红，苔薄黄，脉细数。证属痰火交结，火盛伤阴，心失所养。治以清热化痰散结，滋阴养心安神。

处方： 黄药子 10 克，浙贝母 20 克，猫爪草 15 克，柴胡 10 克，黄芩 10 克，知母 10 克，生地黄 15 克，党参 20 克，麦冬 10 克，五味子 10 克，灵芝 20 克，炒枣仁 20 克，茯神 20 克，生甘草 10 克。14 剂，每日一剂，水煎服 2 次，饭后服。患者继续服用他巴唑。

二诊： 心慌、汗多、失眠等症状均减，大便通畅，舌苔薄，脉细数，治宗前法，方药同前，续服 14 剂。

三诊： 心慌、多汗症状已除，无烦躁，睡眠明显改善，舌质淡红，舌苔薄，脉细。复查 T_3、T_4 已在正常范围。治宗前法，前方去猫爪草、知母，续服 14 剂。嘱他巴唑渐减量。

四诊： 药后诸症消失，症情得以控制。三诊方去黄药子、生地黄，续服 14 剂以巩固疗效，并嘱其精神、饮食调摄。

以后三个月，他巴唑已停服。间断服用四诊方加枸杞子 20 克、熟地黄 15 克，无特殊不适，复查血常规、肝功能、T_3、T_4 均在正常范围。随后四年余因感冒发热、胃痛等均由本人诊治，期间怀孕生子、卵巢囊肿切除等，甲亢病均无复发。

摘自《钟洪医案医论》

【**按语**】本例患者为甲状腺功能亢进，因工作压力大，致情志失调，气机郁滞，气郁痰凝，日久化热，痰火搏结，聚于颈前而发病。方中黄药子化痰散结，同时能能凉血解毒清火，但须注意黄药子虽对瘿病有效，然长期应用，对肝功能有损害，可出现黄疸。

商陆

医 案

案例 1

吕某，男，28 岁。1989 年 4 月 12 日初诊。

患者患肾病综合征，几经治疗无明显好转。现腰以下肿甚，阴囊肿大，腹胀满，口黏而干，尿少色赤多泡沫，尿量约 500mL/24h，舌红胖大，苔白腻，脉滑。总蛋白 4.8g/dL，白蛋白 2.4g/dL，球蛋白 2.4g/dL，总胆固醇 310mg/dL，尿蛋白（+++），颗粒管型 3 ～ 5 个。据以上脉证，张老辨证为湿热壅滞下焦。治以牡蛎泽泻散加减。

处方：牡蛎 20 克，泽泻 20 克，葶苈子 15 克，商陆 15 克，海藻 30 克，天花粉 15 克，白花蛇舌草 30 克，车前子 15 克，五加皮 15 克，水煎，日 1 剂。

4 月 19 二诊：服上方 6 剂，尿量增多约 1800mL/24h，尿蛋白（++），颗粒管型 0 ～ 2。药已见效，以上方加瞿麦 20 克，萹蓄 20 克。

4 月 26 日三诊：服药 6 剂，诸症明显好转，尿蛋白型（+），尿管型（-），略有腰酸、下肢微浮肿，舌淡红略胖，苔薄白，脉沉滑。遂改为补肾利湿法，以济生肾气丸化裁，又调治 20 余剂，尿蛋白阴性，浮肿全消而获愈，后随访一年未复发。

摘自《国医大师经方医案精选》

【按语】本案为肾病综合征，曾用强的松等多种药物，皆未能控制病情，腰以下肿难消，且形体肥胖，已出现药物性库欣综合征症状。以牡蛎泽泻散加车前子、五加皮、白花蛇舌草，意在清利下焦湿热，方中商陆发挥泻下利水作用，《药性论》称其能"泻多种水病"，用量虽大，未见泻下及不良反应，且诸症及尿检明显好转，足以说明配伍之妙。

案例 2

刘某，男。7个月前饮食不顺，逐渐加重，查胃镜示为食道中段癌，后行手术治疗，病理不详。症见：纳差，胃胀，胸闷，气急，咳嗽，咳痰不多，口干，饮食吞咽时咽喉不顺，曾见吐酸，大便偏软，舌红，苔中部块状腐腻，脉濡滑。胸部CT及B超检查显示：左侧胸腔大量积液。证属痰瘀阻胃，肝胃不和，饮停胸胁，脾运不健，气阴两伤。己椒苈黄丸合葶苈大枣泻肺汤出入。

处方：黄芪、白术、泽兰、泽泻、炙刺猬皮、葶苈子、泽漆各15克，煅瓦楞子、肿节风、炙桑白皮各20克，法半夏、汉防己各12克，白芥子、紫苏子、莱菔子、藿香、紫苏叶、南沙参、北沙参、陈皮、神曲各10克，花椒、黄连、吴茱萸各3克，商陆根6克，每天1剂，水煎服。

二诊：咳嗽，无痰，胸闷减轻。B超复查显示胸水减少，吞咽仍不畅，大便每天1次。仍守前法进退。

摘自《国医大师经方医案精选》

【按语】本案为左侧胸腔积液，为恶性肿瘤晚期导致痰、瘀、水、热诸邪互结，水道不利，留而成饮，多邪实伤正而见虚实杂夹之候。方中商陆根泻下利水，配伍花椒、葶苈子泻气闭而逐水。

商陆医案

案例 3

陈某，男，48 岁，农民。1992 年 8 月 12 日初诊。

患者因腹胀，尿少伴下肢浮肿 1 周来诊。刻下：腹大坚满，小便量少，下肢浮肿，气促不能平卧，食欲不振，口渴不欲饮，面色暗黑。舌紫苔滑，脉象细涩。腹膨隆，青筋显露，叩之有移动性浊音。B 超探查：肝前腹腔见液性暗区，前后径 4.5～5.5cm（估计腹水 90mL）。肝功能检查：ALT：114U，A/G：3.5/4.6g，HBsAg 阳性。诊断为：慢性肝炎、肝硬化；肝功能失代偿期。证属气滞血瘀，水邪内停。治宜活血行气、利水逐饮。

处方：十枣加术汤加减。醋芫花 3 克，黑丑 8 克（打碎），制商陆 8 克，生白术 50 克，炒白术 50 克，制香附 10 克，大川芎 10 克，桃仁泥 8 克，泽兰叶 10 克，云茯苓 12 克，大红枣 10 枚。

药服 5 剂后，腹水明显减少，尿量正常，呼吸平稳，已能平卧，食欲渐增，下肢浮肿减轻，舌紫苔微滑，腹部松弛，叩及移动性浊音。B 超探查：肝前腹腔液性暗区缩小，前后径 2.8～3.4cm（腹水 500mL 左右）。原方继进 5 剂，腹水消失。后用中药继续调治 1 月而愈。1 年后随访，未见再生腹水。

摘自《古今专科专病医案·肝胆病》

【按语】 本案为肝硬化腹水。邪实正虚，三脏功能失调，以脾失健运为主，故见腹水停聚，故依《伤寒论》十枣汤之意，选用芫花、黑丑、商陆攻邪逐水，以除邪实，为治疗肝硬化腹水之主药。但药性较十枣汤之芫花、甘遂、大戟大为缓和，不易伤正。

案例 4

钱某，男，54 岁，农民。1984 年 5 月 6 日初诊。

腹部臌大 2 个月。B 超示：肝硬化，肝肋下 2.5cm，脾肿大，肋下 3cm，腹围 105cm。施以针药，腹臌有增无减，近来小便不利，腹部青筋毕露，状如抱瓮。舌质淡暗、苔薄腻少津，脉沉细弦。肝病既久，脾胃必虚，虚处留邪，其病则实。叶天士谓："气分不效，宜治血络，所谓络瘀则胀。"《金匮要略》有云："血不利则为水。"治以健脾疏肝、化瘀行水，佐之理气。

处方：党参 20 克，焦白术 40 克，茯苓、石见穿各 30 克，炙鳖甲、土鳖虫、焙鸡金、制香附各 12 克，当归、花蕊石、水红花子各 15 克，炒赤、白芍各 9 克，商陆 10 克，木通 6 克。

上方加减，连服 30 剂，腹臌递消，胃纳日增。前哲谓："只要精神复得一分，便减一分病象。"遂授自定十补汤（十全大补汤去肉桂、川芎，加山药、山茱萸）以益其虚，佐之消瘀化积，以投其根，长服善后，越年随访，旧恙未萌。

摘自《古今专科专病医案·肝胆病》

【按语】本案为肝硬化腹水。由于迁延日久，渐积而来，与正气不足有密切关系。在正虚之中，尤以"脾胃虚弱"为主要关键，本案因肝病既久，必传脾胃，脾胃虚弱则健运失司，清阳不升，浊阴不降。商陆性降，配伍木通等以攻下利水、升清降浊，使水邪从二便去，全方补而不滞，利而不伐，相辅相行，故获良效。

商陆医案

案例 5

谭某，男，26 岁。

1982 年 2 月 28 日初诊：患慢性肾炎已近 2 年，因全身浮肿伴腹水第 3 次住院治疗。实验室检查：尿蛋白（+++），白细胞 3 ～ 5 个 /HP，红细胞 1 ～ 3 个 /HP，颗粒管型 0 ～ 1 个 /HP，血浆总蛋白 42g/L，白蛋白 27g/L，球蛋白 15g/L，诊断为肾病综合征。经用强的松、环磷酰胺、双氢克尿噻等治疗 2 周，病情仍不稳定。诊见面色㿠白，神情疲惫，语声低弱，周身浮肿，按之没指，腹胀大如鼓（腹围 88cm），胃呆少纳，呼吸不利似喘，腰府酸楚，四末欠温，小便量少，大便溏薄，脉沉弱，舌淡，苔白腻。证成脾肾两伤，势有水溢高原而致喘促之变。拟健脾温阳以治本，散水渗湿以治标，仿实脾饮合防己茯苓汤出入。

处方：生黄芪、赤茯苓各 30 克，冬白术 20 克，汉防己 15 克，猪苓、大腹皮、白商陆各 10 克，川桂枝、广木香各 6 克，淡附片、川厚朴各 5 克，炙甘草、生麻黄各 3 克，3 剂。另 500 克重鲜鲤鱼 1 条，赤小豆 100 克，姜、葱各 10 克，煨熟，1 日内服完，连续服 3 日。

3 月 3 日复诊：前投培土制水之剂，虽未见汗出而尿量大增，面浮已消，肢肿亦减，尤可喜者，腹胀锐减（腹围 79cm），胃纳迭增，呼吸亦畅，中气渐复，邪水日消，药既应手，理宜再进。前方去麻黄，加生姜皮 1 克，5 剂。续服鲤鱼赤豆汤 3 日。

此后症情日有起色，三诊时已下床活动，先后加用过五倍子、党参、山药、益母草、济生肾气丸等。至 3 月 18 日，水肿已全消（腹围 68cm）。实验室检查：尿蛋白（＋），白细胞 0～2 个 /HP，血浆总蛋白 61g/L，遂出院。西药仅用维持量强的松，中药仍宗前意制成丸剂常服。

摘自《中医临证求实》

【按语】本案为慢性肾炎，伴发腹水。通身浮肿，并有喘势，此刻须防水溢高原，且腹胀大如鼓，用商陆以逐水消肿，配伍猪苓、汉防己以利水渗湿。全方泻水与补脾兼施，理气与利湿同进，上、中、下并举，水肿得以较快消退。

案例 6

张某，女，10 岁。初诊：1988 年 12 月 14 日。

主诉：咳哮、气急、胸憋、痰鸣一周。诊查：患儿"支哮"六载，每年数发，以冬季为甚，虽抗过敏解痉消炎镇咳少效，曾脱敏治疗也告失败。一发辄迁延匝月不已。刻下正值症状严重阶段，其父因虑西药少效，无奈而转诊中医。面目微肿，口唇青紫，汗出湿发，胸膈憋闷莫可名状，痰鸣之声户外可闻，咳逆之气一旦壅闭，则呼吸停止须臾；纳差，口不干，夜不能寐，畏寒肢冷，溲少，舌淡润，苔白薄且滑，两脉弦且数。

辨证：痰丝凝渍，肺失宣肃。

治法：蠲饮涤痰，升降通阳。

处方：芫花 2 克，商陆 3 克，大黄 3 克，金沸草 10 克，蝉衣 10 克，僵蚕 10 克，射干 3 克，麻黄 3 克，干姜 3 克，细辛 4 克，五味子 3 克，生姜 5 片，三剂。

二诊：药后二便通利，咳哮锐减，痰鸣声细，气息均匀，不开出，肿消唇红。其父甚喜，云：从未有过之速效。

上方去商陆、大黄、麻黄，加桂枝 10 克，茯苓 20 克，附片 3 克，以增通阳化饮之效，五剂。

摘自《中国现代名中医医案精华》

【按语】本例患小儿支气管哮喘六载，"因内有壅塞之气，外有非时之感，膈有胶固之痰，三者相合，闭拒气道，搏击有声，发为哮病"。然从其发病症状看来，其中"内有壅塞之气""膈有胶固之痰"诚为其主要发病机理，故迅速启闭壅塞肺气，蠲涤胶固痰浊，是刻不容缓的应急措施。再如为饮邪浸渍贮蓄不化者，上药不中与之也，可予芫花、商陆涤蠲之。商陆逐水消肿，善治胸胁之积饮，《名医别录》谓："商陆疗胸中邪气，水肿，痿痹，腹满洪直，疏五脏，散水气。"商陆与芫花合用，蠲饮力专。然峻猛之品施于小儿，更应谨慎从事，宜峻药缓投，中病即止，戕害稚弱之体也。

案例 7

鲍某，女，39 岁，农民。

主诉及病史： 患慢性肾炎 13 年，血压增高 5 年，发现肾功能失常已 3 年，血肌酐近一年来逐步增高，达尿毒症水平已半年余，近日检查血肌酐已达 1027μmol/L，因无力负担血液透析费用而来诊，要求中药治疗。诊得面色萎黄虚浮，精神软弱，但无足肿，尿量正常而色清，大便干结不畅，轻度皮肤瘙痒，口干苦，胃脘胀，纳少，偶有恶心。诊查：舌质淡胖，苔白厚腻根黄，脉沉滑，血压 154/98mmHg（服降压药后），B 超示双肾明显萎缩，实验室检查尚伴有贫血，代酸与血尿酸增高等，除应用纠正酸中毒与降低血压的药物以外，主要予以中药治疗。

辨证： 正虚标实，脾肾阳虚，瘀浊内蕴，运化失司。

治法： 急则治标，先以清热化湿，健脾化浊。

处方： 制大黄 12 克，川黄连 3 克，制商陆 10 克，生薏苡仁 20 克，通草 18 克，姜半夏 12 克，陈皮 6 克，枳壳 12 克，姜竹茹 12 克，红豆壳 20 克，制川厚朴 12 克，7 剂。

另予肾衰宁片，14 片 / 日，吞服。

二诊： 药后大便溏泄，日 2 ～ 3 行，恶心减轻，其余症状与前相同。遂以此方稍加出入共服，复查血肌酐为 918μmol/L，服药 1 月余血肌酐略降，胃纳增加，食后无不适，大便溏，日 2 ～ 3 行，尿量正常，精神略有好转，苔白腻根稍厚，脉细滑。处方：川牛膝 12 克，炒地龙 20 克，桃仁 12 克，制大黄 10 克，川黄连 3 克，制商陆 10 克，茯苓皮 30 克，姜半夏 12 克，陈皮 6 克，炒枳壳 12 克，竹茹 12 克，瞿麦 12 克，14 剂。

另予肾衰宁片，9 片 / 日，吞服。

服药后舌苔较为薄腻，胃纳正常，精神有所好转。该方出入治疗 1 个月余，复查血肌酐为 786μmol/L。

三诊： 生黄芪 30 克，川牛膝 12 克，炒地龙 20 克，桃仁 12 克，制大黄 10 克，川黄连 3 克，黄芩 10 克，制商陆 10 克，生姜片 2 片，车前草 20 克，芦根 30 克，茅根 20 克，六月雪 30 克，14 剂。另予肾衰宁片，4 片 / 日，吞服。

此后除明显乏力，腰腿酸软，有时胃纳欠佳以外，病情尚稳定。上方出入共服 1 个月余，复查血肌酐为 718μmol/L。

四诊： 尿毒症经中药治疗后血肌酐下降近 300μmol/L，大便通畅，胃纳增加，精神略有好转，皮肤瘙痒不著，舌胖淡，苔薄腻，脉沉细滑。

处方： 丹参 20 克，绞股蓝 20 克，生黄芪 30 克，川牛

商陆医案

膝 12 克，炒地龙 20 克，桃仁 12 克，川黄连 3 克，制大黄 6 克，通草 10 克，六月雪 30 克，茅根 20 克，芦根 30 克，14 剂。

此后仍以上方出入治疗两个月后，复查血肌酐为 580μmol/L。遂仍以该方为主继续治疗患者，经中药治疗迄今已二年余，血肌酐徘徊于 600μmol/L 左右，证情相对稳定。

摘自《中国现代名中医医案精华》

【按语】本案为肾功能衰竭，已达尿毒症期，病机为正虚邪郁。治疗方法当根据其临床见症而区别其标本缓急，或攻邪治标，或标本邪正兼顾。攻邪治标，热盛于湿者宜通腑开泄，湿多于热者宜和中开泄。方中商陆泻下利水，以除壅结之邪，诚如《伤寒药性赋》所言："破坚下水，大戟与甘遂同称。散湿下行，商陆与芫花并利。"行瘀散结亦系攻邪治标之措施，但宜在湿热壅阻减轻，腹满脘胀、恶心呕吐、大便秘结等症缓解之后应用之，在治疗中应当以祛邪为主，补虚为辅，补虚免用滋润，防止壅中敛邪。

案例 8

刘某，男，6 岁。初诊 1969 年 4 月 8 日。

主诉及病史：3 月下旬曾患猩红热（即丹痧），经医治愈，继即发现面目浮肿，从目窠开始渐次肿及全身，西医诊断系"猩红热继发肾脏炎"，选用强心利尿等针药未效，而小便涓滴俱无，因此谢绝不治，冀以中医方药挽救。

诊查：一身悉肿，两眼肿合不开，腹满而喘，阴囊肿大光亮，小便涓滴俱无 3 天，舌苔薄黄，脉沉细滑。

辨证：痧毒水湿蕴结，肺气未能宣肃，肾脏艰于排泄，证势已入险途。

治法：发汗利水并行。

处方：麻黄3克，商陆5克，赤苓皮10克，泽泻10克，赤小豆10克，合水浓煎1小碗，和入砂糖少许，顿服。此方在当晚7时许一次服下，即得安寐，一夜计解小便有27次之多，尿量空前未有。次晨患儿周身肿胀全消，气喘亦平，仅两足胫微肿。再予茯苓、白术、泽泻、陈皮等健脾化湿之药2剂而瘥。后在临床上凡急性肾炎水肿之小便不利而体气尚未大虚者，均采用本方，无不收效。因假定其名称为商陆麻黄汤。

摘自《中国现代名中医医案精华》

【按语】本案为猩红热继发肾炎，表现为一身悉肿，治疗急性肾炎水肿实以麻黄、商陆二药之功为主。商陆专能入肾利水，《名医别录》谓其能"主水肿胀满"，疏凿饮子中用为治水主药，说明古人在长期实践中积累的经验是正确的。至于茯苓、泽泻、赤小豆均能利水渗湿，协同商陆、麻黄积极发挥其开泄利水作用，无相恶相忤之嫌，有相须相使之妙，施于本病自甚合拍，故能取得宏效。

案例 9

刘某，男，26岁。

患者于3个月前行阑尾切除术，术前进行尿常规检查，发现有蛋白。术后不久，全身浮肿，有腹水（曾放过腹水）。诊时一身尽肿，按之凹陷不易恢复，腹部膨隆，尿量甚少，大便溏薄，肢冷畏寒。苔白，质淡。尿检蛋白（+++）。血压120/90mmHg，腹围85.5cm，体重54千克。阳虚阴盛之证，用温阳利水法治之。

处方：制附子 45 克，云茯苓 45 克，川椒目 5 克，川桂枝 5 克，巴戟天 5 克，砂仁 3 克（后下），白豆蔻 3 克（后下），生姜 9 克，薏苡仁 9 克，广陈皮 9 克，绵黄芪 30 克，商陆 9 克，制苍术 4 克，肉桂粉 2.4 克（吞）。

因附子大剂量运用，需久煎 150 分钟，去其毒性而存其温阳之效。

药后尿量逐渐增多，以上方加减，服用月余而浮肿（包括腹水）渐消。肿退后以上方为基础，制成温肾运脾、调养气血之成药，先后调治而愈。

摘自《中医历代医案选》

【按语】本案为水肿。表现为一身尽肿，按之凹陷不易恢复，腹部膨隆，尿量甚少，大便溏薄，肢冷畏寒。脾肾阳气虚衰，运化无权，土不制水，水液泛溢，方中商陆泻下利水，攻逐水邪。《本草求真》："商陆专入脾……功专入脾行水。其性下行最峻，有排山倒海之势，功与大戟、芫花、甘遂相同。故凡水肿水胀……服此即能见效。"再配合附子、肉桂、巴戟天温补脾肾阳气，攻邪与扶正并举，则肿退。

案例 10

常某，男，1 岁。

患脑积水之症，患儿出生 5 个月囟门未闭合，两额增宽头大如斗，目睛天吊，白多黑少，视而不见。头顶皮紧光亮，青筋暴跳。患儿面色白，神志安定，小便清长，夜眠不宁，指纹青达气关，舌质淡，苔薄白，呼吸不利，喉间有痰，头围 69cm。综观诸症，乃寒湿阻络，脾肾双亏，阴盛阳衰之症，治宜兴阳活络，培元固本，佐以壮骨 2 剂。

处方：鳖甲、龟甲、海藻各五钱，全蝎、土鳖虫、商陆各二钱，紫河车一两，蜈蚣 8 条。

用法：共细末，每服五分，日二次。

二诊：病情稳定，积水未增，精神好转，睡眠良好。

处方：鳖甲、龟甲、海藻、枸杞各五钱，蜈蚣 10 条，土鳖虫、全蝎各五钱，鹿茸三钱，川芎四钱，橘核四钱，巴戟天、商陆各三钱。

加鹿茸增其兴阳补肾、温化寒水之力，紫河车一两半。

三诊：头围减小为 68cm，颅缝渐合，两目活顺，已能视物，上方去橘核加白附子、干漆各四钱，化瘀通络促收速效。

处方：鳖甲、龟甲、海藻各五钱，全蝎三钱，土鳖虫、商陆、川芎各四钱，巴戟天、白附子、鹿茸各三钱，干漆五钱，紫河车一两。服法同上。

四诊：头围减为 67cm，头顶变软，青筋消退，颅缝近于闭合，两目益加活顺，小便微黄，眼屎增多，乃内夹湿热之象，上方暂去鹿茸，加滑石一两以清热利湿。处方：蜈蚣 20 条，壁虎 10 条，全蝎一两，紫河车二两，海藻一两，干漆一两，滑石、鳖甲、龟甲各一两。每服八分，日二次。

五诊：眼屎退，小便清利，囟门基本愈合，继仿上意加减一料，善后而愈。处方：紫河车三两，白附子一两，巴戟天一两，商陆二两，海藻一两，鳖甲一两，生龟甲一两，鹿茸五钱，干漆一两，全蝎五钱，土鳖虫五钱，蜈蚣 15 条。

用法：共研细末，每次八分，日二次，前后治疗半年余，诸症悉愈。

摘自《郑颉云临证经验辑要》

【按语】本例患儿患脑积水之症，为寒湿阻络、脾肾双亏、阴盛阳衰之证，治宜兴阳活络、培元固本。方中商陆以泻下利水、消肿散结，攻逐体内水湿之邪，配合海藻、鳖甲、生龟甲等给邪以出路。但商陆属于攻伐之品，不宜过服久服。

案例 11

张某，男，34岁，工人。

患慢性肾炎已三年余，近因受凉病情转剧，恶心，呕吐，食少纳呆，腰膝酸痛，尿少色赤，全身高度浮肿。尿常规：蛋白（+++），白细胞20～30个，红细胞4～5个，颗粒管型1～2个，尿比重1.010，NPN70mg/dL，血压160/100mmHg，确诊为尿毒症前期。面色晦暗无华，舌质红，苔白腻，脉象沉弦而滑。证属水肿，风湿内阻，浊气上逆，立理气通滞、除湿利水之法。

处方： 二丑各15克，商陆15克，赤苓25克，大腹皮15克，泽泻20克，猪苓15克，木香7.5克，车前子15克，草果仁15克，槟榔片15克，白术15克，砂仁15克，大黄10克，木通15克，陈皮15克，防己15克，生姜10克，水煎服。

二诊： 服药四剂，大便缓下，小便渐多，呕吐已止，浮肿渐消，唯四肢发冷。此系脾阳不达于四末，上方加桂枝15克，木瓜15克。

三诊： 服四剂，浮肿渐消，尿量增多，大便通利。舌苔白腻，脉沉弦。上方加苍皮15克，姜皮5克。

四诊： 继服十八剂，浮肿全消，小便通利，呕吐已止，饮食增加。但觉乏力，自汗。病久脾肾两虚，仍宗前方，但减二丑、商陆、大黄，加党参15克，生黄芪25克，大枣10枚。

五诊：服上方一周，诸症消失。NPN30mg/dL，CO_2 CP40Voe%；蛋白（+），白细胞1～2，红细胞（－），管型（－）。舌质红，苔薄白腻，脉沉缓。上方再服一周，以固疗效。随访未见复发。

摘自《老中医医案选》

【按语】本案为慢性肾炎，迁延不愈而成肾功能衰竭（尿毒症期）。辨证属寒湿外侵损及于肾，饮食失节，损及于脾，终致脾肾阳虚，湿浊中阻。脾失健运则水湿逗留，肾虚气机不利则水湿泛滥，浊气上逆则恶心、呕吐，湿困中焦则食少纳呆，舌苔白腻。故宜温肾健脾、和胃降逆、通腑逐水。方中商陆泻下逐水，《本草纲目》："商陆其性下行，专于行水，与大戟、甘遂盖异性而同功。"佐以泽泻、猪苓、大腹皮、车前子、木通、赤苓等利水除湿，白术健脾，砂仁、陈皮、生姜止呕。最后减去大黄、商陆、二丑，加黄芪、党参扶正。

案例12

刘某，男，27岁，农民。1978年4月10日就诊。

患者于一个月前出现眼睑及全身浮肿，腹部肿大而胀痛，腰痛，饮食欠佳，尿短、尿痛，大便量少，脉缓弦滑，舌质淡红，苔淡白黄腻。患者多年前曾患过水肿病。化验小便：蛋白（++），红细胞0～4，白细胞0～3，上皮细胞0～1，颗粒管型0～2。证属脾失健运，水湿溢于肌肤，湿热壅盛。治宜健脾逐水、清利湿热、上下分消。处方：广陈皮 10 克，大腹皮 12 克，花槟榔 10 克，商陆 10 克，炒泽泻 10 克，左秦艽 10 克，川花椒 3 克，川木通 10 克，云苓皮 30 克，赤小豆 15 克，生姜皮 3 克，车前子 15 克，川羌活 10 克，4 剂，每日 1 剂，水煎服。嘱其低盐饮食。

效果：服上方 4 剂后小便增多，全身浮肿、腹胀减轻。嘱其将原方再服 4 剂，诸症消失，病愈，化验小便正常。

摘自《杨君柳医案医话》

【按语】本例患者全身浮肿，大小便俱紧，脉缓弦滑，舌苔黄腻，辨证为阳水、实证，乃属脾失健运，水湿内停，湿热俱盛，溢于肌肤而水肿。故用疏凿饮子，方中商陆利水消肿为君，《济生方》之疏凿饮子均无不取商陆治疗水气肿满。与诸配合起上下内外分消的作用而逐水消肿，加入车前子、陈皮以增强行气利水之力，使湿热之邪犹如引水入海而除冷溢之炭一样，故八剂痊愈。

皂角

医 案

案例 1

柳某，女，59 岁。

1986 年 5 月因反复胃痛、嗳气吐酸及胃脘部包块在某医院诊为"胃网膜瘤"而施手术。术中发现胃体包块与大网膜、横结肠等邻近组织广泛粘连，无法切除肿块，取活检后关腹。病理检查确诊为"胃体部腺癌"。术后常感脘腹胀满疼痛，呕恶，泛吐黏稠痰涎，大便半月一行，小便黄少，经中西药治疗数月无明显好转。1987 年 2 月因大便二十余日不行，腹痛腹胀，咳吐痰涎胶黏难咳，全身酸楚就诊我处。查见患者呈恶病质，胃脘部可按及拳头大包块，质硬。左锁骨上及左腋窝淋巴结肿大约核桃大小，腹痛拒按。舌淡苔黄，脉滑数。拟诊为阳明腑实证，投以增液承气汤二剂，服之不效。二诊时，乃以顽痰停滞中脘论治，投以皂荚丸。

药用大皂荚 1 条（去皮炙酥），大枣 30 克，加水 500mL 煎至 300mL，入白砂糖 50 克，分四次服。

是夜大便通利，所下者粪少痰多，其后竟大多为胶黏痰涎，两月后腹胀腹痛诸症大减，乃改用八珍汤加大枣 20 克煎汤送服加味皂荚丸（皂荚 8 条去皮炙酥，昆布 50 克，莪术 50 克，共为末，蜜丸梧子大），日三服，每服三丸。坚持服药半年，追访一年患者尚健在，二便正常，生活可自理，肿大之淋巴结略有缩小。

摘自《金匮名医验案精选》

【按语】本案为胃癌，中医诊断属于癥积。皂荚又名皂角，辛温，咸，有毒，归肺、大肠经，祛痰止咳，开窍通闭，杀虫散结。用于猝然昏迷，口噤不开，喉中痰壅，支气管哮喘，二便不通，颈淋巴结结核。《名医别录》言："疗腹胀满，消谷。"《本草纲目》记载："通肺及大肠气。"本案患者由于胃癌所致二便不通，半月一行，所用承气类方不效，而以皂角辛开窍闭而显效。顽痰滑利下消而去，下后可见胶黏痰涎，为皂角下利痰涎之证。

案例 2

王某，女，35 岁，农民。1992 年 8 月 8 日初诊。

主诉：左前胸及后背部胀痛 3 个月，夜间不能平卧，卧之则背部胀痛难忍。每夜必用 2～3 床垫垫其后背而靠之方觉稍适之，否则左前胸闷而窒息气促，无法入睡片刻。偶有咳嗽、唾浊，气上涌之感，饮食渐少，二便基本如常，多方求医，服中西医药无数而<u>丝毫无效</u>，苦不堪言。查患者病处不红不肿，肤色如常，无明显压痛处，面色略黄而无泽。舌质淡，舌体偏胖，舌尖边色暗带紫，苔薄白，脉象双寸弦紧而涩。思之此咳嗽、上气唾浊之证，乃水湿痰积聚，气滞血瘀为患。投以小青龙汤合二陈汤。加行气活血化瘀之药 3 剂，嘱其煎水服，每日 1 剂，1 日 3 次。

复诊：患者告之，丝毫无效。后辨证为：顽痰胶浊，入营窜络，伤阴败血。

治法：劫痰清血，化浊除垢。

处方：皂荚枣（皂荚丸变之）。用药：皂荚油 500 克，大红枣 500 克。

皂荚枣配制方法：取皂荚若干捣烂加水煎煮，去渣，取皂荚油 500 克，加水 2500mL。倒进隔层锅中，上层放红枣 500 克，武火蒸约 20 分钟，文火蒸约 20 分钟，其间不停翻动红枣,使其受药均匀,并加蜂蜜 250 克,分 3 次。均匀淋在红枣上,枣熟去其破烂者,得皂荚枣约 80 克,每日 3 次,每次 4 枚,服完为止(大约 1 个月)。缓取其效,服后饮米汤 1 碗压之,以养胃气。1 个月后患者复诊,告之曰:服皂荚枣 3 天后出一奇象,吐乌黑发亮如胶水样痰 20 天左右,病证也随之渐渐减轻,现枣已服完,诸证悉除。

摘自《常用金匮方临床应用》

【按语】本案患者长期胸背胀痛,甚则不能平卧。证为顽痰胶浊,入营窜络。治疗应该劫痰清血,化浊除垢。皂荚又名皂角,祛痰止咳,开窍通闭。由于皂角有毒,与大枣相配,减缓毒性。《金匮要略》:"咳逆上气,时时吐浊,但坐不得眠,皂荚丸主之。"

案例 3

邱某,男,59 岁,农民。1983 年 6 月 15 日诊治。

患者上腹疼痛半年,柏油样便三月,剑突下包块两月,进行性消瘦,恶病质,于 1983 年 5 月 31 日收住我院外科(住院号 2477),经胃肠吞钡 X 片(片号 20823)检查,诊断为"胃窦前区癌累及十二指肠球部",大便隐血(+++),血常规:血色素 5.5 克,红细胞 250 万个,白细胞 7200 个,中性粒细胞 78%,淋巴细胞 10%,嗜酸性粒细胞 12%,血沉 76mm/h,体温 37.8℃,血压 114/78mmHg。经对症、补液及输血等治疗,无明显好转。于 6 月 4 日行腹部手术探查。术中见胃壁组织苍白,呈结节状,质硬,整个胃体均有大小不等的结节,胃大小弯侧网膜均有广泛肿大的淋巴结。诊断为"晚期胃癌"。鉴于癌肿已广泛转移,故未行手术切除而关腹，术后 7 天转中医治疗。

　　患者呈慢性危重病容，恶病质，上腹疼痛较甚，剑突下可扪及高低不平的肿块，食欲极差，呕吐时作，吐出物为黏液或泡沫状痰涎，舌质淡暗，边有齿印，苔白淡黄厚腻，脉弦细无力，病属癥积，为痰瘀积结、正气亏败所致。治取大皂角 1 条，火炮，煎水 200～250mL，分 1～2 次服。另服：红参 15 克，白术 30 克，半夏 10 克，煎水，兑入少量蜂蜜，分 3 次服，连服一周。

　　初服皂角水后，胃中稍感不适，继则肠鸣，随之泻下大量绿黑色粪水，奇臭，泻后腹痛、腹胀有减，呕吐消失。2 日后能进少量饮食，半月后胃痛大减，每日解一次稀便，食量大增，已能扶杖行走，面见血色。效不更方，仍用上方治疗。半年后包块、胃痛消失，体力恢复而停药。随访三年，钡餐 2 次、胃镜等检查未见异常，现已参加正常体力活动。

【案理析要】

　　攻逐邪气，是辨癌论治的重要方法。承气汤类之攻下积实热毒，三棱、莪术之破血下瘀，半夏、礞石类之攻逐痰实，皆能使邪去正安。本案以皂角炮制攻逐邪实，也为辨癌论治之专方。本品化积消癌而通下之力殊强，蠲除痰水而更具通窍之功，故对管腔内之积邪，泻而夺之搜而去之，则邪不内扰，正气可望得复。配以补气健脾之品，则合奏扶正祛邪之效，因而使晚期胃癌达到临床治愈。

摘自《中医治癌大成》

　　【按语】本案为胃癌晚期，属于中医癌病、癥积的范畴。皂角（又称皂荚），《药性论》曰："主破坚癥，腹中痛……"《得配本草》说其可以逐痰。本案证属痰瘀互结，已伤正气，皂角辛温，开痰瘀闭阻，逐痰力强，本案可见其对顽痰瘀滞之癥积发挥治疗效用，同时配合扶正之品，攻补兼施。

案例 4

患者，女，26 岁，售货员。

因转身提水桶时腰部受伤后 48 小时，经大队保健针灸，口服激素药，未见好转，于 1988 年 12 月 16 日就诊。按其临床表现诊为岔气，当即用皂角粉吹鼻数分钟后即打喷嚏，配合弯腰转动上身即愈。

治疗方法：诊断明确后，患者取自由位，取中药皂角少许研细末，放于鼻旁吸取，患者即打喷嚏，此时让患者做弯腰扭转上半身动作，即可治愈。治愈率达 99%，一般嘱患者 5 天内不要用力过猛。

摘自《中医单药奇效真传》

【按语】本案为急性腰扭伤患者，皂角是以其辛温之性味入鼻窍，开窍通气，由患者的证候表现，可知此人气机不畅，故用取嚏法而振奋气机，使气机运行通畅。

案例 5

一人小便不通，服诸药不效。予曰：膀胱者，州都之官，津液藏焉，气化则能出矣。今秘而不通者，气之滞也。用大皂角炒焦研末，蜜丸，桐子大，白汤送下，七丸即愈。

摘自《中医单药奇效真传》

【按语】本案为癃闭。大皂角，《本草述》言："利二便关格。"《得配本草》："开窍通关，达三焦之气，宣膀胱之滞。"

本案即以大皂角宣通下阴窍闭，使水液得下。

案例 6

王某，男，3 岁。

鼻腔内塞入葵花籽 1 粒，经多次钩取失败，鼻腔内有血液流出，局部视野不清。采用下法，遂告愈。

治疗方法：将皂角制成粉剂，以少许涂入患者两鼻腔中，待其打喷嚏时用手指堵住无异物之鼻孔，增加其压力。

摘自《中医单药奇效真传》

【按语】本病为异物入鼻，取之不出。用皂角取嚏。皂角，辛，能通利气道。辛而性窜，入鼻则嚏。《丹溪心法附余》有通关散，即皂角配细辛共研末，吹鼻取嚏。本案即为该方的简化运用。现代药理分析发现，皂苷能刺激胃黏膜而反射性地促进呼吸道黏膜的黏液分泌，从而产生去除异物的作用。

案例 7

皂角验案一

田某，男，68 岁。1993 年 9 月 14 日就诊。

便秘 5 年，通常以各类导泻药获一时之功。近 7 日来大便未行，伴腹胀难耐，呕恶不能食，体倦，乏力，烦躁不安。诊见舌苔厚腻，脉虚弦。给生皂角粉 3 克，用黄酒调成糊状敷于肚脐，以麝香虎骨膏贴之。1 小时许，矢气频转，可闻肠鸣，4 小时后大便排出。是法坚持 3 个月余，便秘消失，大便 2 日 1 行。

摘自《中医杂志》1995 年第 7 期

皂角验案二

攒宫有一老人，患便秘八九日不通，有木匠授以此方，只一服便见效。用不蛀皂角，当中取一寸许，去黑皮，以沸汤半盏泡，上用盏盖定，候通口服之，先备少粥，通后即食。

摘自《中医单药奇效真传》

【按语】此二案患者均为便秘，欲便难解，时有后重感，属中医之"痰秘"范畴，多因饮食不节，嗜食油腻，静多动少，体内积湿生痰，阻滞气机，或湿痰化热，湿热胶结，遏阻腑气。盖痰为阴邪，攻伐滋补愈益其疾，故治不对证，便秘久延不已。治疗此证，取《金匮要略》"皂荚丸"之意。皂荚又名皂角，取炙皂角炼蜜为丸，每丸约重 3 克，早晚饭前枣汤或米饮送吞一丸，治肥人风秘、痰秘、气秘，取效甚速，久用无副作用，减其量或据大便增减药量，治疗老年形体丰腴者便秘疗效亦佳。皂角，辛、温，咸。《本草纲目》曰："通肺及大肠气……气浮而散。吹之嚏之，则通上下诸窍；服之则治风湿痰喘肿满，杀虫；涂之则散肿消毒，搜风治疮。"在案一中，皂角粉配黄酒和麝香。麝香辛温，气极香，走窜之力最强，《本草纲目》："通诸窍，开经络，透肌骨。"载皂角直中肠腹，共解肠腹之痰结。

案例 8

白某，女，50 岁，已婚。1974 年 3 月 3 日初诊。

素有"甲亢"病，迄已 10 年余，间断服用西药已获效机。现届更年期，常感烦热喜凉，头晕自汗，腰酸乏力，两手时有震颤，持物不稳，下肢微肿。近1月来，发现乳部胀痛难耐，两侧触有条索状肿块，表面光滑，质地较硬，推之可移动，妇科诊为"乳腺增生"，因不欲手术而改就中医治疗。询之尚有腹胀纳少、大便不畅、夜寐不实诸症，并已断经两年，婚后迄未孕育。诊见舌红苔白，脉象弦细。揆度此证，乃由肝肾阴虚、气郁络阻所致。治拟疏肝理气、凉营养血、通络散结为法。

处方：醋柴胡、全当归各9克，杭白芍12克，带皮茯苓、香附米、青橘叶、王不留行、粉丹皮各9克，醋青皮、焦山栀各6克，生龙骨、生牡蛎各15克，生鹿角9克，广寄生15克，粉甘草6克，6剂，水煎服。

另用白芷、五倍子、草红花、姜黄、皂角各9克，煎水，浸湿纱布，热敷乳部，冷则更换。日2次，每次15分钟。

3月10日二诊：前方服后乳痛轻减，肿块略有缩小，浮肿渐消，唯牙龈及咽部肿痛，口干欲饮，头晕腰酸，胸次痞闷，脉弦细数。此火热上炎、阴虚血燥之象，拟泻热平肝、滋阴凉血为治。处方：生地黄、玄参各15克，麦冬12克，丹皮、黄芩、山栀子各9克，忍冬藤15克，杭菊花（后下）、炒枳壳各9克，桔梗6克，广寄生15克，醋青皮6克，6剂，水煎服。

另：每日随汤剂加服化坚丸2丸。热敷法同前。

3月17日三诊：乳痛消失，肿块稍能触及，牙龈及咽痛已解。热势得减，再予平肝养阴、软坚散结之剂。处方：粉丹皮、炒山栀、杭菊花（后下）各9克，嫩钩藤、夏枯草、生牡蛎各15克，盐橘核、荔枝核各9克，赤、白芍各9克，麦冬9克，大玄参、广寄生各15克，4剂，水煎服。外治法同前。

随后每日上午服化坚丸1丸，下午服二至丸20粒，观查月余，乳腺肿块消失。

摘自《中国百年百名中医临床家丛书·哈荔田》

【按语】本案为乳腺增生，中医辨证分析：肝脉布两胁，循行乳部，若肝肾阴虚，肝木失荣，则肝之疏泄失常，气血循经上递，瘀滞络中，故乳部胀痛，生有肿块；该肿块属于痰积，应通络散结。皂角性辛、咸，温，辛散走窜之性强，通络散结，疏理气机。功效祛顽痰，软化胶结。

案例 9

马某，男，39岁，工人。

患者自1970年开始，常感上腹部疼痛，并牵及腰背部。多于饭前及夜间发作，天冷更甚。2个月后疼痛加剧，食欲下降，日渐消瘦，恶心，泛酸。在天津某医院做上消化道钡餐造影疑为"胃溃疡恶变"，于1971年2月入该医院行剖腹探查术。术中见胃幽门与十二指肠端有4～5千克肿物，与胰头十二指肠第二端附近肿大淋巴结有明显粘连。手术将肿物与胃大部（2/3）切除，病理报告为"胃腺癌Ⅱ级"。术后行放疗、化疗。出院后，上腹及腰背部常胀痛难忍，于1971年6月在某医院做上消化道钡餐造影发现胃癌复发，又住天津某医院化疗，病情有所缓解。

于1971年11月5日来诊。查体见面色苍白，身体消瘦，胃脘部及腰背胀痛，大便通而不畅，脉沉弦，10指甲印大而融合，舌、腮印（＋），左耳壳结节（＋），胃脘及脐左痛

（＋），胸、背各有小白点4～5个。证属寒热瘀滞毒结，治以滋阴祛寒、破瘀祛毒攻下。

成药处方： 化毒片每日5～8片（早晨空腹服），化坚液每日100mL口服。

处方： 陈皮9克，半夏6克，莪术15克，三棱15克，海藻30克，生牡蛎15克，水蛭9克，乌贼骨15克，乌药9克，天花粉15克，麦冬15克，肉桂15克，干姜15克，枳壳15克，皂角6克，川大黄15克，槟榔30克，玄明粉15克，二丑3克，水煎分2次。

服药后从大便中排出很多烂肉状物，服至1973年一切不适症状消失，1981年追访仍健在。

摘自《古今名医临证金鉴·肿瘤卷》

【按语】 本案为胃癌，辨证为寒痰凝结，经络阻滞不通。且手术后已切除三分之二的胃，身体虚弱。本案用皂角辛温之性，荡涤寒痰，并与化瘀散结之品合用，可发挥皂角祛顽痰、散结消毒之功效。药后排出大便如烂肉样为排除癌毒祛邪反应，有此反应为疾病向愈佳象。

案例 10

詹某，男，5岁。初诊：1979年4月2日。

主诉： 周岁即患哮喘，每逢冬春发作。现在复发两天。

诊查： 昨起稍有喘咳，今日喉中哮鸣如曳锯，多汗神萎，唇舌苔腻，脉滑。

辨证： 风热顽痰，壅于肺络，阻塞气道所致。

治法： 宣肺降气祛痰。

处方： 皂角麻黄汤加减。炙麻黄3克，杏仁10克，桑白皮10克，葶苈子10克，川大黄6克，皂角9克，水煎半碗，分三次喂服，服药后呕吐痰涎甚多，喘促渐平，继解大便两次，哮喘遂止。

摘自《中国现代名中医医案精华》

【按语】本案为哮喘。中医认为哮病的发生，为宿痰内伏于肺，遇外感、饮食、情志、劳倦等诱因而引触的发作性痰鸣气喘疾患。方中皂角辛、咸、温，辛能通利气道，咸能软化胶结之痰，《本草纲目》："通肺及大肠气，治咽喉痹塞，痰气喘咳，民疠疥癣。""其味辛而性燥，气浮而散。吹之异之，则通上下诸窍；服之则治风湿痰喘肿满，杀虫；涂之则散肿消毒，搜风治疮。"皂角配麻黄可"吐"肺之伏痰，皂角配大黄可"下"肠腑之伏痰。伏痰去，哮喘乃平。

案例 11

赵某因酒后愤争，随即昏仆不语，手足厥冷，前医用牛黄丸不效，用风痰药亦不效，已经一日夜矣。余视之，六脉皆沉弦而歇至，来去不乱，喉无痰声，手足微冷，口眼端正，牙关半开，呼吸调匀，面无贼色。盖中风则身温，中气则身冷。此中气也，用皂角末吹鼻，得嚏一声，随叹气一口，手有动意，继用乌药顺气散加木香、沉香，微煎数沸，缓缓灌下，即嗳气一声而苏。

摘自《中国古今医案类编·气血及津液病类》

【按语】本案为突发晕厥。张仲景云："凡厥者，阴阳气不相顺接，便为厥。厥者，手足逆冷是也。"且患者因酒后纷争而致，盖酒为湿热之物，奋争则气血冲逆于上，故使湿痰夹气而成痰厥也。皂角辛烈，开冲通利关窍，嚏之气出于肺，一嚏肺气运，气机运行，脉乃动。且又擅祛痰，痰气一除，故叹气手动，此痰气已散之象，然皂角驱逐之物不可久用，恐伤正气也，故后用乌药顺气散疏通气道，散风祛痰。如此痰去气通，故豁然而愈。

西医药理：皂角中的皂苷可刺激胃黏膜，反射地引起呼吸道黏膜分泌物增加，属恶心性祛痰剂。

案例 12

郑某，男。病咳未满一候，已剧烈不能平卧。前贤论不能平卧之原理，属水寒射肺；假使不能平卧而见上气，则属肾不纳气。病者盖因痰涎壅塞气道，祛其痰，卧斯平矣。

处方：葶苈子9克，莱菔子9克，苏子9克（包），射干4.5克，生麻黄2.4克，远志4.5克，炙紫菀9克，干姜3克，鹅管石18克（先煎），杭芍9克，细辛2.4克，白果12枚（去壳）。

另：皂角末24克，肉桂末2.4克，分6包，睡后2小时服1包。

摘自《章次公医术经验集》

【按语】本案中医诊为喘证，病机为痰浊阻肺，盖痰浊积聚过重，则非寻常祛痰顺气之药可消，必用辛咸之药皂角祛痰开窍，此肺中顽痰非皂角不治。皂角归肺经，专祛肺中顽痰胶阻。故患者用后痰去卧平，夜间安睡。

案例 13

葛某，幼儿。其主要证候：青筋暴露一也；精神萎靡不振二也；便不整调，溲有米泔状三也；嗜食不为肌肉四也。此伤于食，脾不健，酿成疳积者是也。

处方： 麸炒枳壳9克，莱菔子9克，蓬莪术5克，花槟榔9克，制黑丑6克，干蟾皮2.4克，焦山楂9克，焦六曲9克，皂角9克（蚕砂12克同捣）。

摘自《章次公医术经验集》

【按语】 本案为小儿疳积，西医称之为慢性营养障碍性疾病，是指脾胃运化不良所引起的慢性营养障碍。案中所列四点，为疳积常见主症。其治疗常法，以攻坚化积、强脾助运在先，以补益扶正固本为善后。

皂角：有小毒。主治腹胀满，消谷。本案取皂角消谷食积滞，与他药合用健运脾胃，消食化积。

案例 14

王某，男，45岁。

1980年2月诊。通宵不眠，甚则服安定也不能入睡，胃纳不香，大便不畅。病已二十余年，顷诊舌苔垢厚，脉象弦滑有力，曾服养心、益气、补中、温命火等方皆无效，姑拟清化痰浊方法。

处方： 苏子10克，莱菔子10克，白芥子10克，皂角6克，大腹皮、子各10克，水红花子10克，胡黄连6克，珍珠母 30 克。

服药后即可入睡，近十年来每病即服此方而效。

摘自《名老中医失眠医案选评》

【按语】本案为失眠。不寐虽由心神不安或心神失养导致，然此证实为痰浊上扰，使胃气不和、心神不安所致。此案患者年龄虽不大，虽无肌肉枯、气道涩之因，然其要一也，不外乎痰饮雍盛，阻滞气机，卫气不能正常出入，故不寐。用皂角祛痰开窍，使气脉畅通，卫气自由出入，入夜卫气行于阴分，人自然入睡。

案例 15

严某，50 岁，商界，住南京。

病名：中风闭证。

原因：素因气虚多痰，适感冷风而猝发。

证候：猝然痰涎雍塞，牙关紧闭，两手握固，屈而不伸，四肢厥冷。

诊断：六脉沉弦而紧，舌苔滑白淡黑。脉症合参，确为中风夹寒痰雍塞气机之闭证。

疗法：先用冰片、麝香开窍宣气，皂角、附片温通开痰，以四味研末吹鼻，先通其闭。继宗醉氏用三生饮加参汁通阳益气，再入戈制半夏以祛痰涎。

处方：吹药：麝香五厘，皂角四分，冰片七分，附片五分，研末吹鼻。汤方：生南星一钱，生川乌一钱，北沙参五钱，煎汁冲服，生附片一钱，鲜生姜三钱，广木香五分，戈制半夏五分。

效果：吹药一次即嚏，四肢随温，牙关得松。旋进汤

皂角医案

药，一剂知，五剂已。后以广东参茸卫生丸调补而痊。

廉按： 薛院判人参三生饮，施于中风夹寒，寒痰壅闭之危症确系急救良法，若误用于积热酿痰、肝风冲逆，以致壅塞气道者，则反速其毙。故医者不必拘于西北多真中、东南多类中，以及真中属实、类中属虚等说，以横于胸中，总须随症辨其虚实，析其寒热，而施治法也。

摘自《中国古今医案类编·肝胆病类》

【按语】 本案为中风闭证，为寒痰壅塞气机的实证，治疗应该祛痰开窍通闭。皂角，辛能开窍通闭，辛温能散能行，《得配本草》记载："开窍通关。"《日华子本草》记载可以治疗中风口噤。

案例 16

张某，女，19岁。

遍身易起红色痒疹，时发时愈，已有七八年之久。平时消化不良，大便干燥，有时呕吐，腹部胀痛，喜食酸味。近日上述胃肠症状又现，并伴发痒疹。舌苔垢腻，六脉滑数。

辨证立法： 平素饮食无节，胃肠消化不良。积滞生热，郁久入于血分，外感风邪，即发痒疹。治宜消导胃肠积滞，并疏风、清热法。

处方： 炒谷芽10克，青皮炭5克，炒麦芽10克，广皮炭5克，炒半夏曲5克，旋覆花6克（同布包），莱菔子6克，醋柴胡5克，炒皂角10克（晚蚕沙10克同布包），莱菔缨6克，杭白芍6克，焦山楂6克，酒当归6克，黑芥穗6克，炒防风5克，蝉蜕5克，宣木瓜10克，乌梅炭5克。

二诊：服药六剂，痒疹全消，大便通畅，食欲增进，消化力好转。嘱留此方，再发痒疹，即连服数剂。

摘自《百病百家百案》

【按语】本案遍身泛起痒疹。因饮食积滞，酿生积热而成。故治疗当导胃肠积滞而去。皂角辛温，归肺、大肠经。可走浊道，入肠道，辛以开闭，使积滞从肠道而去，进而热入血分之源方解而疹自消。

案例 17

秦某，男，49 岁。初诊：2012 年 10 月 15 日。

自述患有鼻炎好多年了，鼻腔干燥，晚上睡觉时胸部胀闷似有物堵的感觉，很多次都是睡着了被憋醒。自我感觉是鼻涕倒流，咽喉部位有痰。舌质淡，苔白，脉滑紧。鼻腔干燥，直接原因是脾虚之后，运化不力，津液布散失常所致。晚上睡觉的堵闷感应该是鼻涕倒流后形成的痰液阻滞气道所致。从舌脉来看，此病是因寒痰阻滞、阳气不足所致。纵观本病，是因寒致痰、痰湿阻滞，使得脾的功能相对下降所致。

处方：制附子 30 克（先煎），麻黄 10 克，细辛 10 克，白芷 30 克，苍耳子 30 克，辛夷 30 克（包），生姜 30 克，当归 30 克，川芎 30 克，石菖蒲 30 克，皂角 10 克，桂枝 30 克，白芥子 30 克，7 剂，水煎服。

外用香油和自己的唾液等量混合后用棉签蘸上适量外涂鼻腔。

10 月 23 日二诊：自述这 7 天里面只憋醒了一次，鼻腔干燥的情况明显好转。上方去辛夷、川芎，加肉桂 30 克

（后下），生黄芪 30 克，7 剂。

10 月 31 日三诊：患者自述鼻腔已经没有干燥的感觉，鼻涕倒流的感觉也明显减轻。上方去苍耳，继用 7 剂，以巩固疗效。

鼻炎，是西医的病名。中医治病，讲究的是辨证，根据症状、舌、脉等表象来进行诊断。治疗这个病证，以麻黄附子细辛汤加桂枝、生姜来温里散寒；以白芷、苍耳子和辛夷来宣通鼻窍；石菖蒲、皂角、白芥子来除湿祛痰；久病入络，加用当归和川芎以活血通络。标本同治，剂量较大，收效也较快。

二诊时由于鼻腔的情况明显好转，故而去掉了宣通鼻窍的辛夷和有点燥的川芎，增加了肉桂和黄芪以通血脉、补阳气。

三诊时随着病情的继续缓解，去掉了有宣通之力的苍耳，留有他药巩固疗效。我的经验是如果想要治疗鼻炎的效果好，可以把苍耳、辛夷、白芷三药同时应用以治标，且剂量要大。

外用香油和自己的唾液来涂抹局部，也是我的经验方。

摘自《读医案学中医》

【按语】本案西医病名为鼻炎，为寒痰阻塞气道，鼻窍不通所致。皂角，辛温，咸，有毒，归肺、肝、胃、大肠经。皂角可祛痰止咳、开窍通闭，是以其辛温之性味入鼻窍，开窍通气。

案例 18

鲁某，男，56 岁。

初诊： 眩晕经常发生，形体肥胖，体重 100 千克，面色红赤，油光满面，口臭便干，大便七八日一行，舌黄垢厚，脉象弦滑，按之力盛。此平日恣食膏粱厚味，致痰食积滞互阻肠胃，三焦不畅，升降失司，痰阻经络，日久必有中风之虞。西医检查确诊为高血脂、动脉硬化，正与中医之痰热瘀滞相合。先用消导化痰方法。

处方： 莱菔子 10 克，大腹皮、子各 10 克，苏子 10 克，白芥子 6 克，皂角 6 克，水红花子 10 克，焦三仙各 10 克，大黄 6 克，牛膝 10 克，7 剂。

二诊： 药后大便畅通，头晕已减，夜寐渐安，心中舒适。舌苔渐化，脉仍弦滑，痰瘀互结，非一日可除。须得节饮食，戒厚味，经常运动锻炼，方为根本之策。否则，徒赖药物无益也。前法进退。处方：莱菔子 10 克，苏子 10 克，白芥子 6 克，冬瓜子 10 克，皂角 6 克，水红花子 10 克，大腹皮、子各 10 克，焦三仙各 10 克，丹参 10 克，茜草 10克，茅、芦根各 10 克，大黄 6 克，10 剂。

三诊： 患者按上方坚持服药 1 个月，并遵医嘱实行节食，基本素食，并加强运动锻炼，每日步行 2～3 小时，体重减轻 5 千克，行动较前敏捷，头已不晕，精力增加，自觉有年轻之感。遂嘱其停药，以运动锻炼为主，并合理安排饮食，素食为主。

摘自《古今名家验案全析·眩晕》

【按语】 本案为眩晕，因平日恣食膏粱厚味，致痰食积滞互阻肠胃，三焦不畅，升降失司而致痰热瘀滞、清阳不升。治以祛痰消积，痰瘀积滞除，清阳得升。皂角可祛痰消积，开窍通闭，与他药配伍可消导痰瘀积滞。

案例 19

靳某，男，9个月。

患儿生后三个月时，其父母发现孩子头颅增大，颅缝分裂，前囟紧张饱满，头皮静脉怒张，眼睛突出，眼白增多，眼光朝向下方，呈落日状。晚上熟睡后，患儿的右腿不停地抖动。六个月后患儿头颅与日俱增，颈项不能支持，叩击头部呈破罐声。经某医院诊断为先天性脑积水。

治则：温肾通络，祛瘀开窍，宣肺利水。

方药：皂角1500克，艾叶60克，麝香2克。先将皂角打碎去籽，和艾叶共放锅内，加水7.5千克左右，武火煎煮二小时，然后用纱布过滤。再文火浓缩成膏后离火，稍冷加入麝香拌匀，装入瓷器内备用。用前先将患儿头发剃去洗净，将药膏均匀地涂敷于整个头部，颅缝与前囟药稍厚些，然后用白布将整个头部包扎严密，胶布固定，二个月一换。初敷药时，患儿哭闹不安，二天后安静如常，一周后尿量增多，三周后目光下视改善，晚寐右腿抖动停止，二个月后头颅停止增大，上述临床症状均减轻，用药七次（计一年零二个月）告愈。现已5岁，智力、体质发育良好，除头颅稍大外，与同年健康儿童比较，几无区别。

摘自《中医治愈奇病集成》

【按语】本案为先天性脑积水，系先天肾气虚弱，不能充养脑髓，水邪泛溢而成。皂角，辛温，咸，有毒，归肺、大肠经，有祛痰开窍、宣肺利水的作用。皂角外敷可发挥辛开利水气的作用，使头颅水气得除，患儿恢复正常。

重楼
医 案

案例 1

张某，女，33 岁，农民。

1969 年 9 月 4 日初诊，1 周前鼻部中段左侧起一疖肿，就近医治 3 次，肿势日甚，昨日起神昏谵语，泛恶连连，因而家人陪送来诊。体温达 40.2℃，脉细数，苔黄腻，精神淡漠，局部溃口无脓，色暗，肿势蔓延上及额旁及耳前，两眼上下睑均肿胀如缝，右颌下淋巴腺肿大，自觉畏寒，头痛如裂，全身疼痛酸楚，已 2 日未进食，7 日未大便，小便少。证属疔毒走散，处以大剂七味治疗汤加味。

处方：菊花、金银花、蒲公英各 30 克，夏枯草、紫花地丁、焦栀子各 15 克，重楼 12 克，金石斛 9 克，生甘草 6 克，煎汤频服，并嘱口渴喂以西瓜水，局部以红升丹点数，用千捶膏捏成 0.5cm 厚的膏药 1 剂贴于患处。

9 月 5 日二诊：体温 39.5℃，自觉头痛减，无泛恶感，一日间服 5 斤重西瓜 2 个，小便增多，今晨已食稀饭一小碗，神智较清，昨夜睡眠甚酣，鼻部肿势焮发，有滋水流出，局部不加处理，仍服原方 1 剂。

9 月 6 日三诊：已能独立步行来复诊，体温 38.2℃，主诉头痛消失，全身不觉酸痛，饮食增加，昨日大便通行，脉细有力，舌苔薄腻，面部肿势减退，颧部及颌下有效脓肿形成，鼻部高肿范围直径约 2cm，局部呈蜂窝状溃孔，脓头满布，面积为 1cm² 左右，自中心溃孔钳出如蚕豆大腐肉一块，形成空洞，分别剪通各小孔后，外敷三味散盖膏药，内服原方 3 剂。

9 月 10 日四诊：体温 37.2℃，肿势基本消失，溃疡面脓腐尚多，颧部及颌下脓肿切开排出稠脓，仅以三味外敷，贴膏药，停止内服药，后续诊 1 次，给以九一丹外用而愈。

摘自《名家教你读医案》第 5 辑

【按语】本案患者为疔疮，多为脏腑炽热，火毒蕴结所致，多属实热之证，患者脉见细数，细为正气之虚，舌苔黄腻说明患者脏腑炽热，治以清热养阴之法，方用七味治疗汤加味。方中重楼性微寒，味苦，可清热解毒，消肿止痛，与菊花、金银花、蒲公英、紫花地丁、石斛等药为伍，可达清热养阴之效。

案例 2

刘某，男，54 岁。于 1978 年 2 月 10 日初诊。

主诉：无痛性全程血尿夹有血块 1 年半，加重 4 个月。1976 年 8 月，发现尿红如血，本单位医疗室给予中药治疗好转，未继续治疗。至 1977 年 10 月，上症复发，量多鲜红，杂有血块，大如豆粒，夜间尿频，5～6 次，劳累及睡眠不足则上症加重，渐致面色苍白，全身水肿，于 12 月 26 日在某专科医院诊治。做尿常规检查：细胞充满视野，蛋白质，白细胞 0～2 个，尿三杯试验：红细胞均充满视野，后赴省某医院做膀胱镜检查，发现左侧输尿管口外侧 1.5cm 处，有直径约 2cm 乳头状瘤。右输尿管口外侧 2cm 处，有直径约 5cm 的 3 个乳头状瘤。诊为"膀胱多发性肿瘤"。因体质虚弱，素有哮喘，不能手术。1987 年元月中旬，尿血日趋严重，少腹坠痛，尿闭，必须插管才能排尿，于 2 月 10 号延余诊治。检查：面色白，颜面、腹部、阴囊及四肢水肿，气怯言微，食欲缺乏，尿色鲜红，杂有紫血块，舌质淡，无苔，六脉沉细而数。综观诸症，乃气阴两亏，阴虚生热，灼伤血络，致成本病。

诊断： 尿血（膀胱多发性肿瘤）。

治则： 养阴益气，清热凉血，化瘀利尿。

方药： 当归30克，白芍20克，红参12克，白术15克，重楼12克，草藤12克，土茯苓90克，金钱草30克，墨旱莲30克，泽泻12克，牡丹皮12克，石韦30克，海金沙20克，鸡内金12克，瞿麦30克，三七参10克，甘草10克，3剂，每日1剂，早晚水煎服。

2月15日二诊： 服药2剂，可自动排尿，遂去尿管，服3剂，小便自利，水肿渐消，食欲增进，而血尿仍然，腰痛较重，照上方加熟地黄30克，山茱萸30克，山药30克，10剂。

2月25日三诊： 尿呈浅红，腰痛已减，照上方加重重楼用量至15克，以加强解毒之功，10剂。

3月6日四诊： 尿血已止，腰痛已愈，水肿已消，正气渐复，患者已能下床活动，继上方，6剂。

3月12日五诊： 患者诸症消失，体质渐复，守方连服3个月，能少事家务，因素有哮喘，不能过劳，至今5年尿血未复发，排尿顺畅。1981年10月20日做膀胱B超提示：耻骨上横切及纵切位，膀胱大小约84cm×84cm×69cm，液性暗区在横切时，可见有3个光团无声影，右侧为4cm，左侧为2cm。临床诊断：膀胱占位性病变（较1978年初上述医院检查瘤体略小）。

摘自《名老中医临证验案医话》

【按语】 本案患者为膀胱多发性肿瘤，以尿血为主要临床表现，属于中医"血证之尿血"范畴。患者伴气怯言微，食欲缺乏，舌质淡，无苔，六脉沉细而数，辨其证为气阴两亏、阴虚生热之证，治以养阴益气、清热凉血、化瘀利尿之法。方中红参、白术、白芍等药可益气养血，重楼可清热解毒，与牡丹皮、当归、海金沙、泽泻、石韦为伍，可达清热凉血、活血利尿之功。

案例 3

黄某，女，40岁。2002年4月26日初诊。

昨日突发寒战，同时自觉背心与双膝以下烦热，扪之肤冷，上脘嘈杂，不饥不食，三日之内，已发三次。追溯既往，始于1996年，今岁初春感寒之后，时有发生，愈发愈频，嘈杂反酸，无日不然。胃镜查为"浅表性胃炎伴十二指肠球部溃疡"。脉象沉紧，舌苔薄润滑，小便时黄时清，大便初硬后溏，形体不肥不瘦，情志喜少忧多。久治无验而舍近求远。此乃早患嘈杂反酸之病，既又外感雾露之湿，营卫不调而寒战，肝胃不和而反酸，法当表里兼顾。

处方：细辛5克，银柴胡15克，木香10克，吴茱萸6克，黄连8克，瓜蒌仁10克，薤白10克，雷丸10克，槟榔10克，白芍15克，降香8克，重楼15克，小茴香15克，二剂水煎，每剂分六次，日三服。

5月1日复诊：寒战已解，但上脘隐痛，嘈杂依存，此里未和也，方与乌梅丸加减：黄柏10克，党参20克，桂枝10克，细辛3克，黄连8克，当归20克，川椒1克，乌梅10克，瓜蒌仁10克，重楼15克，延胡索15克，二剂水煎，服法同前。

5月6日三诊：前证好转过半，数年之疾，非数剂所能愈，乃嘱忌进生冷硬酸甜及其辛燥炙煿之食，餐饮有时，拟以下二方，以善其后。其一，九平汤加味：酒炒大黄6克，牵牛子10克，雷丸10克，芫荑10克，槟榔10克，苍术10克，厚朴10克，陈皮10克，甘草3克，白芍15克，降香8克，重楼15克。其二，柴平汤加味：柴胡10克，黄芩10克，泡参30克，炮姜10克，甘草3克，半夏10克，白芍15克，降香8克，苍术10克，厚朴10克，陈皮10克，重楼15克。

上二方彼此交替，服法同前。

二年以后，其夫告曰："遵先生之嘱，守服十余剂，至今未发。"

摘自《中医临证求索集》

【按语】本案患者为浅表性胃炎，属于中医学"胃痛"范畴，证属肝胃不和，兼寒湿外感，治以清肝和胃、散寒除湿之法，方用复方黄连汤加味。方中重楼入肝经，可清热消肿止痛。三诊时诸症好转过半，复以九平汤加味和柴平汤加味交替运用，以善其后。

案例 4

陈某，男，53岁，农民。2007年9月15日初诊。

主诉： 膝部肿大、疼痛、重着，有热感4月余。

病史： 于半年前的雨天在路上滑倒摔伤，去当地医院接受简单治疗，自觉无碍，未曾注意。后出现关节肿胀、疼痛，关节活动时有骨摩擦音，屈伸不利。到当地诊所治疗，也用过推拿、针灸，后又加重，步履艰难，自己觉得很热。平素身体硬朗，生有1子1女。检查：形体偏瘦，纳呆，口渴，食欲不振。膝部肿大疼痛，自觉有热感；行走困难，屈伸不利，关节活动有骨鸣声；血沉 38mm/h；类风湿因子：弱阳性；X 线可见膝关节骨质增生。舌质红，苔黄腻，脉滑数。

中医诊断：尪痹。

西医诊断：膝关节炎。

证属：湿热痹阻，膝关节肿。

治宜：清热利湿，通络止痛。

方用：萆薢归膝汤加减。萆薢 15 克，当归 15 克，赤芍 15 克，怀牛膝 20 克，五加皮 15 克，千年健 15 克，木瓜 15 克，薏苡仁 15 克，防己 15 克，香附 15 克，甘草 10 克，重楼 15 克，白花蛇舌草 15 克。10 剂，水煎服，每天 1 剂，早晚各 1 次。水蛭研粉，每次 2 克，1 日 1 次。首乌粉每次 2 克，1 日 1 次。消炎针用先锋霉素和菌必治连用 1 周。膝关节外贴三百草膏。

疼痛减轻、得热则舒，伸屈得利，经过消炎和外贴膏 1 周后好转。又服上方中药 10 天，血沉 23mm/h；类风湿因子：阴性；X 线片还可见骨质增生和骨质疏松。该患者感觉用了重楼后效果良好，就停药了，过 32 天关节有反复，服康得灵，每次 2 片，1 天 2 次，三百草膏新鲜外贴 1 周，连用中药 35 天后又停药。

摘自《中医杂病治疗心法》

【按语】本案患者为膝关节炎，属于中医学"痹证"。患者膝部肿大疼痛，自觉有热感，舌质红，苔黄腻，脉滑数，证属湿热痹阻，治以清热利湿、通络止痛之法，方用萆薢归膝汤加减。方中重楼可清热解毒、消肿止痛，与白花蛇舌草、薏苡仁等药为伍，可清热利湿、通络止痛。

王某，女，53 岁，农民。2004 年 3 月 6 日初诊。

1995 年 8 月初诊，因在田间劳作，烈日暴晒后突然感到四肢关节微痛，身体发热，颜面部起红斑，就诊于某医院，诊断为系统性红斑狼疮。给予激素、免疫抑制剂等治疗，半月后病情好转出院。此后，每逢天气变冷或生气后病情加重，多处中西医求治，病情仍反复发作。2004 年 3 月 6 日前来柴师处就诊，症见：颜面部盘状红斑，双手片状红斑，甚至出血斑，偶有衄血或便血，颜面部及两足水肿，口渴思饮，行走困难，全身疲乏，两膝关节时有疼痛，对日光过敏，纳少眠差，小便正常，大便成形，舌质绛红，少苔，脉滑数。

西医诊断：系统性红斑狼疮。

中医辨证：热毒炽盛，毒热入血，耗血阴伤，筋脉失养，兼水气失运。

治法：清热解毒，凉血散血，养阴护阴，清络消肿。

方药：自拟三花汤合犀角地黄汤加减。

处方：金银花 30 克（后入），野菊花 15 克（后入），紫花地丁 30 克，生赤芍 12 克，牡丹皮 10 克，生地黄 30 克，白茅根 60 克，茯苓皮 30 克，重楼 15 克，蒲公英 15 克，板蓝根 15 克，12 剂，每日 1 剂，水煎 2 次，分早晚温服，并嘱停一切西药。

3 月 18 日二诊：面部及双手红斑无变化，疲劳略减轻，颜面部及两足水肿轻，咽喉微干，余症如故。以上方加冬瓜皮 30 克，12 剂，水煎服，日 1 剂。

3月31日三诊：颜面部及双手红斑稍减轻，颜面部及两足水肿基本消失，咽干已愈，疲乏减轻，两膝关节时疼痛，纳、眠稍好，舌质红偏深，少苔，脉数以上方去茯苓皮、板蓝根，加太子参15克，10剂，水煎服。日1剂。

4月10日四诊：颜面部及双手红斑明显减少，颜面部及两足水肿消失，疲乏明显减轻，两膝关节疼痛已除，日光过敏减轻，纳、寐佳，舌质红，苔薄，脉数。以上方去冬瓜皮、白茅根减为30克，20剂，水煎服，日1剂。

4月30日五诊：颜面部及双手红斑轻微，颜面部及两足水肿未再发，仅劳累后乏力，轻度日光过敏，舌质红，苔薄白，脉数软。以上方继服10剂，水煎服，日1剂。

5月10日六诊：药后诸症悉愈，热毒炽盛之象已清，血分热毒之证已散，热伤脉络之象已去。继以养阴凉血、扶脾益气，兼以清热解毒。方药：北沙参15克，麦冬15克，生地黄15克，玄参15克，白茅根30克，赤芍、白芍各10克，牡丹皮10克，生山药30克，太子参15克，石斛12克，金银花15克（后入），野菊花15克（后入），紫花地丁20克，重楼15克，以此方为基本方加减变化，调理2月而停药。次年立春病似有小发，故宗上年治疗原则，辨证遣药调理1月而愈。此后2年每届立春之前，根据身体情况和症、舌、脉表现，中药调理1月，病未再发。

摘自《全国名老中医柴瑞霭临床经验集萃》

【按语】本案患者为系统性红斑狼疮，其颜面部盘状红斑，身出血斑，舌质绛红，少苔，脉滑数，据其脉症，辨其证为热毒炽盛，毒热入血，耗血阴伤，治以清热解毒、凉血散血、养阴护阴、清络消肿之法，方用自拟三花汤合犀角地黄汤加减。方中重楼与金银花、野菊花、紫花地丁、蒲公英等药为伍，可共达清热解毒、消肿止痛之效。

案例 6

文某，女，48 岁。初诊：2010 年 6 月 9 日。

主诉：左足背被蛇咬伤，肿疼 4 小时。现病史：患者于夜晚乘凉时被蝮蛇咬伤右足背外侧，咬伤处稍出血，疼痛，自己用皮带将患肢捆扎，并自行扩创。4 小时后感头晕眼花，恶寒发热，胸闷呕吐，周身酸痛，小便深黄，急来医院就诊。检查：右小腿及足背肿胀明显，足背外侧有约 1cm 长的扩创伤口 2 个，有少量黄水渗出，伤口周围灼热潮红，压痛明显。小腿内侧有散在大块瘀斑，腓肠肌大腿部压痛，腹股沟淋巴结肿大压痛。舌红苔黄，脉弦数。

西医诊断：蝮蛇咬伤。

中医诊断：毒蛇咬伤。

辨证：风火毒证。

治法：祛风解毒，清热凉血。

方药：大黄 12 克，枳壳 12 克，生地黄 15 克，赤芍 12 克，白芷 20 克，五灵脂 20 克，白菊花 20 克，青木香 12 克，重楼 15 克，细辛 3 克，甘草 9 克，3 剂，水煎服，每日 1 剂，早晚分两次服。外敷蛇伤消肿散，1 日 1 换。

二诊：服药 3 剂后，头晕减轻，胸闷得舒，排稀大便 3 次，尿量多，疼痛明显减轻，肿胀有所消除。舌淡红，苔黄腻，脉弦紧。仍以上方加减：大黄 10 克，枳壳 10 克，生地黄 15 克，赤芍 10 克，白芷 12 克，青木香 12 克，重楼 12 克，半枝莲 15 克，泽泻 15 克，白茅根 20 克，金银花 12 克，黄芩 12 克，5 剂，水煎服，每日 1 剂，早晚分两次服。

三诊： 经服上药后，除局部肿胀未完全消除，其他所有症状已愈。舌淡红，苔薄黄，脉弦细。以清热解毒、利湿消肿以善其后。处方：金银花15克，蒲公英15克，泽泻12克，薏苡仁20克，茯苓15克，半枝莲15克，丹参12克，当归12克，赤芍12克，车前草15克，白花蛇舌草15克，甘草9克，进药5剂，诸症皆除。

摘自《贺菊乔老中医临床经验荟萃》

【**按语**】本案患者为毒蛇咬伤，风火之毒上攻，蒙蔽清窍，故后出现头晕眼花、恶寒发热、胸闷呕吐、周身酸痛等症，治以祛风解毒之法，方用清热、解毒、祛风之品。方中重楼可清热解毒、消肿止痛，诸药为伍，肿胀疼痛消除。

案例 7

朱某，男，30岁。2008年8月30日初诊。

乳蛾肿痛，咽喉欠利，自服罗红霉素20余天未见改善。口渴，声嘶，咽痒，微有咳喘，大便日一行。无明显畏寒发热。咽红，双扁桃体Ⅲ度肿大，有脓样炎性渗出物，灼热疼痛，吞咽尤甚。苔薄黄，脉弦。表邪未尽，风邪客肺，故微有咳嗽、咽痒；里热渐炽，风邪化热蕴毒，稽留咽喉肺胃门户，发为乳蛾，恐有热毒浸润周围以成喉痈（并发扁桃体周围脓肿）、脓毒入里败血变证或伏毒痰瘀互结慢性炎变之虞。治宜外解表邪，内清里热，宣肺肃降以止咳平喘，解毒利咽散结以消脓肿乳蛾。予麻黄杏仁甘草石膏汤合清咽散结汤加减。

处方： 炙麻黄6克，光杏仁12克（打），生石膏30克（先煎），射干10克，连翘30克，金银花20克，黄芩20

克，山豆根 10 克（中药免煎颗粒），青黛 10 克（包），重楼
30 克，净蝉衣 10 克，白僵蚕 15 克，玉蝴蝶 6 克，生地黄
15 克，炙甘草 6 克，水煎，日 1 剂，日 3 次分服。

2008 年 9 月 6 日二诊： 表邪汗解，咳喘平，声嘶改善。
虽未见发热，但咽红疼痛仍著，口渴心烦，有汗。双扁桃体
Ⅲ度肿大，脓肿未能明显消减。苔薄黄，脉弦滑。热毒留恋
上焦咽喉，乳蛾脓肿未退。用药如用兵，集中优势兵力，加
强清热解毒利咽之力以杀其势。处方：金银花 30 克，连翘
30 克，黄芩 20 克，重楼 30 克，桔梗 10 克，生石膏 30 克
（先煎），知母 12 克，鱼腥草 30 克（后下），金荞麦 45 克，
山豆根 30 克（中药免煎颗粒），青黛 10 克（包），蝉衣 10
克，白僵蚕 15 克，天冬、麦冬各 15 克，生地黄 30 克，炙
甘草 6 克，煎服法如前。

2008 年 9 月 13 日三诊： 二诊 7 天尽剂，咽红肿痛显
减，扁桃体尚有Ⅱ度肿大，口不渴，汗止，颌下有胀感，可
触及肿大之淋巴结。苔薄，脉滑。祛邪务尽，穷寇宜追，遣
方击鼓再进。更加虫药搜剔，直捣巢穴，以免瘀毒互结，痼
疾难治，养虎遗患。处方：连翘 30 克，金银花 30 克，黄
芩 20 克，重楼 30 克，桔梗 10 克，山豆根 30 克（中药免
煎颗粒），青黛 10 克（包），鱼腥草 30 克（后下），金荞麦
45 克，蝉衣 10 克，白僵蚕 15 克，大麦冬 10 克，生地黄 15
克，白芥子 15 克，炙甘草 6 克。另：淡全蝎 4 克（研末），
入中药免煎颗粒炮甲片 10 克，水蛭 6 克，和匀，入胶囊，
日 3 次分服。

2008 年 9 月 27 日四诊： 咽喉肿痛欠利已去，双扁桃体
肿大复原，左颌下略有不适，舌脉如前。效不更方。

2008 年 10 月 7 日五诊： 咽喉肿痛欠利、双扁桃体及左

颌下淋巴结肿大均消失。汤药停服。另：淡全蝎 3 克（研末），中药免煎颗粒炮甲片 6 克，水蛭 3 克，和匀，入胶囊，日 3 次分服，10 天为期，以图巩固。

此案随访 4 年，化脓性肥大性双扁桃体平复痊愈如常，未曾复发。

摘自《沈桂祥临证经验实录》

【按语】本案患者为化脓性增生扁桃体炎，属于中医学"乳蛾"范畴。患者双扁桃体肿大，灼热疼痛，咽痒，微有咳喘，苔薄黄，脉弦，可辨其证为肺胃热毒炽盛证，治以宣肺止咳、清热解毒利咽之法，方用麻黄杏仁甘草石膏汤合清咽散结汤加减。方中生石膏、黄芩清可泻肺胃之火，重楼清热解毒，与金银花、青黛、蝉衣等药为伍，可奏解毒散结、消肿止痛之效。

案例 8

马某，男，49 岁，已婚，工人。初诊：2010 年 11 月 4 日。

鼻咽癌化疗后骨转移 5 个月。患者现腰痛，左髋下疼痛，面色白，咽干，间有咳嗽，少痰，失眠，二便调。舌质淡，少苔，脉细弦。

诊断：上石疽（鼻咽癌骨转移）。

辨证：热毒痰瘀互结，气阴两虚证。

治法：清热解毒，化痰消瘀，益气养阴。

方药：仙龙定痛饮合生脉散加减。

药物：重楼 15 克，夏枯草 15 克，鱼腥草 20 克，蒲公英 20 克，淫羊藿 15 克，骨碎补 10 克，补骨脂 10 克，地龙

20 克，制南星 6 克，沙参 20 克，麦冬 10 克，白参 15 克，五味子 10 克，天花粉 20 克，石斛 30 克，夜交藤 20 克，全蝎 5 克，甘草 5 克，7 剂，每日 1 剂，水煎服。

2010 年 11 月 22 日二诊：上药服完，自行继服 10 剂。药后左髋下疼痛好转，口腔溃疡，二便正常。舌质淡，苔白，脉左虚弱，右细滑。药物：淫羊藿 20 克，补骨脂 10 克，制南星 10 克，骨碎补 10 克，全蝎 5 克，重楼 15 克，夏枯草 15 克，黄芪 50 克，当归 10 克，天竺黄 15 克，川贝母 10 克，知母 10 克，蒲黄 10 克，炒麦芽 30 克，甘草 5 克，10 剂，每日 1 剂，水煎服。

2010 年 12 月 9 日三诊：药后咳痰消失，现髋关节疼痛，精神、饮食、小便正常，大便干。舌质淡，苔薄白，脉弦。药物：灵芝 30 克，枸杞 30 克，补骨脂 10 克，骨碎补 10 克，制南星 10 克，全蝎 5 克，地龙 20 克，蒲黄炭 15 克，侧柏叶 20 克，桔梗、枳壳各 10 克，白花蛇舌草 30 克，半枝莲 30 克，黄芪 30 克，当归 20 克，10 剂，每日 1 剂，水煎服。

2010 年 12 月 17 日四诊：药后左下肢疼痛减轻，行走后疼痛明显，口干。舌质红绛，苔黄，脉细弦。药物：黄芪 30 克，石斛 30 克，当归 20 克，枸杞 20 克，灵芝 30 克，淫羊藿 30 克，补骨脂 10 克，骨碎补 15 克，制南星 6 克，全蝎 5 克，地龙 20 克，蒲黄 20 克，侧柏叶 20 克，桔梗 10 克，白花蛇舌草 30 克，麦冬 10 克，炒麦芽 30 克，枳壳 10 克，半枝莲 15 克，甘草 5 克，10 剂，每日 1 剂，水煎服。

药后患者一般情况良好，仍以上方进出巩固治疗。

摘自《尚品洁医案精华》

【按语】本案患者为鼻咽癌骨转移，属于中医学"上石痘"范畴，患者鼻咽癌化疗后出现腰痛、左髋下疼痛，证属本虚标实，本为气阴两虚，标为热毒痰瘀互结，治以清热解毒、化痰消瘀、益气养阴之法，方用仙龙定痛饮合生脉散加减。方中重楼可败毒抗癌、消肿止痛，与夏枯草、鱼腥草、蒲公英、地龙、制南星、全蝎、天竺黄、川贝母、蒲黄、白花蛇舌草、半枝莲等药为伍，清热解毒，化痰消瘀散结，以治其标，沙参、麦冬、五味子等药益气养阴，以治其本。诸药配合，扶正祛邪，故而见效。

案例 9

李某，女，43 岁，1989 年 9 月 2 日初诊。

病史：因近 5 个月面部。胸背起红斑，伴四肢肌肉疼痛无力，被诊为"皮肌炎"。给泼尼松每日 60mg 口服，并静注甲氨蝶呤治疗，病情不稳定。近 2 周受凉后突发高热，烦躁不安，胸闷气短，不能平卧，心悸多汗，全身关节肌肉疼痛，抬头、举手、下床均十分困难，自主运动消失，卧床不起。诊查：体温 39.1 ℃，急性热病容、双眼睑及其周围呈水肿性紫红色斑，头面、胸背、上臂可见类似皮损，四肢肌肉疼痛，肌力仅 Rose 标准 5 级，手足末端可见火焰状红斑，血象、血沉、血清酶、24 小时尿肌酸排泄量均增高，抗核抗体阳性，心电图示心肌损伤。舌质红绛，苔黄厚腻，脉细数。

辨证：毒热蕴结，气血瘀滞。

治法：清营凉血解毒，理气活血通络。

处方：羚羊角粉 0.6 克（分冲），金银花 30 克，连翘 15克，黄连 10 克，板蓝根 30 克，白茅根 30 克，败酱草 30

克，生地黄 15 克，丹皮 15 克，赤芍 15 克，薏苡仁 30 克，赤苓皮 15 克，延胡索 10 克，川楝子 10 克，重楼 15 克，白花蛇舌草 30 克，每日 1 剂水煎服。配合应用抗生素及输液等综合疗法治疗，同时继续服用泼尼松 40mg/d。

二诊：服前方 7 剂后体温降至 37.7℃左右，精神食纳好转，肌力稍恢复，红斑变淡，嘱继续服用上方。

三诊：再服 14 剂后体温基本正常，可由人扶起下床活动。上方去羚羊角粉、延胡索、川楝子、金银花，加南北沙参各 15 克，女贞子 30 克，旱莲草 15 克。

续服 1 个月后，病情明显减轻，激素开始减量。此后以养阴益气、凉血解毒通络为法辨证加减，服药 4 个月，激素减至泼尼松 20mg，肌痛显著减轻，四肢肌力接近正常。实验室检查除抗核抗体偏高外基本恢复。继续门诊中西医结合治疗，随访 4 年，病情稳定。

摘自《张志礼皮肤病临床经验辑要》

【按语】本案患者为皮肌炎，主要表现为胸背起红斑，伴四肢肌肉疼痛无力，舌质红绛，苔黄厚腻，脉细数，由此可辨为毒热蕴结、气血瘀滞，治以清营凉血解毒、理气活血通络之法。方中羚羊角、白茅根、生地黄、丹皮、赤芍等药为伍，可清热凉血、活血通络，重楼可清热解毒、消肿止痛，与金银花、连翘、黄连、板蓝根、白花蛇舌草等药为伍，共达清热解毒之效。

案例 10

王某，女，20 岁。初诊：2008 年 9 月 12 日。

月经量多 20 余日。患者 14 岁月经初潮，周期 25 ～ 28

天，经期 5 ～ 7 天，量中，色红，有小血块，痛经（－），否认性生活史，素嗜辛辣。近 3 个月每次月经 20 日左右方净，量先少后多，色鲜红，质稠，时有血块，无明显腹痛。末次月经：2008 年 8 月 23 日，2 个月前我院 B 超示子宫附件无异常，曾经予西药止血剂治疗无效。刻下患者诉头晕心烦，心悸心慌，偶口干苦，溲赤便结。舌红，苔薄黄，脉弦数。

西医诊断：功能失调性子宫出血。

中医诊断：崩漏（血热证）。

患者素嗜辛辣，实热内蕴，冲任损伤，血海沸溢，迫血妄行，故经来不去。血为热灼，故血色红质稠，心烦，口干苦，溲赤便结，以及舌红、苔薄黄、脉弦数均为血热崩中之征，治宜清热凉血、化瘀止血。拟方固经汤加减。

处方：生地黄 15 克，白芍 10 克，丹皮 10 克，生卷柏 10 克，紫珠 10 克，红茜草 10 克，重楼 10 克，地榆炭 10 克，炒蒲黄 10 克，黄柏 10 克，黄芩 10 克，益母草 10 克，大小蓟各 15 克，水煎服，6 剂。

2008 年 9 月 17 日二诊：服药第 5 天血止，刻下头昏乏力，口干无苦，溲赤好转，大便近常，舌质偏红，苔薄白，脉细略数，此乃气血虚弱，营阴不足所致，治以调补三阴为要，方用补肾八珍汤加减：菟丝子 10 克，枸杞子 10 克，怀山药 10 克，党参 10 克，白术 10 克，茯苓 10 克，当归 10 克，白芍 10 克，熟地黄 10 克，川芎 6 克，沙苑子 10 克，炙甘草 6 克，7 剂。

2008 年 9 月 24 日三诊：患者前天月经来潮，量多，色鲜红，有小血块，轻微口干，头晕，二便调，舌质偏红，苔薄白，脉滑数，继予固经汤 10 剂。

2008 年 10 月 4 日四诊：现患者月经将净，头昏乏力，口干消失，二便调，舌质淡红，苔薄白，脉细略洪，继续予补肾八珍汤口服，并嘱禁食辛辣。

其后每于经期服用固经汤，非经期服用补肾八珍汤，调理3个月而愈。

摘自《当代名老中医典型医案集妇科分册》

【按语】本案患者为功能失调性子宫出血，属于中医学"崩漏"范畴。患者血热内盛，血得热则妄行，脉络灼伤，冲任受损，而行经不止，治以清热凉血、化瘀止血之法，故首诊方用固经汤加减。方中重楼可清热解毒，与生地黄、白芍、丹皮、黄柏、黄芩等药为伍可达清热凉血化瘀之效，生卷柏、地榆炭、大小蓟有止血之效，诸药为伍，5天后而血止。

案例 11

张某，女，17岁。

2005年4月16日初诊：乙肝病史1年。诉于1年前来我院健康检查，乙肝两对半显示：HBsAg（＋），HBeAb（＋），HBcAb（＋），当时未行治疗，因去山东打工不能进厂，故来医院就诊。患者诉全身无不适感，纳食可，二便调，舌质淡红，苔薄白，脉细弱（仔细望诊，患者面色欠红润，张老提醒）。化验回报：HBsAg（＋），HBeAb（＋），HBcAb（＋），HBV–DNA：4.57×10^6/L。

辨证：疫毒侵犯，气血亏虚。

治法：益气补血，清热解毒。

主方：参芪四物汤。

处方：党参30克，黄芪20克，灵芝30克，当归15

克，白芍 10 克，川芎 10 克，茵陈 15 克，夏枯草 20 克，甘草 6 克，重楼 15 克，金银花 15 克，连翘 15 克，绞股蓝 15 克，叶下珠 15 克，30 剂，每日一剂，分两次服。

2005 年 5 月 20 日二诊： 患者诉服药无不适，纳食可，二便调，原入睡梦多习惯都已消失。舌质淡红，苔薄白，脉细弱。处方：党参 15 克，黄芪 15 克，灵芝 10 克，当归 10 克，白芍 15 克，川芎 10 克，黄精 20 克，马兰草 10 克，乌韭 15 克，大青叶 10 克，贯众 10 克，翠云草 15 克，白花蛇舌草 15 克，叶下珠 15 克，甘草 6 克，60 剂，每日一剂，分两次服。

2005 年 7 月 28 日三诊： 患者诉服药无不适，纳食可，二便调，舌质红，苔薄黄，脉细弱。处方：党参 15 克，黄芪 15 克，灵芝 10 克，当归 10 克，白芍 15 克，黄精 20 克，枸杞 15 克，虎杖 15 克，贯众 10 克，石上柏 10 克，溪黄草 15 克，青叶胆 10 克，甘草 6 克，60 剂，每日一剂，分两次服。

2006 年 3 月 1 日四诊： 患者因愁难复诊，在家将前三诊处方自行服用 90 余剂。近日复查 HBV–DNA $< 1 \times 10^3$/L，患者乙肝病毒在体内复制较少，达到临床治愈。患者无不适，纳食可，二便调，舌质红，苔薄黄，脉细弱。处方：党参 20 克，黄芪 15 克，灵芝 20 克，当归 10 克，白芍 15 克，黄精 20 克，枸杞 15 克，虎杖 15 克，叶下珠 15 克，垂盆草 15 克，溪黄草 10 克，板蓝根 10 克，甘草 6 克，60 剂，每日一剂，分两次服。

摘取《湖湘当代名医医案精华第二辑》

【按语】本案患者为乙型肝炎，无明显不适症状，其面色欠红润，脉细弱，为气血亏虚体质，气血亏虚，疫毒湿邪乘虚而入，为正虚邪恋，治以益气补血、清热解毒之法，方用参芪四物汤，方中所用重楼取其清热解毒之效。

案例 12

尹某，女，56岁。

患者于2005年3月7日来诊，据诉2004年1月6日出现左舌部溃疡，缠绵2个月不愈。经广州某医学院病理检查，诊断为左舌部高分化鳞状细胞癌。2004年3月13日至3月23日行术前诱导化疗。3月30日行左舌部切除术。术后1年来病情稳定，未见肿瘤复发和新转移灶。胃纳、二便正常，唯寐差，口苦。其人形体中等，面色淡黄，精神尚好。左舌部分已切除，余舌质暗红，舌苔薄白，脉细。此为平日操持过度，忧思郁结，肾水亏虚，不能上济心火，心火独亢，热毒蕴结，以致舌部血脉瘀阻，渐成癥瘕。术后化疗，脾胃气阴俱虚，心为虚火上炎。宜甘平补益脾胃，养阴降火，抗癌解毒。

拟四君子汤合麦门冬汤加减：太子参20克，黄芪20克，白术10克，山药20克，生甘草5克，灵芝20克，北沙参25克，麦冬15克，石斛15克，白花蛇舌草15克，重楼15克，半枝莲15克，八月札20克，7剂。

何老悉本前方随症加减，治之半年，患者口干、口苦消失，睡眠、胃纳、二便正常。2005年8月6日B超、胸片等各方面复查提示：原病灶无复发，未见新转移灶。此乃脾胃气阴渐复，虚火已抑，正气日趋旺盛。邪毒蔓延得以遏制。于前方去黄芪。白术之温，加百合、玉竹、冬瓜仁、薏苡仁等甘淡平和之品，而不用峻猛之剂，以为久延之计。方见：

太子参 20 克，山药 20 克，生甘草 5 克，灵芝 20 克，薏苡仁 40 克，白花蛇舌草 20 克，重楼 15 克，北沙参 25 克，麦冬 15 克，石斛 15 克，玉竹 20 克，百合 20 克，冬瓜仁 20 克，15 剂。

摘自《何炎燊医案集》

【按语】本案患者为舌癌，初起表现为左舌部溃疡，而行手术治疗，术后无明显不适而进行调理，根据患者口干、口苦、寐差、脉细、舌红，辨其证型为气阴两虚，故治以补益脾胃、养阴降火、抗癌解毒之法，方用四君子汤合麦门冬汤加减。四君子汤补气，麦门冬汤养阴，针对患者之本，而患者舌癌，必有毒邪侵袭，故加入重楼以达清热解毒之效。

案例 13

王某，男，74 岁，长沙人。初诊：2012 年 7 月 16 日。

主诉：发热恶寒，头身疼痛 1 天。临床表现：患者 7 天前有接触感冒发热患者史。昨天下午开始出现恶寒发热，体温达 39.2℃，微汗，头身重疼，鼻不塞，稍咳，不恶心，纳食减少，大便偏干，小便热辣而痛，疲乏明显，舌质红，苔微腻，脉浮弦。就诊时腋温 38.2℃。

中医病名：感冒。

中医辨证：暑湿外袭证。

西医病名：流行性感冒。

治法：清暑化湿。

方药：新加香薷饮加减。香薷 6 克，扁豆 10 克，厚朴 10 克，金银花 15 克，连翘 10 克，藿香 10 克，薄荷 10 克，蝉蜕 10 克，羌活 6 克，鱼腥草 30 克，重楼 10 克，制香附 6

克，板蓝根 30 克，滑石 10 克（布包），甘草 5 克，3 剂。

结果：患者当天下午电话告知，上午服第一煎，即汗出增多，体温下降至 37.0℃，嘱当天服药一剂半。

患者于 2012 年 7 月 23 日陪夫人来就诊，自述服第一天体温恢复正常，身痛亦明显减轻，第二天未再出现发热。2012 年 9 月 17 日患者因腹泻来诊，讲感冒一直未复发。

摘自《周慎医案精华》

【按语】本案患者为感冒，患者发病为 7 月，正是盛夏火热之气主令，易感暑湿之邪，暑邪外袭则高热而汗出，暑多夹湿，发热而身重，疲乏明显，舌质红、苔微腻为暑湿之象，治以清暑为主，兼以化湿之法，方用新加香薷饮加减。方中重楼清热解毒，与鱼腥草、板蓝根、金银花、连翘等药为伍，以达清暑解毒之效。

案例 14

邹某，男，69 岁，湖南人。

2009 年 11 月 11 日初诊：患者因发现乙肝标志物阳性 14 年，间断乏力、右胁肋不适 3 年入院。1995 年体检发现 HBsAg 阳性。2006 年 1 月起，无明显诱因，间断出现右胁胀痛不舒及体倦乏力，经 B 超、CT 确诊为原发性肝癌，于湖南省某医院行射频、介入治疗，肿瘤无复发转移征象。现患者一般情况可，间断有疲倦及右胁不适，近 1 个月来外感受凉后上证明显加重遂来就诊。入院症见：疲倦乏力，纳差，口干口苦，右胁肋偶不适，稍咳，腹饱胀，二便可，夜寐安。查体：慢性肝病面容，余无阳性体征。舌质红，苔黄腻，脉弦滑。入院后查上腹部 CT 平扫＋增强；肝右叶低密度灶较前无明显变化，边界较清楚，密度较均匀，增强扫描未见明显强化，肝功能正常，HBV–DNA（–），HBV–M"小三阳"。

西医诊断：原发性肝癌介入术后。

中医诊断：肝岩。

辨证：肝胆湿热，瘀血内阻。

治法：清热利湿，活血化瘀。

主方：甘露消毒丹加减。白豆蔻10克，绵茵陈10克，滑石15克，通草10克，石菖蒲10克，黄芩10克，连翘10克，藿香10克，白花蛇舌草15克，重楼20克，薏苡仁15克，莪术10克，赤芍30克，丹参15克，甘草5克。

2009年11月21日二诊：患者上方服用10剂，症状均明显好转，现仅双下肢轻度乏力，偶有口干、口苦，夜寐欠佳，无右胁不适、腹胀满等症状，大便色黄成型，小便可，沿用甘露消毒丹化裁，上方加葛根20克，酸枣仁10克，鸡内金10克，患者以甘露消毒丹加减化裁服用20剂后，诸症消失，仅体力下降，复查肝功能等常规检查均正常出院。出院后患者定期门诊复查，至2012年9月，一般情况尚可，此后门诊长期服用鳖龙软肝片活血化瘀，软坚散结治疗，同时根据病情，间断辨证。处方口服汤剂，在此不一一赘述。

摘自《谌宁生医案精华》

【按语】本案患者为原发性肝癌介入术后，属于中医学"肝岩"范畴。患者舌质红，苔黄腻，脉弦滑，证属肝胆湿热，瘀血内阻，治以清热利湿、活血化瘀之法，方用甘露消毒丹加减。方中重楼可清热败毒抗癌，与白花蛇舌草、薏苡仁、茵陈、连翘、黄芩等药配伍，可达清热利湿解毒之效。

案例 15

患者，女，40 岁。1977 年 5 月。

现症：外阴癌。自述：1976 年 5 月，右侧大阴唇发生一疣状硬结，6 月硬结溃破。10 月 25 日，医院检查：大阴唇略肿大，右侧 1/3 溃烂，小阴唇右侧下 1/3 溃烂，会阴部溃烂，溃烂面约 5cm×4cm、深 1cm，两侧腹股沟淋巴结（＋）。11 月 4 日，溃烂病理报告："外阴溃疡，溃疡边缘复层鳞状上皮早期癌变"。临床诊断：外阴癌晚期。现患者外阴右侧有 10cm×12cm 之坚硬肿块，触之如石，形状平榻，跟脚散漫不收，边界不清，皮肤紧、亮，肿块中央有一溃疡，约 3cm×2cm，深 0.5cm。自觉肿块局部疼痛难忍。舌淡无苔，脉虚大浮数、微弦。证属肝脾两伤，痰湿内生。溃后皮烂，溃疡底部内坚，血水淋漓，肿疼日剧，虽病久气血亏虚，但癌肿扩展，毒邪炽盛。治法：先以祛湿解毒为主。

处方：白花蛇舌草 120 克，薏苡仁 30 克，重楼 15 克，没药 9 克，乳香 3 克，蜈蚣 10 条，僵蚕 30 克，生牡蛎 30 克，当归 15 克，黄芪 15 克，白术 15 克，香附 12 克，每日 1 剂，从此基本方加减继服。

1977 年 10 月二诊：患者大便失禁，或排便困难，肛门处流脓血。检查：癌肿体已部分变软或消退，但已沿皮下浸润性扩展至肛周。肛门、肛周及阴道均已形成坚硬的癌肿；并在距肛门 3cm 之右侧发生的二处溃疡，深 2cm；在距肛门 5cm 之左侧发生第三处溃疡，约 2cm×2cm，深 1cm。溃疡面脓水污血淋漓，即将形成复杂的癌性"内外漏"。患者 10 月末已不能起床行动，饮食不进，味觉消失，面色枯暗，体型消瘦，舌淡无苔，脉虚浮微弱，此已气血大衰，治以大补气血为急。黄芪120克，当归30克，白术30克，生山药30克，生地黄30克，重楼30克，乳香9克，没药9克，香附12克，僵蚕15克，蜈蚣3条，每日1剂，连续服。

三诊：服上方3剂后，患者味觉恢复，饮食大增，溃疡分泌物减少，疼痛减轻，溃疡开始收敛，有虫行痒感，此乃毒热已衰，气血通畅，毒邪渐化，气血渐充。继服上方。

1977年12月四诊：局部疼痛消失，脓血皆无，大便恢复正常，检查癌肿体全部消退，三处溃疡均已先后痊愈，直肠括约肌、肛门功能恢复，舌红活，脉和缓有力，乃气血充盛之象，已达临床治愈，患者已能从事一般家务劳动。在以前二方交替服用，每日1剂，连续服，已巩固疗效。

1978年2月访察：面色润泽，体丰壮健，闭经二年多之后，二月又第一次复来。原溃疡愈合后瘢痕，已逐渐吸收而平复，肌肤如常。舌红润，苔少，脉和缓有力。

1978年5月已恢复工作，连续随访五年无复发。

摘自《刘越医案医论集》

【按语】本案患者为外阴癌，证属本虚表实，气血亏损兼有痰湿内盛，急则治其标，治以祛湿解毒，兼用益气养血之法。方中重楼清热解毒抗癌，与白花蛇舌草、薏苡仁、蜈蚣等药为伍，可达清热利湿解毒之效，患者气血不足为本，当归、黄芪、白术为伍可益气养血。

案例 16

王某，女，26岁，浙江人。2002年7月22日初诊。

产后10天许，因双侧乳头破碎，乳房胀痛、红肿，抗生素输液治疗2天高热不退，要求加服中药，以免痛成开刀之苦。刻诊：高热面容，体温39℃，汗出，口渴。双乳房红肿热痛，右侧尤甚，拒按。泌乳量多。恶露将净，色淡，无腹痛。纳差，大便日一行。苔薄，舌红，脉数。新产体虚，哺乳乳头破碎，风邪热毒（细菌）乘隙而入，与积乳相搏，败乳酿脓蕴毒继发高热，乳房红肿疼痛，成急性化脓性乳腺炎症，或竟成乳痈。治宜清热解毒、通乳消肿散结。

处方：连翘30克，蒲公英30克，金银花20克，重楼30克，淡黄芩30克，柴胡10克，生山栀15克，生石膏30克（先煎），生地黄15克，漏芦20克，鹿角霜12克（先煎），路路通15克，牡丹皮15克，桃仁泥12克，赤芍20克，炙甘草6克，日1剂。

2002年8月4日二诊：7月22日因双乳头破碎致急性乳腺炎，痛不可近，抗生素输液治疗2天高热不退，来诊兼服中药10天消退。停药仅3天，昨晚又见左乳房肿痛，高热。双臂多处因输液致局部瘀紫肿胀疼痛，再次要求中药调治。刻诊：体温38.8℃，双乳房胀大疼痛红肿，左乳房尤甚，无结块。纳尚可，大便日一行。苔薄黄，舌红，脉数。停药3天，左乳房肿痛、高热复作。盖由余邪未尽，或为乳头不洁，重复感染细菌邪毒与积乳相搏再发。前方加减续进。连翘30克，蒲公英50克，金银花20克，重楼30克，生石灰30克，生地黄15克，漏芦20克，鹿角霜12克，炮甲片10克，皂角刺20克，淡黄芩30克，柴胡10克，生山栀15克，赤芍20克，牡丹皮15克，桃仁泥12克，炙甘草6克，每日1.75剂，1日5次分服。

2002年8月6日三诊：急性乳腺炎。日进中药5次，每次1包，双乳房红肿热痛显减，乳络通，高热退，刻诊体温

37.1℃。深吸气或见乳房刺痛。苔薄，脉略数。效不更方，服法如前。

2002 年 8 月 12 日四诊：急性乳腺炎服中药治疗消散。唯泌乳多，乳儿吮吸有余，而双乳胀滞，要求稍稍回乳。苔薄，脉滑，嘱饮食稍清淡，以减少泌乳量，待乳儿需要调整，以促乳汁分泌。处方：鹿角霜 15 克，漏芦 20 克，路路通 15 克，炮甲片 10 克，皂角刺 15 克，连翘 30 克，金银花 20 克，蒲公英 30 克，野菊花 20 克，淡黄芩 20 克，生山楂 15 克，大麦芽 20 克，炙甘草 6 克，日 1 剂，一周停药，痊愈。

摘自《皮肤病名医医案精选》

【**按语**】本案患者为急性乳腺炎，属于中医"乳痈"范畴。患者高热、汗出、口渴，双乳红肿热痛，其为肝胃蕴热，复染风邪热毒，导致乳汁淤积、乳络不通、气血瘀滞而成，治以清热解毒、散结消痈之法。方中重楼清热解毒，消肿止痛，与连翘、蒲公英、金银花、黄芩、柴胡、石膏等药为伍，共达清热解毒之功。

案例 17

吕某，男，12 岁，学生，南京人。

2010 年 7 月 13 日初诊：慢性鼻炎 2 年余，发作 1 周，鼻塞不通，张口呼吸，鼻流清涕，今晨见涕中带血丝，咳嗽间作，咽喉红肿，扁桃体肿大充血，口唇红赤，易汗，舌质红，苔黄，脉细滑。

西医诊断：慢性肥厚性鼻炎。

中医诊断：鼻痔。

辨证：肺热阴伤，风邪上受。

治宜：养阴清火，解毒润燥。

方用：桑杏汤加减。南沙参 12 克，北沙参 12 克，麦冬 10 克，玄参 10 克，桑叶 10 克，桑白皮 10 克，炒黄芪 10 克，鱼腥草 15 克，一枝黄花 12 克，浙贝母 10 克，知母 10 克，桔梗 5 克，牡丹皮 9 克，栀子 10 克，白茅根 15 克，苍耳草 10 克，重楼 10 克，泽漆 10 克，冬凌草 12 克，生甘草 3 克，14 剂，每日 1 剂，煎 2 服。

药后诸症痊愈，上药改为密制丸，每次 1 丸，每日 2 次。连服 3 个月，以资巩固。嘱其戒辛辣及油煎炸炒食品，加强锻炼。

摘自《兰承祥国家中青年名中医》

【按语】本案患者为慢性肥厚性鼻炎，属于中医学"鼻痔"范畴，属肺热阴伤，风邪上受之证，治以养阴清火、解毒润燥之法，方用桑杏汤加减。方中沙参、麦冬、牡丹皮、桑叶、桑白皮、栀子等药为伍可养阴清热，重楼可清热解毒，与玄参、鱼腥草等药为伍，可达养阴解毒之效。

案例 18

黄某，58 岁。1984 年 1 月 23 日就诊。

患者自述 1 年前龟头红肿、疼痛，继而糜烂、溃疡、化脓。某医院确诊为"急性龟头炎合并化脓性感染"，并应用青霉素、庆大霉素等药物治疗。先后做过包皮切除术，近心端根治性切除术 2 次。第二次术后因疮口未愈而出院。回家后请不少医生治疗，无效。刻诊：体温 37.8℃，精神不振，面色少华，形体虚弱。龟头呈崩溃性溃疡，边缘质硬，向内陷入，溃疡上有肉芽组织，表面覆盖稠性脓液、渗出物、污物及坏死物，触之疼痛出血，有恶臭味，附近皮肤水肿，呈暗红色。阴茎基底残存 1.6cm。局部淋巴结肿大，按之疼痛。实验室检查：红细胞计数 3.5×10^9/L，血红蛋白 90g/L，白细胞计数 4.8×10^9/L，尿常规正常。未检出淋病球菌，性病研究实验室实验（VDRL）阴性。舌质红而带绛，苔薄白，脉数无力。确诊为坏疽型龟头炎（溃疡性龟头炎）。患者病程长，脾胃虚弱，气血两虚。治以调补气血，健脾醒胃，托毒消肿，和营生肌。

方药：复方参芪三花汤加减。黄芪 45 克，陈皮 10 克，牡丹皮 9 克，桔梗 6 克，赤芍药 12 克，腊梅 15 克，苏花 50 克，皂角刺 9 克，重楼 10 克，桔梗 6 克，水煎服。

另用三花三白汤外洗：人参叶 30 克，重楼 20 克，菊花 20 克，腊梅 20 克，白及 9 克，白蔹 20 克，白芷 5 克，紫草 20 克，水煎后，局部冷湿敷及洗涤，每日 1 剂，早晚各 1 次。

另用珠连膏（珍珠末、黄连各 2 克，加入凡士林 100 克）于每晚洗涤后外涂。

连服 5 剂后，胃纳佳，精神振，龟头溃疡面及局部淋巴结均缩小。以原方去赤芍药、腊梅，重用西洋参 10 克，黄芪 50 克，土茯苓 30 克，苏花 60 克，加入龟甲 15 克，鳖甲 15 克，砂仁 5 克，制熟地黄 20 克，竹节三七 10 克，共服 25 剂后，龟头溃疡接近愈合，局部淋巴结肿大基本消退。即投服参芪龟鳖托里和营生肌汤，共服 30 剂后，龟头溃疡面基本愈合。再以原方加减继服 30 剂而愈。

摘自《徐福松男科医案选》

【**按语**】本案患者为急性龟头炎合并化脓性感染，属于中医学"阴臭"范畴。患者主要表现为龟头红肿、疼痛糜溃，患者病程较长，精神不振，面色少华，形体虚弱，为脾胃虚弱气血两虚之象，治以健脾醒胃、托毒消肿、和营生肌之法，方以复方参芪三花汤加减。方中重楼清热解毒，消肿止痛，直折病痛，与他药为伍，共达托毒消肿生肌之效。

案例 19

患者，男，62岁。初诊于1997年5月5日。

患者因右上牙龈有肿块，渐次肿大，触之出血、疼痛，至省肿瘤医院诊治，诊断为右上牙龈癌，并有淋巴结转移，进行化疗、放疗，效不显著，来中医科求治。刻诊：口腔右上牙龈有肿块，翻花，局部坚硬，高低不平，有血性分泌物，口难闭合，疼痛，形体消瘦，进食艰难，大便干结，小溲黄热，脉弦，苔厚腻而少津，龈癌重证，已属晚期，右颈部有肿块二枚，核桃大，坚硬而不能移动，此转移病灶也，危重之证，勉拟扶正，以提高免疫抗病能力，延长生命，祛邪抗癌以减轻病痛，投臧氏抗癌方加减主之。

处方：吉林生晒参5克，另煎代茶饮。生黄芪30克，莪术、白术各10克，重楼10克，白花蛇舌草30克，半枝莲30克，生薏苡仁30克，云茯苓20克，黄精20克，天花粉20克，制南星10克，每日一剂，水煎二次，饭后分服，并加服牛黄醒消丸，每次3克，日服二次，开水送服。齿龈局部以六神丸30粒，冷开水化开，涂敷肿瘤组织，渐次坏死脱落，局部疼痛减轻，颈部肿块消失。

治疗二个月后，齿龈部肿瘤组织全部脱落，齿槽呈空洞状，颈部肿块消失，口能开合，能进食，食欲增加，二便通畅，形体渐丰满，中药守方，改为二日一剂，牛黄醒消丸及六神丸均停用。至肿瘤医院复查，CT扫面所示：右上牙槽骨缺如，周围见少许条索状影，未见明显占位性病变，双颌及颈部未见肿大之淋巴结。患者无任何不适症状，继续间歇服药3个月后停止治疗，现已正常生活近二年，未见局部癌肿复发及转移。

摘自《臧堃堂治则精华》

【按语】本案患者为右上牙龈癌，并有淋巴结转移，现牙龈肿块，形体消瘦，进食艰难，大便干结，小溲黄热，脉弦，苔厚腻而少津，其属气阴两虚，邪毒内扰之证，方用臧氏抗癌方加减。方中人参、黄芪、黄精、白术等药可健脾益气养阴，重楼可清热解毒，与白花蛇舌草、半枝莲、莪术等药为伍可解毒抗癌，诸药为伍以达扶正祛邪之功。

案例 20

李某，男，76岁。初诊：2015年2月4日。

主诉： 全身红斑，丘疹，鳞屑20余年，加重3年。现病史：患者于20年前无明显诱因出现头皮、四肢及躯干大片斑块、丘疹，呈地图状，鳞屑厚，不痒。现见头皮、四肢、躯干大片斑块、丘疹，鳞屑厚，不痒，精神可，饮食可，睡眠可，大便调，小便调。舌红舌根腻，脉沉细。

中医诊断： 白疕，属血热夹瘀。

西医诊断： 银屑病。

治法： 玄府开窍，滋阴活血。

方药： 炙麻黄9克，杏仁10克，甘草10克，生石膏30

克（先煎），桂枝 10 克，杭白芍 10 克，生姜 6 克，大枣 10 克，羚羊角粉 0.6 克（冲服），土茯苓 10 克，威灵仙 10 克，白鲜皮 10 克，北豆根 10 克，重楼 10 克，生地黄 30 克，玄参 10 克，知母 10 克，天冬 10 克，麦冬 10 克，玉竹 10 克，石斛 10 克，丹参 15 克，三棱 10 克，莪术 10 克，大青叶 15 克，14 剂，水煎服，日 1 剂，日两服。

西药： 达力士 2 支，日 1 次，外涂。

中成药： 湿毒膏 3 盒，日 1 次，外涂。

调摄护理： 忌食辛辣腥膻发物；避免过度劳累；嘱以预防感冒、咽炎、扁桃体炎。

2015 年 3 月 11 日二诊： 双下肢皮疹色暗沉，脱皮，不痒，背部皮疹薄红，色变淡，舌质红，苔白腻，脉细数。处方：玳瑁 6 克（冲服），土茯苓 20 克，萆薢 20 克，白鲜皮 10 克，威灵仙 10 克，北豆根 6 克，重楼 10 克，生地黄 30 克，丹皮 10 克，赤芍 10 克，生石膏 30 克（先煎），知母 10 克，玄参 10 克，竹叶 10 克，黄芩 6 克，黄连 6 克，黄柏 6 克，丹参 10 克，大青叶 10 克，炒栀子 10 克，白花蛇舌草 15 克，羚羊角粉 0.6 克（冲服），14 剂，水煎服，日 1 剂，日两服。

2015 年 4 月 2 日三诊： 皮疹色淡，已经大片消退。舌质红，苔黄厚。处方：土茯苓 30 克，萆薢 20 克，白鲜皮 10 克，威灵仙 10 克，北豆根 6 克，重楼 10 克，生地黄 30 克，丹皮 10 克，赤芍 10 克，生石膏 30 克（先煎），知母 10 克，玄参 10 克，竹叶 10 克，黄芩 6 克，黄连 6 克，黄柏 6 克，玳瑁 6 克（冲服），丹参 10 克，大青叶 10 克，炒栀子 10 克，白花蛇舌草 15 克，羚羊角粉 0.6 克（冲服），金银花 10

克，生甘草 10 克，14 剂，水煎服，日 1 剂，日两服。

疗效：明显好转；评价标准：皮疹色淡，已经大片消退。

摘自《医案集·综合 / 中国中医科学院
名医名家学术传薪集》

【**按语**】本案患者为银屑病，属于中医"白疕"范畴。现四肢及躯干皮肤大片斑块、丘疹鳞屑厚，舌红舌根腻，其为热入血分、痰瘀互结所致，治以玄府开窍、滋阴活血。麻黄、桂枝、杏仁等辛药可开通玄府，以利于清热祛瘀，重楼配以大青叶、白花蛇舌草等药可清热解毒，热毒清而玄府开，诸药为伍，病情得以好转。

鸦胆子

医 案

余一亲属郭氏，有小女年六岁，聪颖过人，二父母宠爱之，罹便血证，每隔周余即便血三五日，发时腹痛难忍，辗转反侧，啼号不休。某医院诊为"直肠高位息肉"。建议手术治疗。其母考虑年幼，不能配合手术，故谢绝外科，而求治于中医，服地榆、槐花、黄连诸药而不效，此已历三月，病孩因长期反复失血已面色白，形体消瘦，精神萎顿。其父无奈，欲去手术，行前来余家，余思诸医治便血之方已用遍，再循故途，恐亦罔然。经云："药不瞑眩，厥疾弗瘳。"必选非常之药方可。《本草纲目》云："鸦胆子治冷痢。"此女之便血乃属中医冷痢也。因当时药品奇缺，无龙眼肉做包鸦胆子外衣，故嘱其用两层空心胶囊，内装五粒去壳微捣之鸦胆子果仁，外蘸薄蜡一层，此为一次量，每日两次，于饭后稠米汤送服，要整个胶囊吞下，缘小儿脏腑娇嫩，极易萎谢，不任剥削克伐，故如此精心调治，恐鸦胆子伤其胃府也。

不期只服三次，共用鸦胆子十五粒，便血即止，其父惊喜过望，急来告余此药之效出人意料，并询问是否需要再服，余嘱其停药观察。自此之后经数月未发，后经肠镜检查结果息肉已不复存在、至今十余年，女已亭亭玉立矣。

近年医药界已将鸦胆子广泛地应用于肿瘤的治疗，因其所含生物碱能使异常增生之上皮组织产生退行性变，故外用能治赘疣，内服能使息肉萎缩进而消失。中西一理，在用者"神而明之"。

摘自《龙江医话医论集》

【按语】本案为直肠息肉。患者时有便血，审其症，属中医冷痢，治当收涩固脱。方中鸦胆子清热解毒、凉血治痢，尤善治疗冷积久痢。《本草纲目拾遗》："治冷痢久泄……外无烦热躁扰，内无肚腹急痛，有赤白相兼，无里急后重，大便清利，小便清长。"

案例 2

刘某，男，46岁。1991年5月就诊。

主诉： 反复脓血便12年，丧失工作能力3年。自1973年始解脓血样大便，在某院以菌痢给抗生素治疗后好转，但半月后再次发作。大便日解10～20次，抗生素治疗无效，钡剂灌肠诊断为溃疡性结肠炎，经中西药治疗症状反复，渐出现体重减轻及贫血，不能参加体力劳动。入院乙状结肠镜检查示：肠黏膜充血，水肿，大小不等的溃疡遍及黏膜，黏膜脆性增加。入院后依法用：鸦胆子、防风、黄柏各10克，蒲公英、地榆炭、紫花地丁、白蔹各20克，白及40克。浓煎保留灌肠，每日一剂。治疗14天为一疗程，症状消失。第二疗程结束时查乙状结肠镜见黏膜疤痕形成，息肉样黏膜消失，第三疗程结束即能正常劳动和生活。

摘自《古今专科专病医案·肛肠病》

【按语】本案为溃疡性结肠炎，审其症，属寒热错杂之象，方中鸦胆子清热解毒、燥湿止痢。《本草纲目拾遗》称其"治痢、痔"。

案例 3

张某，男，41 岁，1992 年 4 月 3 日诊。

肛门内有异物感，肛门隐痛坠胀，大便不畅两年余。一旦受凉、饮酒、食辛辣之物，次晨即里急后重，有黏液便。曾服诺氟沙星、先锋霉素等未能根治。近日发作肛内不适，骶尾骨处酸痛坠胀，大线附近压痛明显。直肠便呈细或扁状，且不爽利。直肠指诊：肛窦一侧有炎性增生硬结，肛门括约肌较紧，肛部齿状镜检：隐窝部充血水肿、糜烂，肛乳头增生肥大，色泽紫暗，纳少，少腹隐痛，面色萎黄，神疲乏力，舌质暗红，苔薄白根腻，脉细涩。用苦蓼煎保留灌肠处方：苦参 30 克，菝葜 30 克，白薇 30 克，黄药子 10 克，蜀羊泉 10 克，赤芍 10 克，鸦胆子 10 克，槐角 10 克，地榆 10 克，蛇六谷 10 克。10 天后局部症状消失，大便成形。连用 45 天后，直肠镜检未见异常。嘱其禁酒及辛辣之物，追访两年，未见复发。

摘自《古今专科专病医案·肛肠病》

【按语】本案中医诊断为肠风，因感寒或食用辛辣刺激之物加重，致使湿热邪毒积滞肛门而肛门灼热、坠痛。治以清热燥湿、活血解毒。方中鸦胆子清热解毒、燥湿止痢。

案例 4

患者，男，17 岁。1971 年 2 月 2 日诊。

患者于 10 天前因高热，而住入医院。诊为败血症，风湿热，风湿性关节炎，痢疾等。曾用青霉素、链霉素、红霉素、卡那霉素、庆大霉素以及多黏菌素等激素治疗，疗效不著。体温持续在 38～40℃，腹痛下痢，甚时日达 20 余次，赤白相杂，因病益甚需转青岛某医院，而来我院就诊。

症见：身热不退，面色㿠白，身体衰弱，神疲倦怠，卧床不起，噤口不食，时腹切痛，下痢赤白，日 15～16 次，里急后重，便下腐臭，舌红、苔黄，脉弦而数。证属湿热下痢，气阴双亏，有将脱之势。治拟清热化湿解毒，兼顾气阴，方用解毒生化丹加减。金银花、白芍、山药各 30 克，人参、生甘草各 9 克，白头翁 10 克，三七粉 6 克（冲），鸦胆子 60 粒（去壳），三七粉、鸦胆子用白糖水送服，余药煎汤服，日二剂，分四次服。

服药四剂，热退痢止，精神大振，每餐粥 2 两，可下床稍微活动，唯纳后腹微胀，故上方加鸡内金 9 克，继服。又原四剂后，腹胀愈，气阴欠振，予调补气血，一月后康复如常。

摘自《中医内科急症医案辑要》

【按语】本案属中医湿热痢，审其症，知为湿热邪毒，侵袭肠腑，气血凝滞，血络损伤。治当清肠化湿解毒、行气活血。方中鸦胆子清热解毒，燥湿止痢。据张锡纯指出："其痢之偏热者，当以鸦胆子为最要之药……鸦胆子，性善凉血止血，兼能化瘀生新。凡痢之偏热者，用之皆有捷效，而以治下鲜血之痢，泻血水之痢，则尤效……凡胃脘有实热充塞，噤口不食者，服之即可进食。"

鸦胆子医案

225

米某，男，37岁，河北省人。1961年2月4日诊。

主诉：大便带血呈紫暗色，亦间有鲜红血，大便奇臭，腹部略感不适，胃纳欠佳，时轻时重，缠绵不愈已2年之久。中西药物服之屡屡，效果不著。诊得脉濡而弦，苔黄而腻。化验粪：红细胞（++++）。镜检找到"阿米巴滋养体"，阿米巴痢疾。治拟单味鸦胆子治之。

处方：鸦胆子60克，龙眼肉60克。将鸦胆子轻捶去壳，用其整个的子仁20粒，用龙眼肉包裹吞服。每日服3次，连服15日为1个疗程。

并嘱患者，如服1个疗程未见好转，可继服第2个疗程，必须坚持服用，不得间断。

患者如法服1个疗程，便血已少，但未痊愈。患者感觉药性平和，自己加大药量，改为每次服60粒，每日服3次。每日总量为180粒，也不用龙眼肉包裹，改用馒头皮包裹，开水送下，只服了11日，便血已止。患者于3月4日来院述说病情，并检查大便，化验粪：红细胞（-），阿米巴（-）。余问其服药当中有不良反应否？他说："没有。可是我服了15日后，病大见好转，我加大剂量，每次服60粒，每日服180粒。"余愕然。患者说："没事。这样服了11日，大便就没血了，变成了正常大便。"余谓："这么大用量，还未曾用过。从你这一例吸取了该药用量的经验。"根据化验，已基本痊愈。俟后在4月3日，同其爱人贾某来院诊病，询问其病情，谓自愈后未再复发。现在较前健壮多了，并称该药"花钱不多，真能治病"云云。

摘自《孙润斋医案医话》

【按语】本案为阿米巴痢疾，观其症，属湿热痢，方仅一味鸦胆子，清热解毒，燥湿止痢。本品对胃肠道及肝肾有损害，不宜久服多服。患者在初得疗效后自行加量，随取奇效，但仍需遵医嘱，不可效仿。

案例 6

李某，女，40岁。因下痢白冻，腹痛半月就诊。患者素体虚弱因过食生冷而腹痛，下痢稀薄，有白冻，有时滑脱不禁，伴食少倦怠，四肢不温，怕冷。曾几次就医，均以附子理中加固涩之品，治两周后效果欠佳。察之形体瘦弱，面白少华，舌淡苔白，脉沉细弱。辨证当属虚寒痢。《本草拾遗》有"治冷痢久泻，百方无验者，一服（单味鸦胆子）即愈"之论述，遂取鸦胆子49粒，去皮，以龙眼肉包之，每7粒1包，温开水送下，日服2包，3日后下痢次数减至2次，腹痛明显减轻，大便少量白冻；至4日大便1次，白冻消失，无腹痛症状。嘱停药，改服补中益气汤，3剂后痊愈。

王某，34岁，男性，发冷发热，腹泻脓血状便，1日20余次，已2日，解便脐部剧痛，里急后重，四肢酸痛，全身乏力，食欲减退。体温38.8℃。体格检查：外貌呈急性病容，心肺正常，腹部柔软，左腹部稍有压痛。大便检查：外观红白色全黏液，红细胞（++），脓状（++），黏液（++），有阿米巴滋养体找到。遂用鸦胆子仁12个，糖纯素1.5克装胶囊。1天3次分服，同时用鸦胆子仁20个浸于1%碳酸氢钠溶液200mL中2小时后进行灌肠，每天1次。至次日，体温至 38.6℃，黏液便 1 日 6～7 次，已无腹痛。至第 3 日，体温下降至正常，大便检查：黄色稀状便，已无脓血发现，亦无阿米巴原虫找到。治疗 10 日后，经大便培养 3 次阴性，准予出院。

王某，男，32 岁，干部。因腹部隐痛，解脓血黏液便，日 10 数次，伴低热。经服氯霉素、痢特灵 1 周无效而入院。入院后大便镜检发现阿米巴原虫滋养体，遂以盐酸依米丁治疗，每次 0.03 克肌注，每天 2 次。治疗 2 天后，头晕心悸，血压下降，心音低钝。停用盐酸依米丁，改用鸦胆子治疗，每次 15 粒装入胶囊内口服，每天 3 次，投药后大便次数逐日减少，脓血便逐日减轻，服药 10 天症状完全消失，大便常规正常，3 次镜检均未找到阿米巴滋养体，痊愈出院。追访 7 年无反复。

摘自《中医单药奇效真传》

【按语】本案属西医阿米巴痢疾，三案方中仅一味药，鸦胆子清热解毒，燥湿止痢。无论热毒血痢，冷积久痢，效果均佳。如《医学衷中参西录》："味极苦，性凉，为凉血解毒之要药。善治热痢赤痢，二便因热下血，最能清血中之热及肠中之热，防腐生肌，诚有奇效。"

案例 7

柴某，男，21 岁。

病史： 1949 年曾因跌倒，致右耳外伤出血，治疗 20 余天，伤口愈合，局部留疤。半年后，发现右耳轮瘢痕增大如"胡桃"，坚实发痒且疼痛。1950 年及 1951 年曾先后在新疆某医院施切除术，不久均见复发。后来曾在郑州某医院诊断为瘢痕瘤，仍未治疗。诊断：右耳轮瘢痕疙瘩。

治疗过程： 1956 年 4 月来本所治疗，始用鸦胆子软膏局部涂药，经 1 个月的治疗，已显见缩小。后因工作关系，不能继续观察，2 个月后曾取得联系，瘢痕已下 2/3，不久干缩愈合。

摘自《中医单药奇效真传》

【按语】 本案属中医"疣"，因局部气血凝滞而成，耳部外伤为其诱因，形成赘疣。方中鸦胆子有腐蚀赘疣之功效。

案例 8

罗某，女，57 岁。

近数年来常发生腹泻大便如酱，1 日数次，未曾确诊。近因卵巢囊肿蒂扭转而行卵巢切除术，术后 1 星期腹痛剧烈，每隔 15 分钟至 30 分钟发作 1 次，同时腹部胀起，患者呻吟不止，辗转不安，伴有呕吐、口苦、口干，大便如酱样，小便黄，舌苔黄，脉象沉弦。从脉症分析，证属气滞热郁，但病发于手术之后，又当考虑到瘀血为患，故从清热解郁、活血止痛治疗。

处方： 用四逆散合失笑散、左金丸加减。柴胡 10 克，白芍 10 克，赤芍 10 克，枳壳 10 克，蒲黄 10 克，五灵脂 10 克，厚朴 10 克，黄芩 10 克，吴茱萸 3 克，水煎服，1 日 1 剂。

2 剂后，腹痛大为减轻，但腹泻不止，多则日达 10 来次，便如果酱，无里急后重及灼热感，口中和，舌淡润，苔薄黄，脉细而弦。改从调理脾胃、和解寒热施治。处方：高良姜 10 克，香附 10 克，延胡索 10 克，枳壳 7 克，当归 10

克，木香 5 克，黄芩 10 克，炒白术 10 克，鸦胆子 40 粒（去壳取仁装胶囊，分 2 次吞服）。

服 2 剂，症与便趋好转，腹痛基本消失，腹泻得止，仍守上方减黄芩为 6 克，鸦胆子为 30 粒。

又服 3 剂，大便有时成形，有时稍软，但未见稀便，间有轻微腹痛，食欲不振，口淡不渴，体倦乏力，小便清长，苔白脉细缓。脾胃虚寒之象较著，改用温中健脾之法，以小建中汤加减善后。半年后访得患者腹痛腹泻未发，体力增进，能做挑水等较重家务劳动。

摘自《中医临床家杨志一》

【按语】本案患者因平素腹泻，又逢手术，故有气虚血瘀，审其症，属气滞热郁，治以清热解郁、活血止痛。方中鸦胆子清热解毒、燥湿止痢，尤善治热毒血痢、冷积血痢。

案例 9

张某，女，65 岁。初诊：1992 年 10 月 12 日。

主诉及病史： 下痢赤白已有 3 年余，面色黄肿，乏力腰酸，纳差口苦，经西医诊断为慢性结肠炎、肠息肉（肠结核待排），用过各类抗生素灌肠收效甚微，特邀我会诊。诊查：痢下赤白时好时止，尤其劳累或饮食不当时更为明显，常伴腹痛里急，腰酸腹胀，人日消瘦，有时腹中有攻痛之感，疑为肠癌，心神不宁，有时彻夜不眠。脉濡细，舌淡瘀，苔浊腻。

辨证： 脾虚湿滞，痰瘀内结，肠毒未消。

治法： 健脾化痰，活血解毒。

处方： 鸦胆子（去壳）20 粒（用肠溶胶囊套服），三七粉 3 克（冲服），山药粉 50 克煮成糊状兑服。此为张锡纯三宝粥，20 剂。

经 20 天治疗，病情日益好转，终告痊愈，大便正常，未见痢下赤白，诸症若失。

摘自《中医现代名中医医案精萃》

【按语】本案为慢性结肠炎，属中医休息痢，治当温中清肠，佐以调气化滞。方中鸦胆子燥湿止痢、凉血活血。

案例 10

崔某，13 岁，得大便下血证。

病因： 仲夏天热，赛球竞走，劳力过度，又兼受热，遂患大便下血。

证候： 每日大便，必然下血，便时腹中作疼，或轻或剧，若疼剧时，则血之下者必多，已年余矣。饮食减少，身体羸瘦，面目黄白无血色，脉搏六至，左部弦而微硬，右部濡而无力。

诊断： 此证当因脾虚不能统血，是以其血下陷至其腹，所以作疼，其肠中必有损伤溃烂处也。当用药健补其脾胃，兼调养其肠中溃烂。

处方： 生怀山药一两，龙眼肉一两，金银花四钱，甘草三钱，广三七二钱半，轧细末鸦胆子八十粒，去皮拣其仁之成实者。

共药六味，将前四味煎汤，送服三七、鸦胆子各一半，至煎渣再服时，仍送服其余一半。

效果： 将药如法服两次，下血病即除根矣。

摘自《名医类案二续》

鸦胆子医案

【按语】本案属中医痢疾范畴，审其证，属脾不统血、气虚下陷。治以补齐升提、补血和血。方中鸦胆子清热解毒、燥湿止痢。

案例 11

袁某，住天津河东，32 岁，得大便下血证。

病因：先因劳心过度，心中时觉发热。继又因朋友宴会，饮酒过度遂得斯证。

证候：自孟夏下血，历六月不止。每日六七次，腹中觉疼，即须入厕。心中时或发热，懒于饮食。其脉浮而不实，有似芤脉，而不若芤脉之硬，两尺沉分尤虚，至数微数。

诊断：此证临便时腹疼者，肠中有溃烂处也；心中时或发热者，阴虚之热上浮也；其脉近芤者，失血过多也；其两尺尤虚者，下血久而阴亏，更兼下焦气化不固摄也。

此宜用化腐生肌之药，治其肠中溃烂；滋阴固气之药，固其下焦气化。则大便下血可愈矣。

处方：生怀山药两半，熟地黄一两，龙眼肉一两，净萸肉六钱，樗白皮五钱，金银花四钱，赤石脂研细四钱，甘草二钱，鸦胆子仁成实者八十粒，生硫黄细末八分，共药十味，将前八味煎汤，送服鸦胆子、硫黄各一半。至煎渣再服时，仍送服其余一半。至于硫黄生用之理，详于三期八卷。

摘自《张锡纯医案讲习录》

【按语】本案属中医痢疾，审其证为气血亏虚，阴虚燥热，治当补气和血、生津润燥。方中鸦胆子清热止痢，善清肠热，可恢复肠中溃疡。方中鸦胆子、硫黄并用者，因鸦胆子善治下血。而此证之脉两尺过弱，又恐单用之失于寒凉，故少加硫黄辅之。况其肠中脂膜，因下血日久易至腐败酿毒，二药之性皆善消除毒菌。

案例 12

怀某，30 余岁。

初次所下之痢，赤白参半，继则纯下赤痢，继则变为腥臭，血水夹杂脂膜，或如烂炙，时时腹中切痛，心中烦躁，不能饮食。其脉弦而微数，一呼吸约五至，重按有力，知其……内热，其热下移肠中，酿为痢疾。调治失宜，痢久不愈，肠中脂膜为痢所侵，变为溃疡性而下注……当用治疮治痢之药，合并治之，以清热解毒，化瘀生肌。

处方：金银花 30 克，生白芍 18 克，粉甘草 9 克，旱三七 9 克（细末），鸦胆子 60 粒（去皮，拣成实者）。共药五味，先将三七、鸦胆子，用白糖水各送服一半，即将余三味煎汤服。当日煎渣再服，亦先服所余三七及鸦胆子（此方载自《医学衷中参西录》，名解毒生化丹）。

如法服药 1 剂，腹痛即止，脉亦缓和，所便已见粪色，次数亦减。继投以通变白头翁汤，服 2 剂痊愈。

摘自《古今名家验案全析·脾胃病》

【**按语**】本案属中医痢疾范畴，证属热毒侵袭肠道，与肠道搏结发为此症，治当清热解毒、化瘀生肌。方中鸦胆子清热解毒、燥湿止痢，善清肠热，有恢复肠中溃疡、生肌之功效。

鸦胆子医案

案例 13

患者，女，17 岁。

于 2 周前的一天，干活以后感到劳累困倦，自汗甚多，又于午饭时，吃生菜凉饭，午后不久，即感头痛晕眩，周身不适，继则高热寒战，肢体酸楚，体若燔炭，体温达 40℃；伴见恶心呕吐，胸腹胀满，口渴喜饮，大便发干，当地卫生所诊为外感，给服 APC，肌注青霉素，当晚热退，次日下午 4 点左右，高热又起，病情依然，服退热药，数小时又退，如此反复发作十余天，渐至神疲不支，身体迅速消瘦，自汗盗汗，夜中失眠，经介绍于 1970 年 7 月 15 日前来我处治疗。症见：面色晦黄，皮肤干燥，头痛欲裂，饮食甚少，骨节疼痛，心情烦躁，脉象浮数而细，舌质红，苔黄燥。脉症合参：乃食热内郁，外感疫疠之症。本病之起，乃初为饮食所伤，脾胃受损，湿热内蕴，致生化功能失常，加之劳倦太过，起居失宜，元气消耗，营卫空虚，则外邪乘虚而入经所谓"邪之所凑，其气必虚"是也。伏于半表半里，出入于营卫之间，病又时值盛夏，先为暑热内侵，郁而化火，阳盛则热，故但热不寒，热胜耗气伤阴故周身困倦，少气烦冤，骨节酸痛，乃经络不畅、营卫不调所致里热炽盛，灼伤津液，故口渴喜饮，便泄溲黄。脉象细数而浮，舌质红，苔黄糙，均为热盛伤阴之象，食积内停，伤及脾运，故食欲缺乏。治宜清热疏表、育阴潜阳，佐以截疟之品。用青蒿鳖甲饮之甘寒生津之品。

处方：南青蒿、银柴胡各三钱，生鳖甲、生龟甲各六钱，生牡蛎、地骨皮各五钱，炒槟榔、乌梅各三钱，鹤虱四钱，干漆二钱，瓜蒌八钱，石菖蒲三钱，鸦胆子钱半（打碎）。用法：水煎服，2剂。

二诊： 热退神清头痛眩晕俱平，当日即未发作，继以上方加减2剂，善后巩固。处方：生牡蛎八钱，生鳖甲、生龟甲各五钱，炒槟榔三钱，鸦胆子钱半，水蛭二钱，鹤虱四钱，乌梅四钱，干漆二钱，瓜蒌八钱，石菖蒲三钱。

三诊： 精神恢复，饮食倍增，自汗盗汗消失，诸症悉退而愈。

摘自《郑颉云临证经验辑要》

【按语】 本案患者因劳累过度，饮食不洁，邪气侵袭，发为此病，以高热寒战为主要见症，高热不退，其状如疟。治法中当用祛邪截疟之品。方中鸦胆子清热解毒、清湿热、截疟。

案例 14

王某，40岁，住奉天铁岭。

病名： 伏热痢。

原因： 已未春远戍郑州，北人居南，夏日不堪溽暑，至孟秋病痢还奉。先入当地医院，医治旬日无效，遂来院求为诊治。

证候： 其病先泄泻旬日，继变痢疾，赤白稠黏，腹疼重坠，一日夜十五六次，且自觉腹凉，恒用热水囊熨之。

诊断： 脉弦有力，左部尤甚。知其下久阴虚，肝胆犹蕴有实热也。

疗法： 因晓之曰：此证原无寒，不必熨以热水囊，投以滋阴清肝之品病当立愈。

处方：怀山药一两（生），白头翁四钱，生白芍四钱，北秦皮三钱，生地榆三钱，生甘草二钱，旱三七三钱（细末），鸦胆子十粒（去皮，拣成实者）。

药共八味，先用白糖水送服三七，鸦胆子（此药须囫囵吞不可嚼破）各半，即将余六味煎汤服。当日煎渣再服，亦先服所余之三七及鸦胆子。（此方载自《医学衷中参西录》，名通变白头翁方，后论所以通变经方之义甚详）。

效果：如法服药一剂，其痢即愈，又变为泻，日四五次。自言腹中凉甚，熨以热水囊则稍愈，急欲服温补之药。然其脉仍无寒象，乃为其再三恳求，心稍游移，少为开温补之品。服后仍变为痢，下坠腹疼如故，至斯，病者亦自知决非寒凉，遂又急服第一方一剂，痢又愈。继用调补脾胃，兼消食利水之品数剂，其泻亦愈。

厥阴热痢，丹溪谓之肝痢。此案用白头翁汤加减，清解热毒，兼血，确为稳健有效之良方。与《金匮》治产后下痢，虚极用白头翁加扩草阿胶汤，理法相同。

本案中北人居南，源于水土不服，夏日伏邪，至秋发病。痢疾不发于夏而发于秋者，盖夏时阳气尽发于表，太阴主里，湿土用事，纯阴无阳，成过食生冷，积而不化，积久成热，痢之所由起也。不发于夏者，无阳则阴不运；发于秋者，阳气入里。攻之使然也，治法宜以苦寒之药燥湿涤热，佐以辛热助阳、开郁达气，故曰：行血则便红自愈，调气则后重自除。虽然，亦有虚实之辨，浅深之别，未可以概治也。《医方集解·泻火之剂》："此足阳明、少阴、厥阴药也。白头翁苦寒能入阳明血分，而凉血止痢；秦皮苦寒性涩，能凉肝益肾而固下焦；黄连凉心清肝，黄柏泻火补水，并能燥湿止痢而厚肠，取寒能胜热，苦能坚肾，涩能断下也。"《伤寒论》治厥阴热痢下重者，以白头翁汤清解热毒，至于久痢，其肠中或有腐烂，故用三七、鸦胆子，化其腐烂。鸦胆子，苦寒，入大肠经，为治痢抗疟要药，加用白芍、甘草可调和肝脾，缓急止痛，酸甘敛阴。

摘自《何廉臣著全国名医验案》

【按语】本案属痢疾，因北人居南，夏日不胜酷暑，伏邪藏内，至秋而发。如《内经》言："夏伤于暑，秋必痎疟。"治当清热解毒，和解祛邪。方中鸦胆子清热解毒，燥湿止痢，治疟。

细辛

医案

案例 1

李某，男，47 岁，工人，1964 年 4 月 5 日就诊。

病者患哮喘 10 余年，最近因感冒而哮喘发作特甚，夜不能平卧，喉中有如水鸣声，痰多清稀，痰沫甚多，每晚吐一茶缸。无明显畏寒，食纳减少，舌质晦暗，舌苔白腻，舌苔满布痰沫，脉浮而细数，听诊两肺满布湿啰音，治宜清肺化痰，方用小青龙汤加味。

辨证：痰湿蕴肺，兼有脾虚。

治法：温肺化痰。

处方：炙麻黄 5 克，桂枝 5 克，五味子 6 克，党参 15 克，法半夏 10 克，细辛 2 克，干姜 6 克，白芍 5 克，苏子 10 克，款冬花 10 克，炙甘草 5 克，服 6 剂。

4 月 12 日二诊：哮喘咳嗽减轻，气息平和为常人，痰少转浓，大便稀不成形，每日一次，小便清长，口不渴，食纳稍差，舌质淡红，脉浮弦，病情缓和，哮喘平定，唯痰湿宿肺，拟改用苓甘五味姜辛半夏汤加味：姜半夏 10 克，茯苓 15 克，细辛 2 克，蜜冬花 10 克，五味子 5 克，陈皮 10 克，干姜 6 克，苏子 10 克，炙甘草 5 克，每日一剂，水煎温服。

4 月 20 日三诊：服前方 6 剂后，喘咳诸证减轻，唯夜间有小阵咳嗽，痰白量少，大便仍稀软，脉弦软，舌润滑，拟用六君子汤加味：党参 15 克，白术 10 克，茯苓 15 克，细辛 2 克，五味子 5 克，陈皮 10 克，炙甘草 5 克，法半夏 10 克，苏子 10 克，款冬花 10 克，每日一剂，水煎温服。上方服 6 剂，咳嗽消失，症状平稳，恢复上班。

摘自《伤寒实践论》

【按语】本案患者为哮喘，属于中医"哮证""喘证"范畴。患者哮喘发作，喉中有如水鸣声，痰多清稀，痰沫甚多，无明显畏寒，舌质晦暗，舌苔白腻，舌苔满布痰沫，由此可辨证为痰湿蕴肺，兼有脾虚，治以温肺化痰之法，方用小青龙汤加味。首诊病减，继之以苓甘五味姜辛半夏汤专治痰饮宿肺，最后用六君子汤加味，补益肺脾，以治脾虚痰盛。三诊之中，皆有细辛，其性温味辛，可入肺经，有温肺化饮之功，与五味子、半夏、干姜等药为伍，痰饮可除。

案例 2

何某，女，21岁。

发病2日，于1954年3月10日就诊，外感风寒，发热恶寒无汗，周身骨干痛，咳嗽连声，头痛咽痛，脉浮数。

治法： 伤寒应以辛温解表，下不厌迟，慎用寒凉、黏腻收敛等药，温病则以辛凉解表，下不厌早，佐以甘寒，可用滋阴、寒凉、生津、清热等药。

处方： 干姜一钱，桂枝一钱，麻黄二钱，白芍三钱，甘草一钱，细辛一钱，半夏一钱，五味子二钱，玄参三钱，生石膏七钱，金银花二钱，寸冬二钱，水煎服。

服药后汗出，头身痛去，余症减轻，乃以宣通辛凉清淡养阴之品服之，诸症痊愈。

摘自《华廷芳学术经验集》

【按语】本案患者为外感风寒，发热恶寒无汗，周身疼痛，咽痛，脉浮数，为太阳伤寒，兼有热之证，治以解表散寒、清热养阴之法。方中细辛可解表散寒，祛风止痛，与他药为伍，则寒去热解，而诸症痊愈。

案例 3

刘某，女，21岁。

头晕心悸，关节游走疼痛，时已2个月，屡经西医诊治，为风湿性关节炎。注射针药稍见好转，迄未痊愈。近来腰腿酸痛更甚，月经少，色黑暗。舌苔薄白，六脉沉滞。

辨证：六脉沉滞，气血不活，缘于风湿之邪，入侵经络，不通则痛，关节不利，月经少，色不鲜亦是明证。腰腿酸痛，痛无定处，风邪重于寒湿，拟治以祛风湿、通经络、和气血。

处方：酒当归10克，功劳叶12克，酒川芎5克，乌蛇肉18克，片姜黄6克，油松节24克，桂枝、桑寄生各15克，生熟地各6克，左秦艽5克，北细辛、春砂仁各3克，金狗脊15克，川桂枝、醋柴胡各3克，赤白芍各10克（同炒），炙草节10克。

二诊：药服4剂，疼痛稍减，仍头晕心悸，前方加重散风药，羌活、独活各5克，左秦艽6克，杜仲、续断各10克，桂枝、桑寄生各15克，熟地黄6克，酒当归10克，春砂仁、北细辛各3克，杭白芍12克，金狗脊15克，千年健10克，蔓荆子10克，油松节24克，酒川芎5克，钻地风10克，甘草节6克。

三诊：服药3剂，疼痛大为好转，只心悸仍作，睡眠不实，拟丸方。以二诊处方3付，共研细面，炼蜜为丸，每丸重10克，每日早、晚各服1丸。

摘自《施今墨病案解读》

【**按语**】本案患者为风湿性关节炎，属于中医"痹证"

范畴，由风、寒、湿三气杂至使然，患者关节游走疼痛，可知邪气偏向于风邪为盛，兼有寒湿，治以祛风湿、通经络、和气血之法。方中细辛可祛风散寒止痛，直达病机，与他药为伍，风湿除，经络通，气血和，而诸症痊愈。

案例 4

杨某，男，40岁。1984年5月17日初诊。

初诊：胃脘部阵发性绞痛3天，黄疸发热1天。纳呆，脘痛乍止，痛则汗出，拒按。痛甚则吐，呕吐蛔虫1条。目睛微黄、小便短赤，大便干结、苔黄腻、脉滑数。已服颠茄片等治疗未愈。现发热38.5℃，查肝功能示：黄疸指数略升高，余正常。

中医诊断：阳黄（湿热内蕴），胃脘痛（虫居胆道）。

西医诊断：胆道蛔虫合并感染。

治则：清热利胆，驱蛔缓痛。

处方：威灵仙15克，茵陈蒿20克，大黄9克（后下），龙胆草9克，金银花20克，蒲公英20克，苦楝根皮12克，延胡索10克，乌梅30克，细辛3克，每日1剂，水煎服内服。3剂后黄疸已退、痛失、热平、神爽、大便调。唯纳差、脘痞，再和中理气之剂，调补中州而愈。

摘自《李济仁临证医案存真》

【按语】本案患者为胆道蛔虫合并感染，主要表现为胃脘部阵发性绞痛，黄疸发热，属于中医"黄疸""胃脘痛"范畴，辨证为湿热内蕴，虫居胆道，治以清热利胆、驱蛔缓痛之法。方中茵陈蒿、龙胆草等药可清热祛湿、利胆退黄，细辛味辛，辛可伏蛔，与乌梅、苦楝根皮为伍，可达驱虫安蛔之效。

案例 5

卜某，女，20 岁。1958 年 7 月 21 日初诊。

风寒外袭痰饮恋肺，气喘咳痰不爽，喉中有声，脉弦，苔薄。拟射干麻黄汤、小青龙汤出入，温表散寒，宣肺化饮。炙麻黄、制厚朴各 2.4 克，川桂枝、北细辛各 1.5 克，嫩射干、嫩鹅管石各 3 克，炙紫菀、款冬花各 6 克，7 剂。

二诊：气喘已减，喉中痰声未清，前方出入。炙麻黄 2.4 克，川桂枝 1.5 克，北细辛 1.5 克，嫩射干 3 克，制厚朴 2.4 克，炙紫菀 9 克，炙款冬花 9 克，白杏仁 9 克，炙白苏子 4.5 克（包煎），煅鹅管石 4.5 克，五味子 0.9 克，7 剂。

三诊：气喘渐平，鼻塞涕清，咳嗽，再从原方增减。炙麻黄 2.4 克，嫩射干 3 克，北细辛 0.9 克，陈辛夷 1.5 克，炙紫菀 9 克，炙款冬花 9 克，炙百部 6 克，白杏仁 9 克，炙白苏子 4.5 克（包煎），煅鹅管石 4.5 克，6 剂。

摘自《名家教你读医案》

【按语】本案患者为外感咳喘之病，由于风寒外袭、痰饮恋肺所致，治以温表散寒、宣肺化饮之法。方用射干麻黄汤合小青龙汤加减。外感咳喘，必内有伏饮，故方中应用细辛以解表散寒、温肺化饮，与麻黄、桂枝等药为伍，共达散寒化饮止咳喘之效。

案例 6

程某，女，33 岁，农民，1986 年 11 月 24 日初诊。

主诉： 手足麻木 4 年多。4 年前出现手足指（趾）麻木，伴胀痛，且延及全身关节刺痛不适。曾在某医院诊疗多年，诊断为末梢神经炎，经服西药"维生素 B"和"止痛片"等治养，时轻时重，一直未愈。近来又有加重，并伴腹胀、肠鸣，大便干，日一行，胃嘈杂不适，手足怕凉。舌苔薄白水滑，舌质淡红，脉弦细。

辨证： 血虚脉痹，风寒湿侵。

治法： 养血通络，扶正疗痹。

方药： 四物汤合黄芪桂枝五物汤加减。白芍 10 克，当归 10 克，熟地黄 10 克，川芎 6 克，生黄芪 30 克，桂枝 10 克，细辛 3 克，独活 6 克，桑枝 15 克，川椒 1 克，豨莶草 10 克，香附 10 克，炙甘草 6 克，水煎服，连服 6 剂。

12 月 1 日复诊： 药后其手足麻木、胀痛减轻，大便已不干，仍有腹胀、肠鸣。舌苔薄白，质淡红，脉弦细。前方加减再进。白芍 10 克，川芎 6 克，熟地黄 10 克，当归 10 克，桂枝 10 克，生黄芪 30 克，桑枝 15 克，独活 6 克，防风 6 克，炒陈皮 10 克，砂仁 5 克，神曲 10 克，水煎服，服药 10 剂。

12 月 15 日三诊： 自诉腹胀肠鸣已无，手足麻木消失，但肩、膝关节仍发凉。病退大半，阳气未复也，嘱其坚持治疗，又于前方加羌活、杜仲、海风藤各 10 克，去砂仁、陈皮、神曲，又投 6 剂而病愈。

摘自《杏园金方名医验案》

细辛医案

245

【按语】本案患者为末梢神经炎，属于中医"痹证"范畴，患者手足麻木，伴胀痛，怕凉，舌苔薄白水滑，舌质淡红，脉弦细，可辨证为血虚脉痹，风寒湿侵，治以养血通络、散寒除湿之法，方用四物汤合黄芪桂枝五物汤加减。方中四物汤专以养血，黄芪桂枝五物汤固表祛风，细辛可祛风散寒止痛。

案例 7

李某，男，53岁。2013年5月12日初诊。

主因"左耳耳鸣、耳聋，行走不利1月余"来诊。1月余前突发视物不清，左耳耳鸣，晕厥伴汗出，行走不利，向左侧偏斜。在北京某医院就诊，查头颅CT示：小脑梗死。经治疗后行走不利减轻，左耳听力好转，仍耳鸣。现症：左耳耳鸣，左听力下降，行走不利。向左侧偏斜。舌质暗，苔白腻稍黄，脉弦滑。既往高血压病史近10年，血压控制欠佳。

西医诊断：脑梗死，神经性耳鸣。

中医诊断：中风（中经络）。

辨证：风痰内蕴，痰瘀互结。

治法：开窍化痰，息风通络。

处方：石菖蒲30克，远志10克，胆南星10克，陈皮10克，茯苓10克，半夏10克，天麻10克，钩藤15克，葛根20克，细辛3克，甘草10克，7剂。水煎450mL，分早、中、晚3次温服，日1剂。另：回神颗粒5克，口服，每日3次。

5月19日二诊：耳鸣稍减轻，仍觉头晕及左耳听力下降。上方加川芎 6 克，葛根 20 克，14 剂。

6 月 2 日三诊： 耳鸣、头晕、行走不利均较前好转，仍
觉左耳听力下降。二诊方加蝉蜕 6 克，14 剂。

6 月 15 日四诊： 诸症好转，舌质暗，苔白稍腻，脉弦
滑。三诊方去胆南星。服 20 剂。另嘱，停药后继服回神颗
粒 3 个月。随访知基本痊愈。

摘自《陈宝贵医案选粹》

【**按语**】本案患者为脑梗死，神经性耳鸣，属于中医
"中风""耳鸣"范畴，患者主要表现为行走不利，左耳耳
鸣，为中风中经络之证，证属肝风夹痰，痰瘀互结，治以开
窍化痰、息风通络之法。方中细辛可通窍开络，与他药为伍
可瘀化痰消、窍开络通。

案例 8

秦某，男，32 岁，干部。1960 年 4 月诊治。

患者视力减退，视物模糊 3 年，伴目中刺痛，头昏额
痛，心烦失眠，口干口苦，纳谷不佳，大便溏稀，经北京某
医院诊断为"慢性角膜炎、角膜溃疡"。视其乌珠混浊，且
有云翳，细如星点，或如碎米，或如萝卜花、鱼鳞之状，中
间低陷而色白，间见微黄。查其脉弦细而数，尺候不足，舌
尖色红，舌有瘀斑，舌苔白腻。诊断为眼病之"花翳白陷"。
初予养阴清热，退翳明目之剂，服 10 余帖，不效。细思之，
病在乌珠，为风轮之疾，内与厥阴肝经相应，且证寒热错
杂，遂投以乌梅丸加味治之。

处方： 乌梅 12 克（去核），黄连 6 克，炒黄柏 6 克，当
归 9 克，党参 12 克，干姜 6 克，桂枝 6 克，炒川椒 6 克，

细辛 3 克，制附片 12 克（先煎 1 小时），水煎服。

服 5 剂，口干口苦、心烦、纳差之症有所减，以其舌有瘀斑，复于上方增入三棱 6 克、莪术 6 克、炮山甲 9 克，以活血祛瘀、溃坚破结。

5 剂后，目痛减轻，视力稍增，他症亦有好转，细察其目，乌珠之云翳有消散之势。

又进 5 剂，视物清晰，云翳消散。

再守原方 1 剂，多年痼疾，竟获痊愈。

摘自《名中医治病绝招》

【按语】本案患者为视力减退，视物模糊，西医诊断为慢性角膜炎、角膜溃疡，属于中医眼病之"花翳白陷"范畴，辨证为寒热错杂，方用乌梅丸加味治之。方中细辛味辛，可温经散寒。

案例 9

李某，女，57 岁，干部。1993 年 3 月 10 日初诊。

病史：曾为运动员，一直心动缓慢，不任训练而改行。1987 年 7 月，因头晕、心慌等不适，经某医院诊断为"病态窦房结综合征"。患者拒绝安置人工心脏起搏器，心率 45 次/分左右，常服阿托品制剂等维持。现症：心率 45～50 次/分，心悸、心慌、心前区闪电式刺痛，有频死感，头晕，眼花，耳鸣，畏寒冷，乏力，便如常。察其形体瘦长，精神欠佳，面色苍暗少华，少气懒言，舌质淡苔白润，脉迟沉细涩而弱。辨证：阳虚气弱，兼寒凝血瘀。以温阳益气、活血散寒治之。方用麻黄附子细辛汤、桂枝甘草汤、生脉散合方加味。

处方：麻黄6克，制附片20克（先煎30分钟），细辛5克，桂枝15克，炙甘草5克，红参15克，五味子12克，麦冬20克，黄芪40克，丹参20克，当归15克。

3月18日复诊：上方服4剂后，患者自觉症状显著减轻，又多配2剂服用。目前心率增至60～65次/分，自谓如常人，诊其脉率正常，脉势已无涩弱之象，是阳气渐复，寒凝已去，乃用右归丸大补肾中元阳，以图巩固疗效。

摘自《国医大师经方验案精选》

【按语】本案患者为病态窦房结综合征，属中医学"心悸"范畴，患者畏寒冷、乏力、精神欠佳、脉迟沉为阳虚之象，面色苍暗、脉涩为瘀血之象，故本案患者辨证为阳虚气弱，兼寒凝血瘀，治以温阳益气、活血散寒之法，方用麻黄附子细辛汤、桂枝甘草汤、生脉散合方加味。方中细辛为寒凝血瘀而设，与附子为伍，可达温阳散寒之效。

案例 10

童某，男，21岁，工人。1963年10月21日初诊。

患者胃脘部及两胁下胀痛，痛处沥沥有声，呕吐清冷涎沫，四肢厥冷，不欲饮食，头眩晕，面色黧黑，口淡，大便溏泄，小便清长，脉象弦缓，舌苔白腻而润。询其病史，已历14年之久，从胃病论治多时无效。据其脉证符合痰饮病机始投温热散寒，除痰涤饮之苓甘五味姜辛半夏汤试探。

处方：茯苓15克，五味子5克，姜半夏10克，细辛3克，干姜10克，肉桂6克，炙甘草5克，每日1剂，水煎温服。

二诊：服前方6剂后，肢厥回温，食量增加，精神好

细辛医案

249

转，脉舌仍前。逾因病延日久，体素虚寒，改投真武汤加姜、细、味治之。制附片10克，白术10克，白芍6克，茯苓15克，干姜6克，五味子6克，细辛3克，每日煎服1剂。

三诊： 服前方5剂，诸症悉减，饮食增进，精神好转，上肢回温，唯时欲呕，右胁下漉漉有声，下肢厥冷仍前，脉细软，舌白滑，拟用四逆汤合苓桂术甘汤：附片10克，川椒目5克，干姜6克，赤石脂12克，茯苓20克，苍术6克，肉桂3克，炙甘草5克，每日1剂，水煎温服。

四诊： 服前方10剂后，右胁之声已失，四肢温暖如常，睡眠良好，口淡舌白润，唇色晦暗，脉弦缓。处方：茯苓25克，漂白术12克，五味子10克，附片10克，干姜6克，肉桂3克，细辛3克，炙甘草5克，每日服1剂。

五诊： 服前方3剂，病势缓和，停药数日。于前日又突然右胁下痛，吐清水，腹中肠鸣，脉弦缓而紧。疑其病情反复，水邪停于肠间，故从分消入手，试投温化利水的五苓散，以探病情。服2剂，非但无效，反见困倦神疲。嘱其停药观察，调理将息。

六诊： 停药后4天，症见头眩晕，卧则舒，起则眩，腹中仍间有肠鸣，二便无恙，脉弦缓，改用苓桂术甘汤治之：茯苓30克，桂枝10克，白术15克，制半夏10克，炙甘草5克。服2剂后两目红赤瘙痒，即减桂枝改用桂木5克。继服20余剂，诸恙始痊。

摘自《伤寒实践论》

【按语】 本案患者主要表现为胃脘部及两胁下胀痛，属于中医"胃脘痛""胁痛"范畴，患者呕吐清冷涎沫，四肢厥冷，大便溏泄，小便清长，脉象弦缓，舌苔白腻而润，可辨证为寒饮内停，治以温热散寒、除痰涤饮之法，方用苓甘五味姜辛半夏汤加减。方中细辛性温味辛，不仅可散寒，还可温肺化饮，故用此药。四诊时四肢温暖如常，饮邪得减。

案例 11

郭某，女，16岁。于1976年1月26日初诊。

主诉：眼睑、下肢水肿7天，加剧2天。病史：1个月前身上生疮，在本月18日注射青霉素过程中发现眼睑水肿，当时被认为是过敏，随服苯海拉明及氢氯噻嗪治疗无效，后渐出现下肢水肿，于本月24日经某医院诊断为"急性肾炎"。现症：面色㿠白无华，下肢及面、眼睑呈中度水肿。食欲缺乏，四肢畏冷，腹胀，头晕乏力，小便浑浊，次数多，但不畅，无明显腰痛。检查：体温37.2℃，血压128/84mmHg。周围血象：白细胞计数 $28.4×10^9$/L，嗜中性粒细胞0.88，淋巴细胞0.12。尿常规：蛋白质（＋），红细胞（＋＋），白细胞（＋）。舌质淡红，苔薄白，脉沉迟而缓。

诊断：水肿（脾肾阳虚型）。

辨证：脾肾阳虚，水湿泛滥。

治则：温补脾肾，行气利水。

方药：仿乌梅丸加减。附子5克，椒目3克，桂枝10克，通草6克，细辛5克，黄连5克，黄柏6克，当归12克，党参12克，泽泻15克，车前子15克，金银花30克，甘草6克，2剂温服。

1月30日二诊：症状减轻，饮食增加，小便量较前增多。上方续服4剂。

2月3日三诊：水肿明显消退，饮食增加，唯四肢畏冷，

精神欠佳，舌苔薄白，脉沉迟而缓，尿常规：蛋白质（+），红细胞（+），脓细胞（+），白细胞（+）

血常规：白细胞计数 $13.6 \times 10^9/L$，嗜中性粒细胞 0.77，淋巴细胞 0.20，单核细胞 0.03。处方：当归 15 克，白芍 15 克，桂枝 10 克，细辛 5 克，通草 6 克，益母草 30 克，白花蛇舌草 30 克，墨旱莲 15 克，黄芪 15 克，甘草 6 克，生姜 1 片，大枣 3 枚，3 剂温服。

2 月 6 日四诊：症状同上，上方 5 剂。

2 月 11 日五诊：症状同上，上方 5 剂。

2 月 16 日六诊：水肿消失，四肢转温，食欲增加，精神尚可，唯有时微有腹胀，面色无华，夜间尿多，3～4 次，舌质淡、苔薄白，脉沉细无力，尿常规：蛋白质（+），红细胞（-），白细胞（+），血常规已恢复正常。处方：麦冬 12 克，天冬 10 克，茯苓 12 克，莱菔子 12 克，牵牛子 6 克，车前子 15 克，槟榔 6 克，通草 6 克，巴戟天 12 克，山药 15 克，黄芪 15 克，仙茅 10 克，甘草 6 克，5 剂。

2 月 21 日七诊：症状同上，上方 5 剂。

2 月 27 日八诊：症状同前，精神好转，面色红润，饮食增加，小便正常，化验尿常规除蛋白（+）外，余项均正常。处方：黄芪 15 克，桂枝 6 克，白芍 10 克，细辛 3 克，通草 6 克，山药 12 克，益母草 30 克，金樱子 12 克，芡实 12 克，茯苓 10 克，当归 12 克，甘草 6 克，10 剂温服。

3 月 10 日九诊：诸症消失，尿常规恢复正常，改服金匮肾气丸，以资善后。

摘自《名老中医临证验案医话》

【按语】本案患者为急性肾炎，主要表现为眼睑、下肢水肿，属于中医学"水肿"范畴，患者四肢畏冷，面色㿠白无华，脉沉迟而缓，可辨证为脾肾阳虚，水湿泛滥，治以温补脾肾，行气利水之法，方用乌梅丸加减。方中细辛可归肺、肾经，散寒温肺化饮，与其他温阳化饮药同用，可达温肾利水之效，故六诊时水肿消失，遂减去细辛。

案例 12

许某，男，30岁，已婚，农民。

1977年12月3日初诊：全身骨节酸痛，午后发热，直至黄昏，先因患感，头身疼痛，恶寒发热，四更其医，各云其是，终不得解，则如是矣。于是病者惶惶，疑罹瘤疾，特备资入城细查，以究其果。殊知一一查证，均系正常。遍访良策，众说纷纭，忐忑之余，偶遇黄竹贤荐而同来学校求治。病虽近一月，其形体依然壮实，午后发热虽甚，而衣着颇厚，诊其脉略有紧象，察其舌质淡，苔白厚而腻，小便虽频而涩，其色尚清。纵观始末，乃寒湿使然也。治法当助阳解表，兼以芳化即可。

方与麻黄附子细辛汤加味：麻黄绒10克，制附片16克，细辛6克，桂枝10克，藿香16克，佩兰16克，荆芥12克，防风12克，薄荷10克，水煎服。

12月17日复诊：据云，首服微烦，继则通体微汗而诸症悉退。自信重证已除，轻恙无妨，懒于遥途复诊，就近求医。医无视前因后果，贸然与银翘解毒丸服之，一服则胸中寒凉，再服更甚，遂停后服。复求之，更为滋阴之品，病者虽不知医，尚能识药明理，因之未取而复来学校复诊。诊得六脉和缓，厚腻之苔全退，身疼午后发热均解，唯头微昏而恶风，以寒湿已散而表卫未固，法当调营固卫以善其后。乃书桂枝汤加远志、防风与之。

12月19日三诊：前证已除，调理而安。时隔数月携子来诊云，已健壮胜于病前也。

摘自《中医临证求索集》

【**按语**】本案患者先因患感，头身疼痛，恶寒发热，多方诊治，终不得解。其脉有紧象，舌质淡，苔白厚而腻，以此可辨其证为寒湿内盛，治以助阳解表化湿之法，方用麻黄附子细辛汤加味。方中细辛可解表散寒，与他药为伍可达温化寒湿之效，而诸症悉退。

案例13

胡某，女，45岁，台州椒江人，2008年5月19日初诊。

主诉：左肩及肩胛部疼痛，功能受限半年。病史：去年冬天11月15日肩及肩胛部上厕所的时候受寒，感到局部不舒服。后过10天手及上肢有点麻木、发酸，肩胛部压痛，往后面伸时疼痛明显，朝前面感觉还好，到医院买止痛药后也未见明显好转。疼渐加重，肩部疼痛酸沉，持续不解，每遇寒冷及劳累症状加重。检查：面色皮肤较黑，五官端正，双侧扁桃体肿（+），左侧上肢及关节外展、外旋活动受限，不能上举。血沉25mm/h，类风湿因子阴性，抗"O"1561IU/mL。X线可见颈椎轻度骨质增生及退行性病变。舌质紫暗，苔白，脉沉涩。

中医诊断：寒痹。

西医诊断：肩周炎。

辨证：寒凝血瘀，不通则痛，昼轻夜重。

治法：温经散寒，活血化瘀，通络止痛。

处方：补阳还五汤加减。乌头 10 克，细辛 10 克，防风 15 克，川芎 15 克，桃仁 12 克，红花 12 克，地龙 12 克，黄芪 30 克，赤芍 15 克，路路通 20 克，鸡血藤 30 克，白芍 15 克，水煎服，每日 1 剂，早晚各 1 次。取方中的第三汁外洗肩胛部半小时，每天 1 次，连续 5 天。

配用：益肾固痹丸 8 克，1 日 2 次，外贴新法风湿膏，每天 1 个，连用 1 周。服药及贴膏药后自身感到身体暖和一些，又加中药外洗半小时。继前方中药基础上加伸筋草 30 克，桑寄生 20 克，苍术 20 克，继服中药 10 剂，疼痛轻，肩关节向前后伸屈好转。血沉 15mm/h，类风湿因子及抗 "O"（−），X 线片如前，舌质红，苔薄白，脉沉细。后又服中药 20 剂，经这些方法后患者症状基本消除。肢体麻木疼痛明显者可口服止痛片及维生素 B_1，中药可加延胡索、制附子；若痛甚者加桂枝、制乳香、制没药；体虚者加党参，久病入络者加蜈蚣、全蝎。

摘自《中医杂病治疗心法》

【按语】本案患者为肩周炎，属于中医学"痹证"范畴，患者自述感寒后而发病，舌质紫暗，苔白，脉沉涩，可辨为寒凝血瘀证，治以温经散寒、活血化瘀、通络止痛之法，方用补阳还五汤加减。方中细辛解表散寒、祛风止痛，善治风湿痹痛，与他药为伍寒湿可去，瘀血可化，而达络通痛止之效。

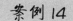

案例 14

李某，男，52 岁，干部。1975 年 4 月 7 日就诊。

阵发性左胸疼痛 2 年，曾于 1973 年 4 月确诊为冠心病。

近期胸闷加剧，心前区痛频发，且波及背部、肢体麻木，形寒肢冷、倦怠乏力，伴右肩臂疼痛，自寒冬始，阴雨天胸闷甚。饮食二便自调，舌淡苔薄白，脉沉迟。心电图示：冠状动脉供血不足。

辨证：寒邪壅盛，阻遏心阳。

治法：宣痹散寒，温心通阳。

处方：瓜蒌 30 克，薤白 10 克，丹参 30 克，五灵脂 10 克，蒲黄 10 克（包煎），降香 10 克，细辛 2 克，郁金 2 克，炙甘草 10 克，黄酒 30 克，水煎服。

4 月 14 日：药后胸闷痛悉减，然纳呆、脘痞不减，仍守原方，佐以健脾豁痰之剂。处方：鸢尾 12 克，薤白 10 克，桂枝 10 克，半夏 10 克，人参 15 克，白术 12 克，丹参 30 克，川芎 10 克，红花 10 克，降香 12 克，炙甘草 10 克，黄酒 30 克，水敷服。

4 月 25 日：药后诸症递减，心绞痛未发，仍宗原意。处方：瓜蒌 15 克，薤白 10 克，半夏 10 克，川芎 10 克，红花 10 克，赤芍 10 克，降香 12 克，丹参 30 克，黄芪 30 克，桑寄生 15 克，木香 10 克，炙甘草 10 克，黄酒 30 克，水煎服。

4 月 29 日：服中药 20 剂，患者欣然相告，胸闷悉除，心绞痛未发，肩背痛已瘥，纳食渐进，查心电图正常，复做运动试验亦明显改善。

摘自《柳吉忱诊籍纂论》

【按语】本案患者为冠心病，属于中医学"胸痹""心痛"范畴，患者阵发性左胸疼痛，伴形寒肢冷，倦怠乏力，脉沉迟，舌淡苔薄白，辨证为寒凝心脉证，治以宣痹散寒、温心通阳之法，方用瓜蒌薤白白酒汤加减。方中细辛可宣痹散寒、温心通阳，与其他温阳、活血之药为伍，心脉得通，而药后胸闷痛悉减，二诊遂减去。

案例 15

樊某，女，46岁。2002年10月8日初诊。

阵作心悸胸闷10年，近1月加重并伴晕厥。初诊：10年来反复出现心悸胸闷，未引起注意，近1个月症状加重，在上月某日晕厥一次，伴有乏力，胸闷疼。超声心动图正常；24小时动态心电图示：窦性停搏，ST-T改变，24小时窦性心律最快心率89次／分，最慢心率37次／分，平均心律60次／分，其最慢心律日间夜晚均可见到，并伴Ⅰ度房室传导阻滞。阿托品试验阴性。既往：10年前曾在某院诊为病毒性心肌炎，胆囊炎胆石症2年，怀疑高血压病史1年。现症：心悸，胸闷，乏力，经期不规则，二便尚可。查血压150/90mmHg，心率60次／分，面色苍白，舌暗，舌尖部可见瘀点，苔白，脉沉细缓，理化检查：T_3、T_4正常。

诊断：阳虚血瘀型心悸（病毒性心肌炎，心律失常，病态窦房结综合征；高血压2级极高危）。

治法：温阳活血。

处方：麻黄附子细辛汤与二仙汤加减。淫羊藿20克，仙茅10克，净麻黄6克，制附片10克，辽细辛6克，丹参12克，赤芍10克，白芍10克，知母10克，全当归12克，桑椹15克，14剂，水煎服。

2002年10月22日二诊：服药后，心悸胸闷痛明显好转，乏力症状已有减轻，自觉口干。查：舌暗，舌尖可见瘀斑瘀点同前，脉沉细，血压140/80mmHg，心率60次／分。

為防其辛溫太過，上方加用養陰之品女貞子 10 克，旱蓮草 10 克，7 剂，水煎服。

2002 年 10 月 29 日三诊： 服药后，已无乏力口干发作，但时感手抖。查舌暗红，脉沉细，血压 150/90mmHg。认为目前肝风症状与高血压有关，上方去仙茅并加用桑叶 10 克，14 剂，水煎服。

2002 年 11 月 12 日四诊： 服药后，症状更加稳定。查 24 小时动态心电图示：窦性停搏消失，ST–T 改变，24 小时最快心律 112 次 / 分，最慢心律 48 次 / 分，平均心律 70 次 / 分。未见房室传导阻滞。以后每 2 ～ 3 周复查一次坚持服上方并加用肉桂粉 1.5 克，分冲。

2003 年 1 月 27 日五诊： 服 2002 年 11 月 12 日复诊方，症状一直稳定。自诉上月曾症状加剧，自行抄最近一次汤药方服用，3 天后症状消失，现服用丸药，症状稳定，可行走 3 千米。查舌暗减轻，少量瘀点，苔薄白，脉沉滑。嘱其可继用丸药。若无不适可停用。

摘自《丁启后医案》

【按语】 本案患者为病毒性心肌炎，心律失常，病态窦房结综合征属于中医"心悸"范畴。患者心悸，胸闷，乏力，面色苍白；舌暗，舌尖部可见瘀点，脉沉细缓，可辨为阳虚血瘀证，治以温阳活血之法，方用麻黄附子细辛汤与二仙汤加减。方中细辛性温，可温经散寒通络，其辛温之力较大，故在二诊时为防细辛过于辛温伤阴，而加入女贞子、旱莲草，而终获佳效。

案例 16

司某，男，46岁，工人。1979年6月3日初诊。

患者因工作经常接触凉水和居住潮湿，1979年4月初始觉手脚发麻凉，并逐渐加重。严重时抬举艰难，握拳困难，影响睡眠，曾在本厂医务室注射维生素B和口服木瓜丸治疗，无效，后到某中医医院改服中药汤剂加按摩治疗月余，也不见效。凉麻继续发展，上至头部，下至大腿，自感十分痛苦，精神负担很重，影响工作，遂来求治。刻下：四肢发凉，发麻，两手为甚，有时凉麻至头部及两腿根。怕冷眠差，或因手脚凉麻不能入睡，或睡着后因凉麻致醒。饮食二便正常。脉濡缓，舌质较淡，舌体胖有齿，苔薄白。证属寒湿内侵，脉络痹阻，治以温通行滞，活血散瘀除湿。方拟当归四逆汤加减，药用当归12克，桂枝10克，细辛3克，川芎10克，红花10克，木通10克，赤芍10克，鸡血藤12克，炙甘草3克，大枣5枚，6剂，每日1剂，水煎服。忌食生冷，避着凉水。

二诊： 症状见轻，说明药已中病。治宗原法，并加强散寒除湿之力。原方去细辛，加熟附片10克，羌活、独活各5克，又进10剂。

三诊、四诊： 仍宗原法，以二诊方加减续进20余剂，病情适日好转。

五诊： 患者自述手足麻木发凉已经消失。观其精神好转，脉象缓弱，舌体仍胖且有齿痕，说明寒湿之邪已除大部，正气急待扶持，遂改用益气助阳，行血通脉，兼祛寒湿之法。药用生黄芪20克，当归15克，赤芍10克，桂枝10

克，鸡血藤 15 克，川芎 10 克，红花 10 克，木通 5 克，熟附片 10 克（先煎），苍术 10 克，羌活 5 克，独活 5 克，炙甘草 3 克，10 剂，隔日 1 剂，水煎服，并在不服汤药日加服舒筋活血片。

六诊： 服上药后病已基本治愈，精神与体力大有好转，治宗前法，并加强扶正。上方去羌活、独活，加益气健脾燥湿的白术 10 克，并将补血活血通络祛风的鸡血藤加至 30 克，再进 10 剂，服法同前，仍加服舒筋活血片，以巩固疗效，并嘱其注意避免再受寒湿。

摘自《颜正华验案精选》

【按语】本案患者主要表现为脚发麻凉，其脉濡缓，舌质较淡，舌体胖有齿痕，苔薄白，可辨为寒湿内侵，脉络痹阻证，治以温通行滞、活血散瘀除湿之法，方用当归四逆汤加减。方中细辛辛温散寒，与当归、川芎、红花、鸡血藤等活血药为伍，可达温经散寒、活血化瘀之效。二诊时症见轻，治宗原法，去细辛而加熟附片、羌活、独活以加强温阳散寒除湿之力。

案例 17

李某，男，34 岁，1974 年 11 月 5 日初诊。

患者左睾丸肿痛已 10 多天，经某医院中医科诊断为"疝气"，服用橘核、山楂核、荔枝核、金银花、连翘等数剂，痛依然如故，转邀柴浩然诊治。诊见左睾丸肿痛而冷，少腹有拘急感，痛甚则牵引少腹，拘急疼痛亦甚，舌苔白薄，脉弦紧迟。此为"寒疝"。《温病条辨》谓："寒疝脉弦紧，胁下偏疼，发热，大黄附子汤主之。"治当温阳通下，宗大黄附子汤。

处方：大黄9克，熟附子4.5克，细辛3克，3剂，水煎服。

11月8日二诊：服1剂后大便溏泻2次，后2剂即减大黄为1.5克，3剂。后病痊十分之三，仍用原方。处方：大黄9克，熟附子4.5克，细辛3克，3剂，水煎服。

11月12日三诊：病去大半，少腹拘急感消失，亦无牵引疼痛，继服上方6剂而安。

摘自《百年百名中医临床家丛书·内科专家卷》

【**按语**】本案患者为疝气，主要变现为左睾丸肿痛而冷，少腹有拘急感，舌苔白薄，脉弦紧迟，一派寒象，乃知为寒疝，治以温阳通下之法，方用大黄附子汤。方中细辛辛温散寒，与附子为伍则温阳散寒之力强，与大黄为伍，去性存用，可发挥其温下之效。

案例 18

王某，男，42岁，小学教师。初诊：1945年10月24日。头痛恶风，痛连颈项，稍受风寒则头痛加剧，口淡不渴，舌苔白润，脉浮。

辨证：风寒头痛。

治法：拟疏风散寒法。

方药：仿川芎茶调散配方。正川芎4.5克，江荆芥6克，北防风6克，川羌活6克，北细辛3克，香白芷6克，苏薄荷3克，绿茶叶3克，生甘草3克，2剂，水煎内服。

1945年10月26日二诊：病情如故，更见头昏，畏寒肢冷。窃思川芎茶调散为治风寒头痛之专方，今投之不效，其故何在？沉思半晌，乃细询其病史。复诉头痛为苦，历时有年，时发时止，感寒则甚，过劳加剧。复诊其脉浮而无力。本属气虚，复得外感，治宜标本兼顾。炙黄芪15克，野祁术9克，吉林参6克，炒升麻6克，北柴胡6克，北细辛3克，正川芎4.5克，蔓荆子9克，北防风9克，3剂，水煎内服。

1945年10月30日三诊：头痛大减，四肢转温。舌苔白薄，脉来细缓。风寒之邪已有疏解，气虚之证亦见好转。宜守方进步。炙黄芪12克，野祁术9克，炒党参9克，北柴胡6克，炒升麻6克，北细辛1.5克，正川芎3克，北防风9克，3剂，水煎内服。

1945年11月2日四诊：头痛已止，诸症随退。舌苔薄白，脉细，病邪已退，正气未充。嘱服补中益气丸，每次9克，日服2次，以甘菊花3克煎汤服下，半年后复见，未曾复作头痛。

摘自《张了然医话医案选》

【按语】本案患者为头痛，伴有恶风，痛连颈项，稍受风寒则头痛加剧，口淡不渴，舌苔白润，脉浮，可辨为风寒外袭证，治以疏风散寒之法，方用川芎茶调散加减。首诊无效，遂标本兼顾，祛邪兼以扶正，在祛风散寒基础上加入补气之药。方中细辛祛风散寒、通窍止痛，与诸药为伍，则头痛可止。

案例 19

王某，女，36岁。1999年11月11日初诊。

患者前年冬季外出受寒，引发肌肤发疹，之后时有发作，疹块基本如丘疹样隆起，瘙痒，遇寒加重，曾在外多方求治罔效，故慕名始来求诊。患者目前遇冷水则犯发荨麻疹，伴有怕冷，无汗，咽干，不欲饮水，后脑怕风，四肢清冷。舌苔薄黄，舌质暗红，脉细。证属风寒伤表，久发气虚，卫阳不固。治当温阳散寒，益气固表，调和营卫。

方药：桂枝 10 克，白芍药 10 克，炙甘草 3 克，生黄芪 15 克，生白术 10 克，防风 10 克，苍耳草 15 克，制附子 6 克，生姜 3 片，大枣 4 枚，鸡血藤 12 克，白芷 10 克，7 剂，日 1 剂，水煎服。

11 月 18 日二诊：风疹瘙痒较前明显减轻，但仍不能接触冷水，遇寒则作。上方加生麻黄 4 克，细辛 3 克。方药：桂枝 10 克，白芍药 10 克，炙甘草 3 克，生黄芪 15 克，生白术 10 克，防风 10 克，苍耳草 15 克，制附子 6 克，生姜 3 片，大枣 4 枚，鸡血藤 12 克，白芷 10 克，生麻黄 4 克，细辛 3 克，日 1 剂，水煎服。

12 月 9 日三诊：风疹基本未犯，但皮肤仍有痒感，平时无汗，怕风，见风即头痛，手颤，舌苔黄，脉速，上方加生龙骨 20 克（先煎），生牡蛎 20 克（先煎），僵蚕 10 克，改黄芪为 20 克，续服。

2000 年 1 月 20 日四诊：服药疹块未作，停药后手足发痒，但无明显皮疹，月经量少，颈部稍僵。舌苔薄黄，脉细。上方加当归 10 克，葛根 12 克，调理半月后而愈。

摘自《国医大师验案良方》

【按语】本案患者为荨麻疹，属于中医学"瘾疹"范畴，患者于冬季外出受寒而发病，遇寒加重，怕风，无汗，可知其风寒在表；患者又畏寒怕冷，遇冷水则犯，四肢清冷，脉细，可知其阳气不足，卫表不固，故其证风寒袭表，兼有阳虚，方用黄芪桂枝五物汤加减。首诊明显减轻，但仍不能接触冷水，遇寒则作，遂加入细辛，以加大解表散寒之力，继续调理而愈。

案例 20

李某，女，39 岁，已婚，干部。

1979 年 3 月 3 日初诊：患者 1978 年 12 月 8 日，因陈旧性宫外孕在本市某医院手术，术中发现盆腔内组织粘连，术后阴道出血淋漓不尽，持续 26 天，至 1979 年 1 月 2 日方止。但小腹疼痛，阵发性加剧，痛剧时伴尿频，腰痛。平时带下色白量多，门诊以"盆腔炎"收入医院。妇科检查：外阴已婚经产型。阴道通畅，子宫颈光滑，横裂。子宫后位，活动受限，压痛（＋）。右侧附件（－），左侧附件增厚，压痛（＋＋）。住院医生用四逆散加活血化瘀药，共服 9 剂，效果不佳。患者诉昨晚腹痛较剧，继而月经来潮，伴腰痛如折，小腹坠痛，左肩如冷水浇浸疼痛。脉沉细（72 次 / 分），舌质紫暗，有瘀点，舌苔灰色。

诊断：痛经。

辨证：寒凝肝脉，瘀血阻滞。

治则：温肝散寒，祛瘀镇痛。

方药：当归四逆汤合生化汤加减。酒当归 24 克，川芎 9 克，桃仁 9 克，姜炭 6 克，炙甘草 6 克，桂枝 6 克，细辛 3 克，五灵脂 9 克，炒白芍 18 克，大枣 9 克，蒲黄 9 克，木通 6 克，川牛膝 9 克，3 剂，水煎服。

1979 年 3 月 6 日二诊：患者服药后，月经量明显减少，色淡红略暗，仍感腰痛，有时心慌。脉沉弱（76 次 / 分），舌质暗，舌苔薄。守上方加丹参15克，以助其养血之力。再服3剂。

1979年3月10日三诊： 患者月经已净两天，现阴道有黄绿水液流出，伴口干，时感右下腹挛急疼痛，脉沉弦软（82次/分），舌质暗，舌苔灰色。此乃寒凝血瘀，日久化热，寒热错杂之厥阴肝病，治当温经祛瘀止痛，佐以清热，方用当归四逆汤加减。酒当归15克，桂枝6克，炒白芍18克，细辛3克，炙甘草6克，木通9克，吴茱萸9克，酒黄连6克，酒黄柏9克，生姜9克，大枣9克，败酱草15克，4剂。

1979年3月14日四诊： 患者服药后仍感右下腹疼痛，口干喜饮，脉沉弦软，舌质紫暗，苔灰白。守上方去黄柏，3剂。红藤液100mL，保留灌肠，每天1次。

1979年3月16日五诊： 患者仍感腰腹疼痛，阵发性胃脘部隐痛，纳食少，脉沉弦软（72次/分），舌质暗，瘀斑渐退，舌体胖，舌苔灰白色。治疗继续温经化瘀，少佐清热止痛之品。当归15克，桂枝6克，乳香、没药各6克，细辛3克，甘草6克，木香9克，败酱草15克，黄连6克，生姜9克，大枣9克，吴茱萸9克，白芍18克，4剂。

1979年3月20日六诊： 患者腹痛略有好转，白带减少，脉沉弦软（68次/分），舌质淡暗，有齿印。守上方去黄连，4剂。

1979年3月24日七诊： 患者右下腹仍感坠痛，大便后尤甚，白带减少，左肩似冷水浇浸疼痛的十年宿疾，现已好转，脉沉弦细（72次/分），舌质淡暗，有齿印。守3月16日方，桂枝加至9克，4剂。

1979年3月28日八诊： 患者白带较前明显减少，腹部疼痛减轻。妇科检查，外阴经产型。阴道通畅，有中等量脓性白带。宫颈光滑，宫体偏右，水平位，正常大小，欠活动，压痛（－），双侧附件（－），脉、舌同上。继守上方加减，停止灌肠。

1979 年 4 月 10 日九诊：患者经以上治疗后，症状基本消失，月经于 4 月 1 日来潮，3 天即净，经来较畅，脉沉弦软（72 次 / 分），舌质淡略暗，边有齿印。守上方 5 剂，带药出院。

摘自《现代中医名家医论医话选》

【按语】本案患者为盆腔炎，属于中医"痛经"范畴，患者月经来潮，伴腰痛如折，小腹坠痛，左肩如冷水浇浸疼痛，脉沉细，舌质紫暗，有瘀点，舌苔灰色，故患者乃寒凝血瘀之证，治以温肝散寒、祛瘀镇痛之法，方用当归四逆汤合生化汤加减。方中细辛可散寒止痛，与他药为伍，可达温经散寒、活血止痛之效。

蜈蚣医案

案例 1

方某，男，23 岁，未婚。

半年前不慎被锄头损伤脚踝，伤口迟迟不愈。10 余天后出现有热面红，烦躁不安，继则牙冠紧急，面呈苦笑容，四肢抽搐，项背强直，反复发作。某医院诊断为"破伤风"，住院治疗 7 天后，仍抽搐不止，项背强直，乃改就中医治疗。诊视其脉弦紧，舌苔薄白，无寒热，抽搐频作，每日 10 余次，每次 1～3 分钟，甚则角弓反张，但神志清醒如常。

辨证：破伤风属中医学"金创痉"，为风毒之邪内侵，营卫不得宣通，以致筋脉拘急。

治法：祛风解痉。

处方：蜈蚣 2 条，胆南星 6 克，防风 10 克，全蝎 3 克，蝉蜕 5 克，木瓜 15 克，甘草 6 克，日 1 剂。

次诊：连服 3 剂，抽搐次数减少而较轻，牙关较前松弛，无角弓反张现象，嘱原方再进 5 剂。

三诊：上方共服 8 剂，抽搐消失，能张口进食。但觉腹部胀满，口渴心烦，微汗出，大便 5 日未行，舌苔黄，微腻，脉弦滑。辨证为阳明燥热内结，投调胃承气汤以泻热通便。大黄 20 克，芒硝 12 克，炙甘草 6 克。上方服 1 剂矢气频作，2 服大便连下 2 次，腹胀得消，心中舒适，食量增加，痊愈出院。

摘自《现代名老中医珍本丛刊》

【按语】本案患者为破伤风，属于中医"痉证"范畴，患者劳作时不慎受伤，风毒之邪乘势袭之，经络不通，筋脉拘急，而发为病，治以祛风解痉之法，方中蜈蚣，辛、温、有毒，入肝经，性善走窜，可息风镇痉，攻毒散结，与全蝎为伍，以达祛风解痉之效。

案例 2

杨某，女，51岁。2013年4月12日初诊。

主因"双手小关节及膝关节疼痛5年有余"来诊。患者曾先后在多处医院就诊，风湿相关检查均未见异常。服药后症状可减轻，停药后症状反复。现症：双手小关节疼痛，稍肿胀，关节无变形，双膝关节肿胀，轻度活动受限，着凉则关节疼痛加重。舌质暗淡，舌体胖边有齿痕，苔薄白，脉沉细。

中医诊断：寒湿痹。

辨证：寒湿痹阻关节。

治法：祛风散寒，通络止痛。

处方：秦艽15克，桂枝10克，威灵仙15克，淫羊藿15克，丝瓜络10克，细辛3克，独活10克，陈皮10克，蜈蚣2条，丹参15克，14剂，水煎450mL，分早、中、晚3次温服，日1剂。再煎外洗疼痛关节，每日2次。

4月26日二诊：服药后关节疼痛减轻，现仍左下肢及无名指关节及膝关节疼痛。原方加鹿衔草15克，21剂。头煎内服，再煎药汤外洗。

5月16日三诊：双手诸关节及膝关节疼痛明显减轻，阴雨天肢体酸胀感。二诊方加炒杜仲15克，怀牛膝20克。前方继服30剂，日1剂。并嘱平素注意冷暖。药后病愈。

摘自《陈宝贵医案选萃》

【按语】本案患者主要表现为双手小关节及膝关节疼痛，

属于中医"痹证"范畴，痹证一病，常常由于风、寒、湿三邪杂至而成，根据患者舌脉象及症状特点，本案患者可辨证为寒湿痹证，治以祛风散寒、通络止痛之法，方中秦艽、桂枝、威灵仙等药可祛风散寒、温通筋络，丹参活血止痛。患者患病 5 年余，久病入络，故给予蜈蚣搜风剔络止痛。

案例 3

刘某，男，51 岁。1975 年 7 月 21 日初诊。

半年前由高处摔下，当时人事不醒，事后出现呕吐及后头痛，左眼逐渐突出作痛，进一个半月来头痛、呕吐加剧，夜间更甚，妨碍睡眠，脘闷纳减，脉浮弦滑，舌苔白腻。受伤后血瘀头部经络，兼有肝阳上越，痰湿中阻，胃失和降，先拟通窍活血汤与半夏白术天麻汤加减。珍珠母 30 克，当归、茯苓各 12 克，桃仁、红花、生半夏、大地龙各 9 克，川芎、生姜、生白术、天麻各 6 克，全蝎粉 1.8 克（分吞），制蜈蚣 2 条，7 剂。

1975 年 8 月 12 日二诊：后头胀痛，左眼突出及痛均减，夜寐较安，两足微肿，口干，苔白腻微黄，脉弦滑。痰湿热瘀渐化，再拟活血通窍化湿法。泽泻 18 克，当归、防己各 12 克，桃仁、炙僵蚕各 9 克，红花、地龙各 6 克，川芎 4.5g克，全蝎粉 1.8 克（分吞），麝香 0.12 克（分吞），制蜈蚣 2 条，14 剂。

1975 年 8 月 27 日四诊：后头项胀痛已十减七八，左眼痛止，突出转半平状，夜间睡已能酣，口干尿黄，苔薄白，脉弦小滑，再拟清化痰瘀，平肝通络，生石决明 30 克（先煎），牡蛎 30 克（先煎），茯苓 12 克，制半夏、炙僵蚕、桃仁、当归、炒赤芍各9克，土鳖虫、醒消丸各6克（分吞），炒川黄连1.8克，全蝎粉1.8克（分吞），7剂。

1975年9月24日五诊：后头项隐痛已除，眼突亦平，纳增，二便正常，神振，脉小弦，苔薄。络中痰瘀已化，肝阳亦潜，今拟养肝活血通络以善后，牡蛎30克（先煎），夏枯草15克，制熟地黄12克，当归、炒白芍、潼蒺藜、枸杞子、青葙子各9克，大地龙6克，炒川芎4.5克，7剂。

摘自《名家教你读医案》

【按语】本案患者为不慎摔伤后，而形成脑震荡后遗症，属于中医"头痛"范畴。外伤后易致瘀血内停，瘀阻脑络，患者脉浮弦滑，舌苔白腻，可知兼有痰阻，故治以活血化瘀、平肝化痰，先拟用通窍活血汤与半夏白术天麻汤加减治疗。方中蜈蚣与活血祛痰药为伍，可达息风散结、通络止痛之效。

案例 4

宋某，女，43岁。1969年初诊。

自述身体素健，唯感月经不甚规律，白带多，色黄白有恶臭气。1962年经省某医院妇产科赴厂普查妇女病时疑为"宫颈癌"，后赴该医院进一步检查，发现宫颈口有菜花样肿物堵塞，后经取样涂片，诊为"子宫口癌"，遂住院治疗，3月后症状控制，病情稳定而出院。7年后阴道再次出血不止，伴白带量多奇臭，食欲极低，恶心呕吐，吐出物挟有血丝样物，身体明显消瘦，随赴某医院检查，诊为"宫颈癌胃转移晚期"，并建议用中药治疗。诊见：患者身体羸瘦，面色苍白，头晕心悸，四肢乏力，舌质淡，脉微欲绝，其他症状同前，综其脉症，属正虚邪实，症之既久，不可速已，邪虽实可图缓攻，而脾胃败，生机微，命在旦夕，必须立挽。治当扶正健脾为主，给予攻毒止痛为辅，方用香砂六君子汤加味。

处方：党参 20 克，白术 15 克，茯苓 15 克，甘草 6 克，木香 3 克，砂仁 6 克，厚朴 9 克，陈皮 9 克，白花蛇舌草 30 克，半枝莲 30 克，乌贼骨 15 克，蜈蚣 3 条，三七粉 6 克，5 剂，水煎服。另，每晚冲麝香 0.1 克。

二诊：患者精神稍好转，脉较有力，呕吐减轻，能进少量流食。以其气血耗伤较甚，仍以扶正为主，方用十全大补汤加减。处方：党参 20 克，白术 12 克，甘草 6 克，当归 20 克，熟地黄 15 克，白芍 15 克，黄芪 20 克，砂仁 9 克，陈皮 9 克，山楂 9 克，麦芽 9 克，白花蛇舌草 30 克，蜈蚣 3 条，乌贼骨 20 克，田三七 10 克（冲），15 剂，水煎服。

三诊：饮食增加，胃痛稍减，面见红润，阴道仍出血，按上方加白及 10 克，仙鹤草 15 克，继服 20 剂。

四诊：自诉近日过食辛辣而致咽干口渴，手足发热，胃区隐痛，呕吐带血丝，大便干结，舌质红，苔黄，脉细数，拟滋阴清热之剂治之。处方：沙参 15 克，麦冬 10 克，天冬 10 克，芦根 15 克，生地黄 20 克，墨旱莲 20 克，阿胶 10 克，白芍 10 克，女贞子 20 克，甘草 6 克，半枝莲 20 克，白花蛇舌草 20 克，8 剂，水煎服。

五诊：服后热解便通，但仍胃区痛，呕吐物带血丝，观其衰象减，正气复，唯标实不减。治宜祛邪为主，兼以扶正，功补兼施。处方：党参 20 克，茯苓 10 克，白术 10 克，甘草 6 克，三棱 10 克，莪术 10 克，丹参 30 克，蒲黄 15 克，乳香 9 克，没药 9 克，白花蛇舌草 30 克，半枝莲 30

克，蜈蚣 3 条，山慈菇 30 克，共 30 剂。

六诊：胃痛明显减轻，呕吐已止，上方减乳香、没药、三棱、莪术。继服 3 剂。半年后随访，阴道出血已止，胃痛消失，饮食正常，已返工作岗位。仍以上方增减治疗 3 年，彻底治愈。1981 年 10 月 26 日随访，身体健康，无复发征，赴省某医院检查，外诊无明显癌症指征。

摘自《名老中医临证验案医话》

【按语】本案患者为子宫颈癌，属中医学"癥瘕"范畴。患者面色苍白，舌质淡，脉微欲绝，可知患者已有正气虚衰之象，在此基础上患者还有邪实，痰瘀阻滞胞宫。综合判断，患者正气虚衰为当前主要矛盾，故在治疗时重在扶正，待正气已复，又宜攻邪为重，方用香砂六君子汤加味。方中蜈蚣辛温，有毒，可解毒通络散结，主要针对邪实而设。

案例 5

李某，男性，24 岁。2003 年 12 月 18 日初诊。

脑外伤病史 4 年，阵发生意识丧失，抽搐 3 月。初诊：患者 4 年前因脑外伤导致颅内出血，2003 年 9 月 18 日。突然摔倒伴四肢抽搐，口吐白沫，意识不清，家人送至某医院，急查头颅 CT 示：右额皮层低密度软化灶。脑电图示：中度异常脑电图，右前额为著。西医诊断为癫痫，给予"托吡酯"口服。刻下半个月至 1 个月大发作 1 次，3 天前因劳累发作 2 次，发作前有头痛，全身肌肉紧张，胸部憋闷，呼吸不畅，欲打人摔物等症状，发作时间 1～3 分钟醒后有头晕，疲劳感，患病后性情急躁易怒，悲观失望，睡眠多梦伴呻吟，易醒，纳食尚可，大便干结，舌红少苔，脉沉弦。

中医诊断：癫狂。

辨证：风火相煽，痰热闭窍证。

治拟：平肝息风，清热涤痰，开窍醒脑，定痫止搐。

处方：用礞石滚痰丸，合天麻钩藤饮化裁。沉香粉3克（包），黄芩10克，酒大黄3克，白僵蚕10克，金礞石15克，橘红10克，清半夏12克，茯苓15克，炙甘草10克，全蝎5克，蝉衣5克，竹茹15克，炒枳壳10克，天麻9克，钩藤12克，地龙10克，水煎剂，每日1剂，分2次服。

2004年1月5日二诊：服药5剂时发作1次，但时间较前明显减少，约十几秒即缓解，症状亦减轻；患者心情有所好转，睡眠亦好转，仍梦多，有时右侧偏头痛，脱发，尿频，有痰。舌显红，苔质干，咽红，脉沉细。续拟平肝息风、清热涤痰、开窍醒脑、定痫止搐法治疗。处方：泽兰12克，益母草15克，三七粉3克，地骨皮12克，鱼腥草15克，桔梗12克，胡黄连6克，银柴胡12克，胆南星6克，黑白丑各3克，天麻6克，钩藤15克，山药12克，乌药9克，益智仁10克，桑螵蛸10克，连服30剂。

2004年2月11日三诊：（其父代诉）癫痫未再犯，记忆力差，困倦，睡眠多梦，易急躁。仍属肝风内动，痰浊内阻证，拟平肝息风、搜剔顽痰、定痫、安神、开窍法治疗。处方：天麻9克，钩藤12克，僵蚕6克，全蝎5克，蜈蚣3条，白蒺藜10克，黑白丑各3克，胆南星6克，炒枣仁20克，琥珀粉6克（包煎），羚羊角0.6克（冲服），人工牛黄0.3克（冲服），连服30剂。另，癫痫康3粒，首乌延寿片6片，每天两次口服。

2004年3月10日四诊：药后癫痫未再发作，睡觉做梦及健忘减轻，自觉性情懒惰，爱发脾气，偶有痰量少，舌质干红，脉沉细。拟益气健脑、清内热、滋阴生津、息风化痰法治疗。前方加三才封髓丹、四君子汤化裁。处方：天麻6克，钩藤15克，僵蚕10克，全蝎5克，天冬10克，生地黄30克，太子参15克，白术15克，茯苓30克，山药15克，胆南星6克，制首乌20克，枸杞子15克，女贞子15克，丹皮12克，栀子9克，菟丝子20克，石菖蒲12克，沙参15克，蝉衣5克，琥珀粉3克，连服14剂。另，癫痫康3粒，首乌延寿片6片，每天2次口服。

2004年3月24日五诊：（代诉）易犯困，全身乏力，余可。以益气健脑清内热、滋阴生津、息风化痰法治疗。前方加三才封髓丹、四君子汤化裁。处方：天麻9克，钩藤15克，白僵蚕10克，全蝎5克，蜈蚣3条，太子参15克，炒白术15克，茯苓30克，广地龙10克，炙甘草10克，木香10克，胆南星6克，川贝母10克，黄芪30克，砂、蔻仁各3克，连服30剂。

2004年4月21日六诊：（代诉）乏力癫痫未发。拟益气增力、息风止痫、养血通络、化痰行瘀法治疗。处方：黄芪30克，太子参15克，炙甘草10克，白术15克，白矾2克，川郁金12克，石菖蒲12克，白芍20克，生地黄30克，胆南星6克，当归12克，黑白丑各3克，天麻6克，白僵蚕10克，钩藤15克，全蝎5克，蜈蚣3条，广地龙10个，海浮石15克，羚羊角粉0.6克（冲），琥珀粉0.3克（分冲）。上方加减服用近2月。

2004年6月11日七诊：（代诉）癫痫未发，已恢复上班，无特殊不适。拟益气增力、息风止痫、养血通络、化痰行瘀法治疗。处方：天麻6克，钩藤15克，白僵蚕10克，全蝎 5 克，蜈蚣 3 条，远志 9 克，黑白丑各 3 克，石菖蒲 12 克，麦冬 10 克，胆南星 9 克，川贝母 10 克，紫丹参 15 克，人工牛黄 0.3 克（冲），羚羊角粉 0.6 克（冲），琥珀粉 6 克（包煎），连服 30 剂。

2004 年 7 月 12 日八诊：（代诉）近日因生气情绪激动后出现全身发抖，哆嗦，但癫痫未发作。拟平肝息风、祛痰止痫、补肾健脑法治疗。处方：天麻 6 克，钩藤 15 克，白僵蚕 10 克，全蝎 5 克，蜈蚣 3 条，炙远志 9 克，黑白丑各 3 克，石菖蒲 12 克，胆南星 6 克，广地龙 10 克，蜂房 5 克，川贝母 10 克，琥珀粉 3 克，羚羊角粉 0.6 克，人工牛黄 0.3 克。加大 3 倍量制水丸，每服 6 克，每日 2 次，长期口服以巩固疗效。

摘自《当代名老中医典型医案集》

【按语】本案患者为癫痫，属于中医"痫证"范畴。由于患者 4 年前因脑外伤而导致为病，中医辨证为风火相煽，痰热闭窍证，治以平肝息风、清热涤痰、开窍醒脑之法。五诊时症状好转，改为以滋阴清热、息风化痰法进行治疗，遂加入蜈蚣，以加强息风通络之效，与他药为伍可加强化痰之力。

案例 6

温某，男，72 岁。2006 年 4 月 12 日初诊。

主诉：头痛伴左臂疼痛不便半年。

初诊：2005 年 10 月份晨起有头痛等不适感觉，在某医院检查，诊断为脑栓塞。自始左侧肢体运动较差。血压：155/80mmHg，左手持碗不便，行走较前差，左侧㖞斜，左手握力减退。建议复查 CT。CT 示：左丘脑左侧基地节区及左丘脑腔梗可考虑，结合 MRI。舌质偏红暗，有瘀斑，少苔，脉弦滑。左侧膝反射明显亢进，未引出明显病理反射。

中医诊断：中风（脑卒中）。

西医诊断：脑卒中。

治法：益气活血，化瘀通络。

处方：益气化瘀通窍方。黄芪 30 克，川芎 20 克，当归 15 克，赤芍 15 克，红花 10 克，桃仁 10 克，地龙 15 克，水蛭 10 克，蜈蚣 1 条，冰片 10 克，7 剂，日 1 服，煎服。辅以针灸治疗。

复诊：自诉服药后左肩头痛减轻，舌症同前，脉转细弦。血压：126/76mmHg。守方继近 7 剂。

三诊：服上方后，左肩关节疼痛及手足麻木感均明显减轻，舌紫暗转淡紫，但仍有瘀斑，苔薄黄，脉弦细。血压：125/70mmHg。拟守上方加丹参 15 克，继进 7 剂。辅疗：针灸肩三针、曲池、内关、合谷、膝眼等穴。

四诊：服上方后左侧肢体疼痛及麻木感进一步改善，活动无障碍，舌质偏紫，瘀斑变淡，苔薄腻，脉细弦滑，血压：125/70mmHg。守方再进 4 剂，并辅以针灸治疗。

摘自《汤益明医案》

【按语】本案患者为脑卒中，属于中医"中风"范畴。患者证属气虚血瘀，脑络痹塞，治以益气活血、化瘀通络之法，方用补气强心汤衍化的益气化瘀通窍方，并结合针灸治疗。方中黄芪、当归可益气养血；川芎、赤芍可活血化瘀；蜈蚣可通络止痛，与地龙、水蛭为伍，可搜风剔络，肢体酸痛麻木可止。

蜈蚣医案

案例 7

王某，男，42 岁，工人。2011 年 8 月 1 日初诊。

病史：颈部疼痛，双手麻木 1 年，加重 1 个月。一年前因外伤后，出现颈部疼痛，双手麻木，活动中度受限，步态不稳，遂到当地医院治疗，经治疗略有缓解，具体治疗不详。近一个月逐渐症状加重，并伴有脚落地时踩棉感，双手握力差、持物易坠落，故来本院治疗。现症：颈部疼痛，双手麻木，活动中度受限，步态不稳，不能快步，纳可，寐差，二便调。既往健康，无过敏史及家族遗传史。

查体：颈部僵硬，功能活动障碍，双侧霍夫曼征（＋），胸腰部有束带感，双上下肢腱反射亢进，舌红苔薄白，脉沉弦。CT 示：$C_4 \sim C_5$、$C_5 \sim C_6$ 椎间盘突出。辨证分析：因外伤后引起筋骨损伤，气血筋脉受阻，气机不畅，血肿形成，以气滞血瘀症状明显。

诊断：脊髓型颈椎病（证属气滞血瘀型）。

治则：补气养血，活血通络。

处方：补阳还五汤加减。黄芪 30 克，当归 20 克，川芎 15 克，赤芍 15 克，白芍 15 克，葛根 20 克，地龙 20 克，红花 15 克，刘寄奴 15 克，桃仁 15 克，姜黄 15 克，泽泻 15 克，蜈蚣 2 条，7 剂，水煎，日 1 剂，口服。

辅以颈椎牵引，日 1 次，每次 15 分钟。嘱患者适当进行局部热敷，以加强活血通络之效。注意休息，勿长时间工作。

8 月 8 日复诊：患者自诉颈部疼痛及双手麻木明显减轻，活动轻度受限，步态不稳，双手握力渐强，睡眠尚可。本病现以气滞血瘀症状为主，经治疗虽好转，但仍须补气养血、活血通络治疗，前方续服不变，加行 TDP 神灯理疗，每次15 分钟，日 1 次，促进通筋活络之效。嘱患者低枕睡眠，2周后复查。

8 月 24 日三诊：患者自诉症状明显减轻，颈部略有疼痛，麻木明显缓解，活动增大，走路慢行尚可，久行仍出现步态不稳，双手握力渐恢复。经治疗气滞血瘀症状明显改善，停服中药，行 TDP 神灯理疗，以巩固疗效，嘱 2 周后复查。

2 周后患者颈部无明显疼痛，双手麻木减轻，活动稍受限，走路仍出现步态不稳，双手握力尚可。3 周后随诊患者颈部无明显疼痛，双手仍略有麻木感，活动可，但快行及久行时还可现步态不稳，嘱患者适当进行颈部肌肉功能锻炼。

摘自《国医大师刘柏龄》

【按语】本案患者为脊髓型颈椎病，属于中医"颈痹"范畴。患者一年前因外伤后，导致椎体不稳，椎间突出后压迫脊髓，进而出现颈部疼痛、双手麻木、步态不稳等症，中医可辨证为气滞血瘀，治以补气养血、活血通络之法，方用补阳还五汤加减治疗，并辅以颈椎牵引。方中蜈蚣通络止痛，与地龙等药为伍，可达活血化瘀、通络止痛之效。

案例 8

王某，女，34 岁。1982 年 11 月 14 日初诊。患急性肾小球肾炎，住院 3 个月，服中药 70 余剂，前后经治 7 个月，中西药物罔效。脑血流图示初期脑动脉硬化。其症面肿，如葫芦状，乃过用激素所致。面颊着枕之一侧，晨起肿甚，目不能睁，按之成一凹坑。尿少，头晕，面赤如醉，肢麻，似有抽搐感。脚膝无力，不肿。畏恶风寒，口苦烦渴。舌红苔黄，血压正常，脉浮滑而数。病虽缠绵 7 个月之久，风水表症仍在，郁久化热，肝阳化风上扰。

处方：麻黄、连翘、赤小豆各 30 克，甘草 10 克，赭石末、怀牛膝各 30 克，白芍、生龙牡、龟甲、玄参、天冬各 15 克，嫩青蒿 10 克，全蝎 3 克，蜈蚣 2 条（研末冲服），上药服 3 剂，得汗，面肿消去七八，面赤退，肢麻亦减。唯觉服后有几分钟之心悸烦躁感，且连续三晚失眠。仍予原方加蝉衣 15 克，2 剂。服后肿退净，心悸烦躁未出现。表证既解，侧重养阴平肝，镇肝息风汤合止痉散加桃仁、红花各 10 克，又服 6 剂，蛋白尿消失而愈。

摘自《李可老中医急危重症疑难病经验专辑》

【按语】本案患者为急性肾炎，其症面肿、小便不利，属于中医"水肿"范畴，证属风水表证，兼有里热，肝阳化风上扰，方用麻黄连翘赤小豆汤加减。方中蜈蚣针对患者肢体麻木、抽搐等肝阳化风之象而设，其入肝经，具有息风止痉之效。

案例 9

李某，女，51 岁，瓷业工人。

四肢关节疼痛日久反复发作，伴有心慌心悸。经某医院诊为风湿性关节炎合并风湿性心脏病，曾用中医治疗，收效不稳。余初见其形体较薄，认为痹证日久伤及正气，投以黄芪桂枝五物汤加味。连进数剂，无动病情。改用三麻汤加减，亦无济于病。复审其病情，更见皮肤暗滞，脉气带涩，此乃气血运行不畅之所致，从活血通络以治。

处方：光桃仁9克，川红花9克，当归尾9克，正川芎6克，威灵仙9克，干地龙9克，川桂枝9克，赤芍、白芍各6克，生甘草3克。另用干全蝎、干蜈蚣各等分研末，每服1.5克，冲服。6剂，每日2剂。

复诊：药尽之后，关节痛减，心悸见轻。守方继进。处方：光桃仁9克，川红花9克，当归尾9克，正川芎6克，干地龙9克，威灵仙9克，鸡血藤9克，川桂枝6克，赤芍、白芍各6克。另用散剂如前方，6剂，每日2剂。

三诊：关节麻痹基本消失，心悸心慌大减，但肢体活动有时不灵。用药宜从通络加强。处方：全当归9克，川红花6克，鸡血藤9克，光桃仁6克，紫丹参12克，北黄芪12克，炙甘草5克，络石藤9克，川桂枝6克，赤芍、白芍各6克。小活络丸，每日一粒，口服，日2次。10剂。每日1剂。

四诊：药尽来告，诸症悉退，临床症状消失。嘱服豨莶丸与小活络丸交替使用，以固疗效。

摘自《现代名老中医珍本丛刊》

【按语】 本案患者为风湿性关节炎合并风湿性心脏病，属中医"痹证""心悸""胸痹"范畴，根据患者脉症，乃气血运行不畅所致，治以活血通络之法。方中桃仁、红花、当归等药可活血化瘀，威灵仙可祛风除湿，蜈蚣研末冲服，药强立专，与全蝎为伍，可通经络，止疼痛。

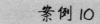

案例10

吕某，男，9岁，籍贯广东。

7岁时患流脑，高烧惊厥，病后头痛，头晕，神呆，双

蜈蚣医案

281

上肢肌无力，臂不能举，手不能握，指渐呈鹰爪状，双下肢行步蹒跚，已两年。广州市当地医院诊断为脑炎后遗症。1971 年 10 月来长沙就诊，病症同上，面苍白不泽，巩膜色青，疲惫嗜睡，语言迟钝，食纳尚可，二便如常，四肢末梢麻木冷感，肌肉松弛，指、趾乌紫，舌质淡，苔润白，口不渴。证属气血两虚，寒凝络阻，治宜双补气血，温阳通络。

　　处方：党参 12 克，黄芪 12 克，当归 10 克，白芍 6 克，丹参 10 克，附子 5 克，姜黄 5 克，桑枝 15 克，鸡血藤 10 克，红花 5 克，蜈蚣 1 条（炙，研细冲服），猪蹄爪 3 个，每日 1 剂，煎 3 次分服。

　　服上方 20 剂，头痛止，手足转温，四肢麻木消失，行走较平稳。复查：面色稍润，舌淡，脉弱，仍无握力，原方去附子、姜黄，加鹿角霜 10 克，牛蹄筋 1 根（另熬兑），继服 20 剂，结合体育锻炼及红枣炖排骨以补充营养，手能抬举，渐有握力，行走平稳，体重增加。

　　三诊：面色较红润，舌淡红，巩膜青色消失，爪甲活血，原方去蜈蚣，加山药 12 克，山茱萸 6 克，远志 5 克（炙），石菖蒲 3 克，又服 30 剂，智力渐活跃，喜看图书，能自持餐具，现已恢复上学。

　　　　　　　　摘自《现代中医名家医论医话选·治则治法卷》

　　【按语】本案患者为脑炎后遗症，患者面色白不泽，神疲嗜卧，舌淡脉细，为气血不足之象，四肢末梢麻木冷感，指、趾乌紫，乃寒凝血瘀之象，故患者证属气血两虚，寒凝络阻，治以双补气血、温阳通络之法。党参、黄芪、当归、白芍等药可益气养血，附子可温阳散寒，丹参、鸡血藤等药可活血化瘀，蜈蚣可息风止痉、通络止痛，诸药为伍，则头痛止，手足转温，四肢麻木消失，二诊遂减去蜈蚣。

案例 11

王某，女性，年约 5 旬。

患者经常跌倒抽搐，昏不知人，重时每月发作数次，经西医诊断为癫痫，多方治疗无效，来学院求治，望其舌上，一层白砂样干厚苔。触诊胃部，痞硬微痛。问诊知其食欲不佳，口干欲饮，此系水饮结于中脘。但患者迫切要求治疗痫风，并不以胃病为重。因仿桂枝去桂加茯苓白术汤意，因本证不发热，去桂枝、生姜、大枣，加入枳实消痞，加入僵蚕、蜈蚣、全蝎以搜络、祛痰、镇痉。

处方：茯苓 9 克，白术 9 克，白芍 9 克，炙甘草 9 克，枳实 9 克，僵蚕 9 克，蜈蚣 1 条，全蝎 6 克，水煎服。

患者于 1 年后又来学院找先生诊病，自称上方连服数剂后，癫痫未再发作，当时胃痛也好了。现今胃病又发，只要求治疗胃病，因与健脾理气化痰方而归。

摘自《医案讲习录》

【**按语**】本案患者为癫痫，属于中医学"痫证"范畴。患者舌苔干厚，胃脘痞硬微痛，口干欲饮，可知患者痰湿水饮较盛，故治以搜络、祛痰、镇痉之法，方用苓桂术甘汤加减。患者痫证发作，为风之象，故加入蜈蚣，入肝经、息风镇痉，与行水散饮为伍，使多年之癫痫痊愈。

案例 12

曹某，男 38 岁，工人。初诊：2000 年 2 月 2 日。

主诉：左足踇趾冷痛 1 年。现病史：患者 1 年前开始左足踇趾冷痛，有时抽痛，受凉加重，左足颜色苍白、青紫，渐步履艰难，间歇性跛行，经治 1 年未愈。患者素嗜吸烟。现症见：左足踇趾疼痛，怕冷，间歇跛行，夜少能寐。舌质暗，苔薄白，脉沉涩。专科检查：左足踇趾冷痛，怕冷，皮肤凉，足背微青紫，皮肤粗糙，无汗毛，足背动脉及胫后动脉搏动减弱。

西医诊断：左下肢血栓闭塞性脉管炎。

中医诊断：脱疽。

辨证：血脉瘀滞。

方药：当归活血汤加减。当归 20 克，白芍 10 克，桂枝 10 克，红花 6 克，鸡血藤 15 克，丹参 30 克，三七 5 克，穿山甲 10 克，地龙 10 克，乳香 10 克，没药 10 克，黄芪 12 克，牛膝 10 克，延胡索 15 克，全蝎 6 克，蜈蚣 2 条。

二诊：服上药 30 剂，纳可，二便调，患肢疼痛明显减轻，走路行程增加。守原方内服。

三诊：经治 2 个月，足趾冷痛基本消失，肤色恢复正常，足背动脉及胫后动脉搏动增加。

摘自《贺菊乔老中医临床经验荟萃》

【按语】本案患者为左下肢血栓闭塞性脉管炎，属于中医学"脱疽"范畴。患者左足踇趾冷痛，足背微青紫，舌质暗，脉沉涩，可判断患者为由寒而致血脉瘀滞证，治以活血化瘀之法，方用当归活血汤加减。方中在一派活血化瘀药红花、丹参、三七、当归等药的基础上，配以蜈蚣、地龙、全蝎等虫类药以通络，可加强活血化瘀之力，而达通络止痛之效。方中蜈蚣还可息风镇痉，则患者抽痛可解。

杨某，男，32 岁，公务员。初诊：2007 年 11 月 23 日。

主诉：婚后 2 年不育。现病史：患者诉结婚 2 年，夫妻感情好，同居，未采用避孕措施而不育，女生检查正常。前列腺液检查：白细胞（0 ～ 3），磷脂小体（＋＋），精液常规：PH7.5，液化少于 30 分钟，活动率 55%，活动力 a 级 0%，b 级 15%，c 级 40%，d 级 45%，畸形精子 42%。经多家医院中西医治疗无效（具体用药不详）。现症见：偶有腰背酸痛，阴茎勃起不坚，小便清长，尿液频多，神疲乏力，食欲可，夜寐欠安，大便尚可。舌淡胖，苔白，脉沉细弱。

西医诊断：男性不育症。

中医诊断：无子（肾精亏虚）。

治法：益肾填精，生精种子。

方药：生精汤加减。菟丝子 15 克，枸杞子 15 克，女贞子 15 克，鹿角胶 10 克，黄芪 15 克，淫羊藿 12 克，仙茅 10 克，熟地黄 15 克，枣皮 10 克，金樱子 15 克，怀山药 20 克，蚂蚁 20 克，蜈蚣 2 条。

二诊：服上药 14 剂后，患者腰酸背痛明显减轻，阴茎勃起坚，小便基本正常，仍有神疲乏力，食欲可，夜寐尚可，大便正常。舌淡，苔白，脉细弱。仍以上方减补肾壮阳之品，加重益气之功。方药：菟丝子 15 克，枸杞子 15 克，女贞子 15 克，鹿角胶 10 克，黄芪 20 克，党参 5 克，熟地黄 15 克，枣皮 10 克，金樱子 15 克，怀山药 20 克，蚂蚁 20 克，蜈蚣 2 条。

三诊：服上药 14 剂后，患者腰背酸痛消失，阴茎勃起坚，小便基本正常，无神疲乏力，食欲可，夜寐尚可，大便正常。舌淡，苔白，脉细弱。守方再服1月后查精液常规示：活动率70%，活动力a级20%，b级25%，c级25%，d级30%，畸形精子22%。半年后其妻成功受孕育一子。

摘自《贺菊乔老中医临床经验荟萃》

【按语】本案患者为男性不育症，凡育龄夫妇婚后同居1年，未采取避孕措施，而未孕育或曾孕育而后1年以上未再孕育者，称为不育症，前一种情况称为原发性不育，后者称男性不育症，本病当属中医学"绝子""无后"等范畴。肾为先天之本，主生殖，本患者证属肾精亏虚，治以益肾填精、生精种子之法，方用生精汤加减。生精汤原为五子衍生丸加减而成，本方为治疗肾阴亏虚之代表方，但患者尚有阳虚之象，故加入温阳之药。于大队补肾之药的基础上，加入蜈蚣以通经活络，可使补而不滞。

案例 14

施某，女，66岁。2011年4月22日初诊。

左眼睑挛急跳动频作旬余，左耳听力减退。自春节前起，流涕、咳痰微黄增多已两月余，咽干不咳。纳眠俱好，二便调畅。2009年6月因头摇、左眼上下睑挛急跳动频作，予阿胶鸡子黄汤药愈。无高血压、糖尿病史。血压122/82mmHg。苔薄，脉小弦。营阴亏虚之体，血虚生风，复为外感风邪诱发，风痰阻络，血不养筋，故予疏表化痰、养血祛风、止痉缓急之法，佐以清热。予加味止痉散合芍药甘草汤、金水六君煎加味，以观动静。

处方：广地龙15克，白僵蚕15克，白芍20克，炙甘草 10 克，熟地黄 15 克，当归 15 克，茯苓 20 克，姜半夏 15 克，陈皮 10 克，生姜 3 片，水蛭 3 克，和匀，入胶囊，日 2 次分服。

2011 年 4 月 29 日二诊：病情改善。睑跳挛急次数减少，涕痰亦减。口不渴。苔薄，脉小弦。原方续进。

2011 年 5 月 6 日三诊：睑跳挛急次数递减，涕痰均去，听力改善。子女诉又见其无意识头摇，观察片刻果然，患者却毫无察觉。苔薄，脉小弦。外感风邪已解，涕痰随之而去。诸风掉眩，皆属于肝。治宜滋阴养血，平肝息风。处方：双钩藤 30 克（后下），生石决明 30 克（先煎），明天麻 15 克，制半夏 15 克，白僵蚕 30 克，广地龙 20 克，茯苓 20 克，当归 15 克，熟地黄 20 克，黄芩 10 克，生白芍 20 克，阿胶 12 克（烊冲），鸡子黄 1 枚（冲服），炙甘草 6 克。另：中药免煎颗粒淡全蝎 9 克，大蜈蚣 6 克，水蛭 3 克，和匀，入胶囊日 3 次分服。

2011 年 5 月 26 日四诊：头摇、睑跳挛急、左侧颜面轻微板滞诸症悉平，苔薄脉和，痊愈。前方续进 10 天，以资巩固。

摘自《沈桂祥临证经验实录》

【**按语**】本案患者主要表现为眼睑挛急跳动频作，患者年老，素体营阴不足，春季风邪盛行，易袭人体，引动肝风，乃发阴虚动风之证，故首诊治予疏表化痰、养血祛风、止痉缓急，佐以清热之法，方用加味止痉散合芍药甘草汤和金水六君煎加味。二诊时病情改善，三诊时症状虽有递减之象，但子女观察到患者出现无意识头摇之症，遂改用滋阴养血、平肝息风之法治疗。方中蜈蚣可息风通络止痉，与他药为伍可达滋阴养血、平肝息风之效，而诸症消除。

彭某，女，45 岁，已婚，农民。初诊：2010 年 12 月 14 日。

主诉：反复腰痛半余年。刻诊：腰痛向左侧臀部放射，畏寒，左髋关节疼痛，向下肢放射至足背，饮食、二便调，舌质红，苔薄黄，脉沉细。腰椎核磁 $L_4 \sim L_5$ 椎间盘后突出。

诊断：痹证（腰间盘突出症）。

辨证：肝肾亏虚，风寒湿痹阻证。

治法：祛风散寒，通络止痛，补益肝肾。

方药：芍药木瓜汤合活络效灵丹加减。白芍 30 克，木瓜 10 克，威灵仙 10 克，丹参 20 克，当归 10 克，乳香 10 克，没药 10 克，杜仲 15 克，续断 15 克，川牛膝 15 克，海桐皮 10 克，蜈蚣 12 克，黄芩 10 克，白术 10 克，独活 10 克，姜黄 10 克，炒麦芽 20 克，甘草 10 克，7 剂，每日 1 剂，水煎服。

2010 年 12 月 21 日二诊：药后腰痛，向左侧臀部放射，畏寒等症有所改善，左下肢疼痛减轻，仍麻木。乏力，饮食、二便调，舌质红，苔薄白，脉沉细。方药改为独活桑寄生汤加味。药物：桑寄生 15 克，秦艽 10 克，防风 10 克，细辛 5 克，川芎 10 克，当归 10 克，熟地黄 10 克，白芍 10 克，独活 10 克，桂枝 6 克，茯苓 15 克，杜仲 15 克，续断 15 克，狗脊 10 克，骨碎补 10 克，蜈蚣 12 克，炒麦芽 20 克，炙甘草 6 克，10 剂，每日 1 剂，水煎服。

2010 年 12 月 30 日三诊：腰疼转好，左下肢麻木乏力，舌红淡，苔薄白，脉沉细。处方：黄芪 30 克，独活 10 克，桑寄生 15 克，秦艽 15 克，细辛 6 克，川芎 10 克，当归 20 克，熟地黄 10 克，白芍 10 克，桂枝 6 克，茯苓 15 克，杜仲 15 克，续断 15 克，牛膝 12 克，锁阳 15 克，蜈蚣 12 克，炒麦芽 20 克，黄柏 6 克，炙甘草 6 克，10 剂，每日 1 剂，水煎服。

2011 年 1 月 13 日四诊：药后腰痛明显减轻，双下肢麻木改善，舌质淡，苔薄白，脉沉细。药物：黄芪 30 克，独活 10 克，桑寄生 15 克，秦艽 15 克，细辛 6 克，川芎 10 克，当归 20 克，熟地黄 10 克，白芍 10 克，桂枝 6 克，茯苓 15 克，杜仲 15 克，续断 15 克，牛膝 12 克，锁阳 15 克，蜈蚣 12 克，炒麦芽 20 克，黄柏 6 克，炙甘草 6 克，10 剂，每日 1 剂，水煎服。

摘自《尚品洁医案精华》

【按语】本案患者为腰椎间盘突出症，属于中医"腰痛""痹证"范畴。患者证属肝肾亏虚，风寒湿痹阻证，治以祛风散寒、通络止痛、补益肝肾之法，方用芍药木瓜汤合活络效灵丹加减。方中在大队补肾药的基础上，加入蜈蚣，重在通络止痛，与全蝎为伍可搜风入骨，治疗腰腿痹痛，疗效确切。

案例 16

林某，男，46 岁。1970 年 1 月 26 日初诊。

患者于 1969 年 12 月 26 日下午，突然上腹部绞痛，头昏，面色苍白，身出冷汗，四肢发冷，血压下降，呈休克状态而经急诊住入某医院。入院后上腹部绞痛仍发，初步诊断为胃痉挛、胆石症，用大量解痉剂，不得缓解，且恶心

蜈蚣医案

呕吐，厌食油腻之品。以往有慢性十二指肠球部溃疡病史。1970年1月13日出现巩膜黄染，查尿胆红素阳性，1月21日查谷丙转氨酶89U，于1月26日请某医生会诊。胃脘及右胁疼痛，喜温恶凉，脉象弦细，苔色薄白，认证为肝胃不和，气滞血瘀，先拟疏肝胆、和胃气、化瘀舒气治疗。

处方：老苏梗3克，法半夏6克，炒陈皮6，炒川椒1克，西当归6克，炒白芍9克，淡干姜3克，制香附9克，炒桃仁6克，石打穿12克，焦薏苡仁9克，小红枣5个（切开），自加焦锅巴9克，煎汤代水。

1月30日复诊：经检查：胆囊造影摄X片见胆囊及胆总管中均有结石影。谷丙转氨酶已降为55U，左胁部作胀，恶心呕吐，厌油荤，纳少乏力，面黄少华，脉象细缓，拟扶脾和胃、理气除胀、活血化瘀之品。处方：广郁金9克，法半夏6克，炒陈皮6克，肉桂粉1克（吞服），炒川连1克，枸杞子9克，西当归5克，炒桃仁5克，焦六曲9克，炒潞党参9克，广木香3克。

2月4日三诊：胃纳增多，脘胁疼痛不著。仍给原方治疗。

2月11日四诊：胆石症，肝脾不调，体质本虚，又因风寒内侵，致发热，胆区胀痛，胃纳呆顿，今体温尚有37.2℃，脉沉，苔色白厚，拟化湿扶脾、调肝利胆为治。处方：醋炒柴胡1.5克，制苍术5克，广郁金9克，法半夏5克，炒陈皮5克，云茯苓12克，炒川黄连1.2克，肉桂粉1.2克（吞服），炙蜈蚣1条，炒桃仁3克，小红枣4个（切开）。

2月18日五诊：2月11日又进某医院会诊，诊断为胆石症，十二指肠球部激惹，可能为慢性炎症或粘连所致。建议手术治疗，但于2月11、12日先后二次大便中解出黄豆大小结石四块，色灰黑，有棱角。患者不愿手术，继续服用中药。今诊胁胀不舒，体虚多汗，舌苔黄厚，脉象细弦，内湿未清，仍拟化裁前制，佐以敛汗为是。制苍术3克，广郁金9克，法半夏3克，炒陈皮3克，降指征，故治疗中一至六诊主要是疏肝胆、和胃气、化瘀舒气，标本并治。方中党参、肉桂、干姜、川椒为补气温通之品，用以提高胆腑功能；柴胡、郁金疏泄肝胆，并有引诸药入肝胆之功。方中尚配有理气活血和络之品。气郁易于化火，故稍佐川黄连；湿热郁久也易伤及阴分，故伍以枸杞子，皆为未雨绸缪而设。经治疗后脘胁疼痛渐减，胃纳增加，黄疸渐退，肝胆功能得到增加，而能排石外出。三月之后，深蕴之湿热又瘀积胆腑，气机失和，血络瘀阻，胃气不降，胁痛、发热、呕吐、黄疸诸症复现，邹老在治疗中抓住时机，因势利导，用龙胆泻肝汤加减直折胆腑湿热，故致体温下降，黄疸退尽，结石得以下行而排。

摘自《邹云翔医案选》

【按语】本案患者为胆囊结石，属于中医"胁痛"范畴，证属肝胃不和，气滞血瘀，治以疏肝和胃、理气除胀、活血化瘀之法，经过治疗症状缓解，四诊时加入蜈蚣，取其通络止痛之效，与桃仁为伍，可达活血通络之效。

案例 17

肖某，男，48岁，职工。

自1975年起患头痛，虽经治疗，逐渐加重。痛甚时，欲以头部顶住硬物或墙壁则舒，覆帽则剧，呕吐清涎，日数十次，历时已5个月，眼复视，烦躁不眠。曾在某院做头颅侧位 X 线摄片检查及脑静造影，确诊为"颅底蝶鞍区占位性病变"，建议手术治疗，但告家属手术危险性大，患者及家属畏惧手术，要求中医诊治。其证头痛剧烈，呕吐频作，与进食无关，眼睛视向右侧则见物为二，烦躁不眠，口干喜饮，大便干结，小便短黄，舌质红，苔黄白而干，脉弦劲细数。四诊合参，此系肝肾阴亏，肝气厥逆，风阳上扰清空，横行犯胃，治宜滋阴潜阳，和胃降逆，活血通络。

处方： 制何首乌 15 克，丹参 12 克，生地黄 15 克，白芍 12 克，女贞子 15 克，墨旱莲 10 克，蜈蚣 1 条，生赭石 30 克，珍珠母 20 克，广陈皮 5 克，竹茹 10 克，天葵子 10 克，旋覆花 10 克，紫草 10 克，黄连 3 克，蛇蜕 3 克，怀牛膝 10 克，另锈铁一块，灶心土烧红淬火兑药，15 剂。宜服。

次诊： 头痛显轻，呕吐亦减，大便以润，饮食增进，仍口干喜冷饮，视物模糊，舌质红，苔黄已退，脉弦细带弛。药已生效，即于原方中去旋覆花、赭石、竹茹、黄连，加龟甲 24 克，鳖甲 20 克，茺蔚子 12 克，石决明 20 克，服 30 剂。

三诊： 头痛渐止，呕吐轻稀，视物清晰，但睡眠不好，脉弦细带数，舌红干燥少津，仍宜滋养肝肾，潜其上犯之阳。原方加减：太子参 15 克，沙参 10 克，丹参 10 克，女贞子 15 克，白芍 12 克，生地黄 15 克，炙龟甲 20 克，甘草 5 克，紫草 10 克，天葵子 10 克，牛膝 10 克，桑叶 15 克，制何首乌 15 克，墨旱莲 10 克，生牡蛎 20 克，蛇蜕 3 克。

守服 40 余剂，头痛复视消失，脉弦不数，舌质淡红，苔薄白，以养肝肾药收功。1981 年来长沙复查。自觉症状完全消失，体重增加，疗效巩固，能坚持一般工作。

摘自《三湘医萃医案》

【按语】本案患者为"颅底蝶鞍区占位性病变"，主要表现为头部疼痛，属于中医"头痛"范畴。头痛剧烈，呕吐频作，烦躁不眠，口干喜饮，大便干结，小便短黄，舌质红，苔黄白而干，脉弦劲细数，综合相参，患者证属肝阳上亢之，兼有肝气犯胃，治以滋阴潜阳、和胃降逆、活血通络之法。方中蜈蚣可通络止痛，诸药为伍，可平肝阳、通脉络，而头痛消；降肝气，和胃气，则呕吐止。三诊时头痛渐止，遂减去蜈蚣。

案例 18

潘某，男，51岁，干部。1976年9月25日初诊。

视力减退，视物模糊已三月，性欲减退一年，头昏乏力，溲量增加，有淋漓失禁，皮下脂肪增多。有冠心病心绞痛史。1976年6月中旬经某县人民医院头颅 X 线摄片，发现蝶鞍增大，至某医院附属医院 X 线摄片检查，结果同上，并查视野两侧颞侧均小近20% 左右，6月底又经某医院检查，并多次头颅 X 线摄片，均诊断为垂体肿瘤。建议手术后再进行同位素放射治疗。但患者未同意上述治疗方法，乃请邹老诊治。诉视物模糊，疲乏无力，性欲减退，口渴不欲饮，大便干燥，小溲滴沥失禁，形体肥胖，左脉弦细，右脉弦滑而劲，苔色灰腻，平时嗜酒，心绞痛近未发，血压正常，血糖正常，尿糖（－）。风痰瘀湿郁滞为患，治以祛风宣湿、化瘀豁痰之品为要。

处方：小川芎5克，西当归9克，橘贝半夏曲9克，干葛花9克，枳椇子9克，炙金头蜈蚣5克，枸杞子12克，单桃仁9克，杜红花9克，太子参24克，炙远志9克，紫丹参15克。

1976 年 11 月 5 日二诊：自觉视力有改善，精神好转，小溲仍滴沥失禁。原方去葛花，加淫羊藿 30 克。

1977 年 3 月 17 日三诊：体力增加，视力好转，排尿畅行正常，过分疲劳后觉头部不舒，脉象细缓而和，苔灰薄腻，原方酌加祛风潜阳之品。处方：小川芎 5 克，枸杞子 15 克，西当归 9 克，枳椇子 9 克，紫丹参 15 克，制远志 9 克，杜红花 9 克，单桃仁 9 克，淫羊藿 30 克，太子参 24 克，橘贝半夏曲 9 克，炙蜈蚣 5 克，制豨莶草 15 克。

10 月 24 日四诊：病已稳定，无明显自觉症状，冠心病也未发作，遂以原方巩固。处方：小川芎 2.4 克，西当归 9 克，枳椇子 5 克，紫丹参 9 克，炙远志 9 克，杜红花 9 克，单桃仁 5 克，太子参 18 克，枸杞子 12 克，淫羊藿 18 克，橘贝半夏曲 5 克，炙金头蜈蚣 2.4 克。

药后精神好，体力恢复如常，性欲明显增强，工作能力已恢复至病前，皮肤及皮下脂肪与正常男性一样，不头痛，不脱发，不呕吐，视力改善，视野扩大，1978 年 6 月 19 日复查视力左：1.0，右：1.5，眼睑检查未见异常。

摘自《邹云翔医案选》

【按语】本案患者为脑垂体肿瘤，性欲衰退，头晕乏力，视力减退为肝肾亏虚之象，脉象弦滑而劲，苔色灰腻，形体肥胖，乃痰阻血瘀之象，故患者证属肝肾亏虚，风痰瘀滞，治以祛风宣湿、化瘀豁痰为大法。方中蜈蚣入肝经，可解毒散结，通络化瘀，与他药为伍可达祛风宣湿、化瘀解毒之效。

王某，男，52 岁。初诊：2003 年 3 月 6 日。

左侧头皮、前额疼痛伴水疱 7 日。患者平素体健，7 日前无明显诱因出现左侧头皮、前额皮肤疼痛，继之沿疼痛部位相继出现丘疹、水疱，在外院就诊，诊断为"带状疱疹"，予西药抗病毒、止痛、营养神经治疗，水疱虽有所干涸，但疼痛不减而来诊。症见：左侧头皮、前额散在小片状成簇水疱，部分水疱干涸，周围色暗红，伴疼痛，口干苦，溲黄，便干，舌质红，苔薄黄腻，脉弦。

西医诊断：带状疱疹。

中医诊断：蛇串疮。

辨证：肝胆湿热，通络止痛。

方药：自拟皮内 3 号方加减。龙胆草 10 克，通草 6 克，车前子 15 克（另包），炒黄芩 15 克，生栀子 15 克，当归 15 克，生地黄 30 克，泽泻 30 克，炒柴胡 15 克，川芎 30 克，怀牛膝 60 克，菊花 15 克，蜈蚣 2 条，3 剂，日服 2 次，2 日 1 剂，忌鱼腥发物，慎起居，勿劳累。

2003 年 3 月 13 日二诊：服药后患者疼痛明显减轻，二便正常，口干苦好转，水疱已干涸结痂，舌质红，苔薄黄，脉弦。上方见效，但湿热未清，守方改生栀子为炒栀子，以防过寒伤脾，继服 3 剂。

2003 年 3 月 20 日三诊：患者疼痛消失，水疱结痂脱落见色素沉着，纳眠可，二便调。舌质红，苔薄黄，脉弦。患者要求巩固疗效，再予 3 剂。

摘自《当代名老中医经典医案集》

【按语】本案患者为带状疱疹，属于中医"蛇串疮""缠腰火丹"范畴，患者口干苦，溲黄，便干，舌质红，苔薄黄腻，脉弦，据其脉症可辨证为肝胆湿热，治以清热利湿、通络止痛之法，方用自拟皮内3号方加减，由龙胆泻肝汤化裁而来。方中蜈蚣入肝经可解毒散结，通络止痛，与他药为伍直折病痛。

案例 20

徐某，女，44岁，职工。1988年5月28日诊。

高血压已20年，血压波动在140～200/110～160mmHg之间。心悸、胸闷、烦躁、头昏痛、胃痛、腰酸痛无力、膝软。心电图示：心肌缺血。脉沉弦拘急而涩滞有力，舌红暗。此肝肾阴虚，经脉失濡而拘急，肝风内旋而头昏痛。予滋养肝肾，平肝息风。

处方：炙鳖甲30克（先煎），败龟甲30克（先煎），生石决明30克（先煎），羚羊角3克（吞服），钩藤15克，赤芍12克，白芍15克，牡丹皮10克，夏枯草15克，怀牛膝12克，干地黄15克，山茱萸15克，蜈蚣30条，全蝎10克，僵蚕12克，天麻12克，乳香9克。

1998年6月9日二诊：降压药全停，服上方10剂，血压140/98mmHg，诸症皆减，因往外地来诊不便，予以面药，怀牛膝100克，蜈蚣100条，全蝎40条，僵蚕40克，地龙40克，天麻40克，乳香30克，赤芍40克，钩藤50克，夏枯草50克，牡丹皮40克，白芍60克，干地黄90克，山茱萸90克，巴戟天40克，炙鳖甲100克，龟甲100克，牡蛎100克，石决明100克，红花40克，水蛭30克，珍珠粉30

克，炒酸枣仁60克，羚羊角粉30克，1料，轧细面，每服5克，日3次。

1998年10月8日三诊：上药共服4个月，血压维持在120～140/80～90mmHg，心电图已恢复正常，诸症皆消，嘱服六味地黄丸2个月，以巩固疗效。

摘自《相濡医集：李士懋、田淑霄临床经验集》

【**按语**】本案患者为高血压病，属于中医"眩晕""头痛"范畴。本案患者腰酸痛无力，膝软，头昏痛，脉沉弦拘急而涩滞有力，舌红暗，此乃肝肾阴虚、经脉失濡所致，治以滋养肝肾、平肝息风之法。方中蜈蚣入肝经，息风通络，其用量高达30条，真可谓药大力专，与他药为伍，诸症皆消。

胆南星

医案

案例 1

许某，男，39 岁。

1968 年春，因患"十二指肠球部溃疡"而用"鸡血疗法"治疗，后逐步出现精神失常。同年秋病情加重，经上海及南京某医院诊断为"精神分裂症"。现服安坦、泰尔登、安定等药。患者多疑、忧郁、悲观、自卑、失眠、惊叫、急躁易怒，其中以多疑为主。时而精神振奋，时而疲劳不堪，喉间有痰，不易咯出，有时小便失禁。舌质红，苔薄腻，脉弦滑。思虑过度，心脾受伤，阴血不足，肝阳上扰，痰浊内蕴，窍络不利。治以补益心脾，豁痰开窍，用甘麦大枣汤合生铁落饮加减。

处方： 炙甘草 10 克，淮小麦 30 克，大枣 5 枚，陈胆星 10 克，铁落 60 克（先煎），石菖蒲 10 克，郁金 10 克，炙远志 5 克，六剂。

二诊： 近日情绪较前安定，睡眠略有进步，梦多，有时惊叫，容易疲乏，口干。苔脉如前。处方：原方加合欢皮 12 克，北沙参 12 克，七剂。

三诊： 近来已停服西药，夜寐可达五小时。仍有惊叫，头胀，烦躁，口干，尿多，反应迟钝。喉间痰已减少。脉细，苔薄，舌质红。再从原方加减。处方：炙甘草 10 克，淮小麦 30 克，大枣 5 枚，陈胆星 10 克，铁落 60 克（先煎），知母 12 克，石菖蒲 12 克，郁金 12 克，炙远志 5 克，七剂。

四诊： 服药二十七剂后，病情有所改善，情绪较前开朗，多疑、急躁减少，惊叫消失。停服西药后，可睡 5 ～ 6 小时，小便失禁亦除。再守原意。处方：原方去知母，七剂。

五诊：春节期间已能接待客人，但由于烦劳过度，以致睡眠减少，迷梦不酣，烦躁头胀，口干。舌红，脉弦。处方：原方去远志，加北沙参 12 克，七剂。

六诊：夜寐已能熟睡六个小时左右（未服西药），多疑、急躁等症均已消失，情绪开朗，面色润泽。脉弦、苔薄腻，舌尖红。治疗两个月，病已基本痊愈。嘱患者注意休息，逐步恢复全天工作。仍用原方加减。处方：炙甘草 10 克，淮小麦 30 克，大枣 5 枚，陈胆星 10 克，郁金 10 克，生铁落 60 克，党参 10 克，北沙参 12 克。

患者于 1975 年 3 月 28 日来信说：回南京后可睡六小时左右，并能午睡，诸症未发，精神面貌很好。已于 3 月 17 日起恢复半日工作。回信处方，嘱患者可连服药三周，如情况很好，可改为隔日一剂，到五月底即可停药。

处方：炙甘草 10 克，淮小麦 30 克，大枣 5 枚，陈胆星 10 克，铁落 60 克（先煎），石菖蒲 10 克，旱莲草 15 克，郁金 10 克，七剂。

摘自《历代名医医案精选》

【按语】本案患者为精神分裂症，属于中医"百合病""脏躁"范畴。心主神明，脾为气血生化之源，患者思虑过度，心脾受伤，加之痰浊内蕴而发为此病，治以补益心脾、豁痰开窍之法，方用甘麦大枣汤合生铁落饮加减。方中胆南星可燥湿化痰，与石菖蒲、远志等药为伍，可达化痰开窍之功。

胆南星医案

案例 2

主诉（父代）：癫痫三年，加重一月。

病史：三年来，初病数日发作一次，用鲁米那、苯妥英钠等治疗不效。近月来，每日发作 1～2 次，突然跌倒，四肢抽搐，牙关紧闭，口吐涎沫，不省人事。用针刺可加速缓解，自感头昏，食欲差，夜寐易惊，口淡黏腻，偶吐黏痰。检查：神疲乏力，面色萎黄。舌边尖红，苔白厚腻，脉象弦滑。

辨证：痰浊阻中，内扰肝胆，肝风夹痰，壅闭经络，阻塞心窍。

治则：清热导痰，宣窍定痫。

方药：温胆汤化裁。枳实 9 克，竹茹 9 克，半夏 9 克，陈皮 9 克，茯苓 9 克，郁金 12 克，石菖蒲 9 克，胆南星 3 克，磁石 30 克，黄芩 12 克，甘草 3 克，水煎服，每日一剂，连服四剂。

3 月 15 日二诊：发作次数减少，1～2 日发作一次，无规律，饮食增，不吐黏痰，舌淡红，苔白腻，脉象滑。痰热已减，故上方去黄芩、胆南星、竹茹，加枣仁 15 克，白术 9 克，党参 12 克，以培补后天之本，安神定志，十剂。

五月之后，遇其父，癫痫再未发作。

摘自《南郑医案选》

【按语】本案患者为癫痫，属于中医"痫证"范畴。痫证之作，"不越痰、火、惊三字范围"，本案患者为肝风夹痰、壅闭经络、阻塞心窍所致，治以清热导痰、宣窍定痫之法，方用温胆汤加减。方中胆南星，针对疾病之关键病机，可燥湿化痰，针对患者四肢抽搐、牙关紧闭等主症，可祛风止痉。

案例 3

于某，女，76岁。

于2000年2月16日"因咳喘反复发作30余年，复发并加重半月"就诊。患者既往有慢性支气管炎病史30余年，半月前受凉后复发，高热、胸痛、咳嗽、喘憋，在某医院诊为"慢性支气管炎并双下肺感染"。住院2周，经用抗生素及支持疗法输液治疗后，热退咳轻，唯喘息不减，遂来就诊。刻下：自述喘憋胸闷，气短懒言，心悸痛，夜不能卧，咳轻痰少，口苦喜饮，食欲不振，耳鸣耳聋，夜间四肢肌肉抽动，疲乏无力，大便干，3日未行，小便短少，舌干红无苔，脉沉涩结代。血压150/90mmHg，呼吸25/分钟，脉搏129/分钟，体温36.5℃。患者面色晦暗无光泽，喘息不止，张口抬肩。颈静脉怒张，桶状胸，听诊双肺均可闻及喘鸣音，肺底细湿啰音。心音强弱不一，心律不齐。双下肢轻度浮肿。心电图示：快速房颤，室率129次/分钟，T波改变。

辨证及治法：肺肾阴虚，痰涎壅盛。拟养阴清肺，定喘化痰。

处方：太子参10克，南沙参15克，麦冬10克，桃仁、杏仁各10克，百合15克，僵蚕6克，胆南星、地龙12克，白芍15克，川贝母9克，枇杷叶15克，苏子12克，葶苈子10克，甘草6克（炙），7剂，水煎服，日1剂。

二诊：自述喘憋明显减轻，仍有轻度气短，偶有心悸，耳鸣耳聋，食欲差，口干喜饮，舌红少苔，脉沉涩。听诊

胆南星医案

双肺散在少量喘鸣音，双肺底细湿啰音，心律齐。心电图示：窦性心律，偶发房早。处方：太子参10克，南沙参15克，麦冬10克，僵蚕6克，胆南星6克，地龙12克，白芍15克，川贝母9克，枇杷叶15克，葶苈子15克，甘草6克（炙），五味子4克，枸杞子12克，何首乌12克（制），7剂。

三诊：患者面色润泽，神清气爽，自述喘消气平，胃纳佳，唯耳鸣腰酸未去，继服六味地黄丸调理。

摘自《现代名医类案·路志正医案》

【按语】本案患者为慢性支气管炎并双下肺感染，属于中医"喘证"范畴。喘证不外实喘和虚喘，此证为虚喘，属肺肾阴虚，痰涎壅盛，治宜养阴清肺为本，定喘化痰为标。方中胆南星归肺经，可燥湿化痰，与杏仁、川贝母等药为伍，可降气化痰定喘。

案例 4

卢某，女，44岁，农民。1992年2月21日初诊。

主诉：头晕、头痛已七八年。近数月来不时头目眩晕，休息后好转。近一月以来，由于劳累、心情不爽，头晕加重，且伴恶心，睡眠不佳，口苦心烦，两胁发胀，纳食不振，月经尚可，舌苔黄白腻，质偏红，脉弦滑。血压140/90mmHg。

辨证：肝郁化热，痰湿内蕴。

治法：疏肝清热，祛痰息风。

方药：四逆散合芩栀温胆汤加减主之。北柴胡10克，法半夏15克，黄芩15克，炒枳壳10克，制南星6克，淡竹茹10克，山栀子10克，小青皮10克，龙胆草10克，赤芍药 30 克，菊花 10 克，双钩藤 10 克，白蒺藜 15 克，夜交藤 30 克，葛根 30 克，珍珠母 60 克（先下），水煎服。

3 月 6 日复诊： 7 剂后，言药后头晕、头痛消失，恶心、睡眠均已好转，食欲尚可。昨日又感头晕不适，口苦，晨起汗出，大便偏干，舌苔黄白腻，质淡红，脉弦滑。血压 135/90mmHg。前药已中病机，然病痼较久，邪毒未得尽除，药力不达，遂反复。前方加减再进。北柴胡 10 克，法半夏 15 克，黄芩 15 克，青皮 10 克，炒枳壳 10 克，赤芍药 30 克，制南星 6 克，淡竹茹 12 克，龙胆草 12 克，山栀子 10 克，双钩藤 30 克，白蒺藜 15 克，菊花 12 克，葛根 30 克，生牡蛎 60 克（先下），青礞石 30 克（先下），夜交藤 30 克，炒枣仁 15 克，水煎服 7 剂后而病愈停药。

摘自《杏园金方名医验案》

【按语】 本案患者属于中医"眩晕"范畴。《黄帝内经》云："诸风掉眩，皆属于肝。"此案即为肝郁化热，肝木伐土，脾胃受损，湿浊生痰，痰热内扰而导致诸症出现，故治法选用疏肝清热、祛痰息风，方用四逆散合芩栀温胆汤加减主之。中医有"无痰不作眩"之说，方中胆南星可入肝经，化痰息风以止眩。

案例 5

童某，男，18 岁。1964 年 7 月 18 日初诊。

头身酸楚，寒热往来如疟，寒多热少，一日二三度发，胸痞满，胸下凸起肿块，其大如拳，痛而拒按，烦躁不安，四夜无眠。发病八日，初见发热恶寒，寒轻热重，头身痛，胸闷不饥，渴喜热饮。医以温热论治，方拟辛凉，杂以栀芩之属。服后热势稍减，但胸痞不食。复诊守前方，重用清热之品，则寒热如疟而胸下结块矣。再诊断言疮痈将溃，委之于疡医。疡医以胁块不红为据，视为蛔虫集聚，投以大剂驱蛔泻下之品，果便蛔虫两条，肿块增大而痛更甚矣。明诊之，脉弦滑，舌苔白如积粉，渴喜热饮。乃湿阻气机之结胸证也，法拟宣透膜原，化痰开结。

方与达原饮合小陷胸汤加味：草果仁 8 克，槟榔 10 克，知母 15 克，厚朴 10 克，甘草 2 克，白芍 10 克，黄芩 10 克，全瓜蒌 1 个，半夏 10 克，川黄连 8 克，胆南星 6 克，生牡蛎 15 克，泽泻 10 克，一剂水煎，日三服，夜一服。

间二日复诊，苔转薄白，寒热如疟等症悉除，进软食无恙。药中病机而解，法当健脾和胃，以理未尽之湿。乃书参苓白术散（汤），二剂与之。尽剂而痊。

他日，前医闻之颇感惊奇，往视其方而喟然叹曰："俗云药对如开锁，今始见而诚服也。"

摘自《中医临证求索集》

【按语】本案患者为结胸证，此为湿阻气机所致，治当宣透膜原，化痰开结，方用达原饮合小陷胸汤加味。方中胆南星可燥湿化痰，散结消肿，与瓜蒌为伍，可达化痰开胸散结之效。

案例 6

彭某，男，48 岁，研究员。

头痛反复发作 26 年。常因劳累、紧张、失眠而诱发，有时无任何诱发因素也可突然发病。近年来尤其是近 2 个月来，发作更为频繁，平均每月发作 4 ～ 6 次。前日头痛甚剧，难以忍受，甚至以拳击头。痛处或在巅顶，或在眉际，伴畏光呕吐。长期依赖服用麦角胺、咖啡因等镇痛。刻诊：头痛如裂，泛恶，烦躁，颈项板滞。脉弦滑带数（90次/分）。苔薄腻，舌质暗。血压、脑电图均正常。属风阳上扰，瘀阻脉络。治拟活血化瘀，平肝息风。

处方：川芎9克，白芷9克，苦丁茶12克，莪术15克，丹参20克，桃仁12克，赤芍15克，白芍15克，天麻9克，炙僵蚕9克，炙地龙9克，生铁落60克（先煎），葛根15克，石菖蒲9克，生南星15克，7剂。蝎蜈胶囊10粒，分2次吞服。

二诊：服上方2剂后，头痛消失，颈项板滞减轻。脉弦滑（82次/分），苔薄腻。原方14剂。

三诊：2周来头痛发作1次，痛势轻微，无呕吐恶心，未服止痛药片。

以原方加减，继续治疗半年，头痛无大发，仅在用脑过度时，略有轻微头胀头痛，休息后自然缓解。

摘自《胡建华临证治验录》

【按语】本案患者为血管神经性头痛，患者为科研工作者，工作劳累过度，从而导致发病日趋频繁，证属风阳上扰，瘀阻脉络，治拟活血化瘀、平肝息风之法。方中川芎、丹参、桃仁等药活血化瘀止痛，生南星可化痰散结，与天麻、生铁落等药为伍，可平肝息风化痰。

案例 7

王某，女，61岁，退休干部。2009年7月30日。

初诊：患者从小性格内向，很少参加社交活动，不愿外出及过多与人交流，10 年前因洗澡时门自动关死后受到惊吓，之后出现胆小易惊，尤其是害怕关门。6 年前因胆结石行手术治疗，因惧怕手术，后胆子更小，今年春节因儿媳脑出血，精神受到打击后出现不愿出门见人，不欲说话，自卑自怜，不能听杂乱刺激的声音，尤其是惊险恐怖的声音，夜间睡眠中稍有响动即被惊醒。3 月前行脊椎滑脱术后胆小更严重，独处时极易受到惊吓，自卑感更加明显。平时必须有人陪伴。刻诊：自卑自怜，惊恐胆怯，不愿外出及过多与人交流，不能听杂乱的声音，面部表情、眼神呆滞，头晕头重，口苦口黏，纳呆不饥，少量进食后即觉胃脘痞满，晨起有少量白痰，大便干燥，4～5 日一行，舌正，苔白薄腻，脉滑细弦。

中医诊断：卑愫。

证属：心血不足，痰浊内阻，心气失养，滞碍神机。

治法：养心安神，化痰开窍，燥湿和胃，安神定志。

方药：《证治准绳》十味温胆汤合《太平惠民和剂局方》平胃散加减。茯苓 15 克，炒枳壳 10 克（捣），陈皮 10 克，清半夏 10 克，炒枣仁 30 克（捣），炒远志 6 克，九节菖蒲 10 克（后入），广郁金 10 克（捣），胆南星 10 克（捣），柏子仁 10 克（捣），苍术 10 克，厚朴 10 克，竹茹 15 克，炒神曲 15 克，炒麦芽 20 克，炒莱菔子 12 克（捣），鲜生姜 10 克，7 剂，水煎服，日 1 剂。

8 月 6 日二诊：药后知饥索食，胃脘宽畅，纳食正常，白痰减少，自卑惊恐、胆怯诸症稍减，舌正苔白，脉仍滑细弦。至此痰浊内阻之象明显减轻，心血亏虚，心气不足之象逐渐显露，继以补益心血、扶养心气、化痰开窍、安神定志为治疗原则。故以上方去胆南星、苍术、厚朴，加当归 15

克，太子参 15 克，甘草 10 克，小麦 30 克，夜交藤 15 克，合欢皮 10 克，炒谷芽 15 克，20 剂，水煎服，日 1 剂。

8 月 27 日三诊：自卑、自怜、惊恐、胆怯诸症基本消失，关门不再害怕，开始外出，已愿与人交流，睡眠好转（每晚可安睡 7 ～ 8 小时），头晕头重减轻，晨起白痰已除，纳食知馨，但仍不能长时间看电视，大便稍稀，舌红苔白，脉滑细弦。上方去炒莱菔子，20 剂，水煎服，日 1 剂。药后诸症皆除，停药。

摘自《中国现代百名中医临床家·柴瑞霭》

【按语】本案患者为中医之卑惵，由于小时候受到惊吓，气机逆乱，化生痰浊乘虚而入，蒙蔽心神所致，证属心血不足，痰浊内阻，治以养心安神、化痰开窍、燥湿和胃、安神定志之法，方用十味温胆汤合平胃散加减。患者初诊时以痰浊内阻为主，故初诊治疗时加入胆南星以燥湿化痰，二诊时痰浊内阻之象明显减轻，故减去胆南星。

案例 8

付某，男，73 岁，已婚，退休。初诊：2010 年 2 月 23 日。

因反复头晕 6 年余，加重伴多虑，语无伦次 2 周。患者近 6 年来出现头晕、多虑、认知障碍等症状，且逐渐加重。近 2 周来语无伦次，甚则彻夜不寐等精神症状。口服"利培酮，1mg，每日 2 次"后缓解，仍头晕，健忘，乏力，口干口苦，纳呆，夜寐欠安，夜尿频而不畅。头部 CT：左侧额叶轻度硬膜下积液，顶叶腔梗。请尚老会诊。刻诊：头目昏沉，五心烦热，心悸，喜静恶躁，夜寐欠安，不耐寒热，纳差，口干苦，咳黄白稠痰，小便不畅，大便偏稀，日行3～4次。舌质暗红，苔白微黄，脉细弦。

中医诊断：痴呆。

西医诊断：血管性痴呆。

辨证：气阴两虚，痰热蒙窍证。

治法：益气养阴，化痰清热开窍。

方药：安神定志丸、黄连温胆汤合二至丸加减。黄芪30克，怀牛膝15克，丹参20克，丹皮10克，葛根20克，太子参30克，茯神15克，炙远志10克，石菖蒲10克，黄连3克，枳实10克，竹茹10克，胆南星10克，橘红10克，法半夏15克，郁金10克，女贞子10克，旱莲草15克，龙骨30克（先煎），天麻10克，甘草5克，7剂，每日1剂，水煎服。

2010年3月3日二诊：服上药后，诸症稍好转，夜尿5～6次，大便软，日行2次，畏寒明显，舌质淡暗，苔白，脉细弦。原方去丹皮、天麻，加炒芡实30克，覆盆子15克，健脾补肾，7剂，日1剂，水煎服。

2010年3月10日三诊：服药后，睡眠进一步改善，夜卧口干，夜尿仍多，大便日行2次，余症同前，已逐渐停服"利培酮"。舌质淡暗，苔白，脉稍弦。药物：太子参30克，茯神20克，炙远志10克，石菖蒲12克，夜交藤20克，合欢皮20克，覆盆子15克，菟丝子20克，枸杞子20克，五味子10克，金樱子20克，怀山药30克，鸡内金15克，淫羊藿15克，乌药10克，甘草5克，10剂，每日1剂，水煎服。

摘自《尚品洁医案精华》

【**按语**】本案患者为血管性痴呆，属于中医"痴呆"范畴。患者已过七旬，脏腑功能渐渐减退而致气阴两虚，而后气虚生痰化热，而成气阴两虚，痰热蒙窍之证，故治以益气养阴、化痰清热开窍之法，方用安神定志丸、黄连温胆汤合二至丸加减而成。方中胆南星可燥湿化痰，与石菖蒲等药为伍，可达开窍之效。

案例 9

杨某，男，38岁，江苏省南京市某公司职员。2015年10月9日初诊。

曾拟诊为"附睾炎"，局部肿胀疼痛较显，牵及右下肢不适。苔薄舌质稍红，脉小弦。查体局部红赤不显，肿胀触痛。

辨证：气机不利，肝经痰瘀凝滞。

治法：疏肝活血，行气化痰，消肿定痛。

处方：夏枯草15克，橘核10克，乌药8克，川楝子10克，白芍10克，香附10克，炮山甲10克（先煎），海藻15克，牡丹皮10克，制大黄10克，青皮10克，制南星10克，7剂，每日1剂，水煎，分两次温服。

2005年10月16日二诊：症情未见明显进退，睾丸肿痛阵作，腰胀，苔薄，舌质稍红，脉小弦。处方：原方加炒黄芩10克，炒白芥子8克，14剂，每日1剂，水煎，分两次温服。

2005年10月30日三诊：自觉附睾肿胀已消，疼痛也止，查体局部已压痛不显。苔薄微黄，舌质稍红，脉小弦。处方：原方，14剂，每日1剂，水煎，分两次温服。

摘自《200例疑难病症诊治实录》

【按语】本案患者为附睾炎，主要表现为睾丸胀痛，足厥阴肝经"绕阴器，抵少腹"，故此患乃气机不畅、痰瘀凝滞肝脉所致，治以疏肝活血、行气化痰、消肿定痛之法。方中胆南星可燥湿化痰、散结消肿，与他药为伍以达化痰软坚、通瘀消结之效。

案例10

刘某，男，44岁，农民。1972年7月31日初诊。

半年以来，因生闷气，初见精神淡漠，继而神志错乱，语无伦次。经某医院诊断为精神分裂症。服苯妥英钠等药已无效果。目前，头昏目糊，少寐多梦，心烦多虑，惊恐心悸胜于往昔，常常自言、自笑、自啼、噫气。大便秘结，小便黄短。脉象弦滑，舌红少苔。辨证治疗：木喜条达，最恶抑郁，郁而化热，痰浊蒙闭心窍，神明无所附，故病癫疾。治以清心开窍、涤痰潜阳之法。

处方：黄连、石菖蒲、远志各9克，胆南星6克，竹茹12克，茯苓9克，麦冬12克，瓜蒌皮25克，珍珠母30克，水煎服。

8月3日二诊：上方连服3剂，精神较前清爽，惊恐心悸亦较前减轻，睡眠多与往常。唯自言、自笑、自啼不已。再以原方加朱珀散3克，冲服。

8月7日三诊：精神好转，头昏目糊亦差，仍大便秘结，郁热未下也。再以上方重佐养阴通腑。处方：生地黄25克，麦冬18克，石斛25克，玄参18克，沙参12克，瓜蒌30克，竹茹12克，石菖蒲6克，远志3克，珍珠母25克，生龙牡各18克，生大黄9克，玄明粉3克（冲），水煎服。

8月9日四诊：上方服 3 剂，大腑畅通，神志逐渐清醒，寐亦转酣，饮食渐增，自言、自笑、自啼亦相继而愈。脉尚弦数，余热未清，再予清热生津之品以复其阴。处方：生地黄 25 克，麦冬 18 克，石斛 25 克，玄参 18 克，沙参 12 克，枸杞子 18 克，黄连 8 克，生龙牡各 18 克，生甘草 3 克，水煎服。上方连服 6 剂，阴复热退，诸症悉平，恢复劳动。迄今 7 年，未再复发。

摘自《孙鲁川医案》

【按语】本案患者为精神分裂症，属于中医"癫证"范畴。患者由于情志失调，气滞痰阻，郁而化热，痰热内扰而发病，治以清心开窍、涤痰潜阳之法。《类证治裁》云："治癫先逐其痰，次复其神，养其阴。"初诊、二诊以涤痰、清热、潜阳为主，方中胆南星有燥湿化痰之效，用之以达涤痰之效，痰湿将去，故三诊去胆南星而佐养阴通腑之药。

案例 11

赵某，女，30 岁，河北省人。1990 年 7 月 12 日诊。

患者诉月经逐渐减少，以至经闭已 4 月余。形体日渐肥胖，精神疲乏，胸闷不舒，腰酸肢软，白带多，质黏稠。舌淡苔白腻，脉滑。

辨证：痰湿阻滞，冲任失调。

治拟：燥湿化痰，调理冲任。

处方：苍附导痰汤加减。苍术 10 克，香附 15 克，茯苓 15 克，陈皮 10 克，清半夏 10 克，枳壳 15 克，当归 15 克，川芎 10 克，胆南星 10 克，白芥子 10 克，桔梗 8 克，怀牛膝 15 克，水煎服，每日 1 剂，4 剂。

7月16日二诊：经服药后白带量减少，腰酸、乏力等症均有好转。药既中病，宗方又服6剂，月经来潮，诸症尽失。为巩固疗效，月经过后又守方隔日1剂。服14剂，月经如期来潮。经随访1年，未曾复发。

摘自《孙润斋医案医话》

【按语】本案患者为闭经，由于形体肥胖，痰湿内阻，冲任失调而发病，正如《妇人切要》说："肥人闭经，必是痰湿与脂膜壅滞之故。"故治以燥湿化痰、调理冲任之法，方用苍附导痰汤加减。方中胆南星燥湿化痰，痰湿去则冲任通。

案例 12

苏某，男，45岁。1963年12月30日初诊。

1962年初，心前区有时闷痛，二月份至某医院检查诊为冠状动脉粥样硬化性心脏病，而病情逐渐加重，心前区发作性绞痛，每2～3天即发作一次，绞痛时间4～5分钟，伴有胸闷憋气，经常服硝酸甘油片，但只能解决发作时的难受，如饮食不节或吃了不易消化的食物，容易引起痰湿。平时吐痰多，容易头晕心跳，大小便尚正常，脉弦滑，舌质正红，苔白腻，边缘不齐，由本体湿盛，湿聚为痰，以致影响心气运行，治宜温脾利湿，和胃涤痰，方宗温胆汤加味。

处方：茯苓9克，法半夏6克，橘红3.6克，炙甘草0.7克，炒枳实3克，竹茹3克，姜南星3克，白芥子3克，茅术3克，厚朴3.5克，生姜3片，14剂，隔日1剂。

1964年1月24日二诊：效果甚为明显，20天来心绞痛仅发过3次，疼痛程度亦减，发病时未再服西药，咽间痰减少，头晕依然如前，平时胸尚憋闷，纳食、二便皆正常，脉沉弦滑，舌正红，舌中心黄腻，仍宜温化痰湿，原方去苍术，加远志3克，九节菖蒲0.8克，5剂，隔日1剂。

1964年4月10日续诊：前方随证略于加减四次，心区疼痛一直未发，偶于饭后胸膺微闷。最近消化微差一点，自觉饭后胃胀，大小便尚正常，晚间仍头晕，脉弦缓有力，舌淡红，苔秽腻，近来气候阴雨，湿热郁闭，外湿与内湿相应，故胸膈不利，治宜原法加开胸利膈，清利湿热之品。处方：茯苓9克，法半夏6克，橘红3.5克，炙甘草0.7克，枳实3克，竹茹3克，白芥子炒3克，远志3克，九节菖蒲0.8克，黄连（炒）0.5克，薤白6克，厚朴3.5克，陈皮3克，麦芽6克，生姜2片，3剂。

1964年4月17日续诊：15号夜间心区痛又发作一次，最近两天一般情况尚好，饮食又转佳，二便正常，尚吐少量痰，胸膺发闷，脉沉弦，舌苔薄黄腻，仍属痰湿阻滞，胸阳不畅，续宜温化痰湿。处方：茯苓6克，法半夏6克，橘红3.5克，炙甘草3克，枳实（炒）3克，竹茹3.5克，桂枝（去皮）3克，白术3克，郁金6克，厚朴3.5克，5剂。

以后病情稳定，未再服药，嘱其善自颐养。

摘自《现代著名老中医临床诊治荟萃》

【**按语**】本案患者为冠状动脉粥样硬化性心脏病，属于中医"胸痹""心痛"范畴。由于素体湿盛，湿聚为痰，阻滞心脉而发为病，治以温脾利湿、和胃涤痰之法，方用温胆汤加味。方中胆南星燥湿化痰，心脉得通而诸症得减，《本经》云其可"主心痛"。

案例 13

孙某，女，75 岁，市民。1976 年 10 月 15 日初诊。

患者面神经麻痹月余，曾经针疗，药物治疗，无效。1976 年 10 月 15 日来我院就诊。患者右侧额纹消失，不能皱眉，右眼不能闭合，鼻唇沟口角向左侧㖞斜，笑时更明显。说话不清楚，口角流涎，吃饭时，常有食物存留右腮内，饮水时水自右侧口角流出，不能做鼓腮动作，心悸，气短，苔白腻，脉弦。拟用牵正散加味治之。

处方： 白附子、白僵蚕各 9 克，全蝎 5 克，地龙、胆南星各 9 克，川芎、防风各 6 克，郁金、茯神各 9 克，丝瓜络 12 克，夜交藤 15 克，远志、黄芪、广陈皮各 9 克，甘草 3 克，服上药 24 剂基本痊愈。

摘自《临证医案医方》

【按语】 本案患者为面神经麻痹，属于中医"面瘫"范畴。主要由于气血亏虚、风痰阻络所致，治疗应以祛风除痰、通络为大法，方用牵正散加味。方中胆南星可祛风化痰，善治口眼㖞斜，与他药为伍，共奏化痰通络之效。

案例 14

吕某，男，44 岁，衡阳人。

1988 年 5 月 9 日初诊，患者自 1981 年冬，在建筑工地，受寒淋雨后而发咳喘，持续数月方止。以后每因感冒而诱发咳喘，冬春较重，夏秋较轻，常用麻黄素等药能制止。本次又发咳喘，衡阳县某医院诊断为"支气管哮喘"，治疗一个星期未效，特来求诊中医。现诊见咳嗽频作，喉中痰声辘辘，咯白色泡沫样痰涎，脉濡缓，舌淡红，苔白腻。

辨证：痰浊阻肺，肺失宣降。

治法：化痰降气，止咳平喘。

处方：二陈汤合三子养亲汤。陈皮10克，茯苓20克，白芥子10克，莱菔子10克，炙麻黄10克，苏子10克，杏仁10克，款冬花10克，桑白皮10克，黄芩10克，法半夏10克，胆南星10克，鱼腥草20克，矮地茶15克，甘草6克，5剂，水煎服。

1988年5月14日二诊：咳嗽症减，痰涎减少。但觉咽干喉燥，上方麻黄，半夏均改为8克，加玄参、天冬各10克，处方服5剂。

1988年5月19日三诊：气促症状缓解，咯痰减少，但咳嗽频繁。神疲体倦，口干咽燥。脉象浮缓，舌淡苔薄。此风邪在肺，兼有气阴两伤；治当宣肺祛邪，止咳化痰，兼补气阴。主方选止嗽散、参麦散。处方：参须10克，麦冬15克，五味子6克，桔梗10克，紫菀、百部各15克，白前15克，陈皮6克，鱼腥草20克，矮地茶15克，甘草6克，5剂。

1988年5月24日四诊：咳嗽、气促、咯痰均基本缓解，治法改补肾纳气、益气补肺。处方：白参1000克，灵芝1000克，冬虫夏草300克，紫河车1500克，蛤蚧30对，诸药共碾粉末，每次服10克，每天两次（可掺入核桃糊调服），每年连服3～6个月。

2012年6月5日，患者陪同一位哮喘患者前来就诊，言自己哮喘病至今未复发。

摘自《湖湘当代名医医案精华·张邦福、李济民、樊位德医案精华》

【按语】本案患者为支气管哮喘，主要表现为咳嗽频作，喉中痰声辘辘，证属痰浊阻肺，治以化痰降气、止咳平喘之法，方用二陈汤合三子养亲汤。方中胆南星可燥湿化痰以止咳，三诊时患者咳痰减少，而气阴两伤之症显，胆南星辛温伤阴，故三诊时去除胆南星。

案例 15

王某，男，20岁，学生。1976年7月15日初诊。

时值暑季，又经烦劳，寐中受风，游泳感寒，初见倦怠，头痛身重，午后发热，恶寒无汗。三日之后，胸中痞满，胃纳不振，渴不思饮，汗出而热不解。延治两周未效，病势日深，高热昏迷（39.2℃），痰多稠黏，喉中曳锯，不能咯出，汗出肢冷，胸腹灼热，便黑如酱。舌质红干，苔黄厚而焦，脉细数。湿温弥漫三焦，郁久化为痰热，阻遏气机，蒙蔽清窍，治以辛开苦泄，豁痰化热。

处方： 天竺黄10克，橘红7.5克，杏仁7.5克，黄连10克，瓜蒌皮10克，半夏7.5克，胆南星10克，黄芩10克，连翘心15克，大黄炭5克，三剂，水煎服。

七月二十日二诊： 热减神清（37.9℃），便转黄褐色，痰也能咯出，余症渐轻，病有转机，原方续进三剂。

七月二十六日三诊： 身热已平，精神较好，尚胸痞纳呆，面白气怯，尿少，病去十之六七，当以辛开淡渗，化湿清热为治。厚朴5克，茯苓15克，半夏7.5克，杏仁7.5克，通草10克，滑石15克，薏苡仁20克，瓜蒌皮15克，白豆蔻 7.5 克，黄芩 10 克，桔梗 5 克，三剂，水煎服。

七月三十一日四诊：内热已去，二便正常，胸闷大减，纳食增加，颜面略有红色，舌淡红，苔薄白，脉细，为开香砂六君子汤，以善其后。

摘自《孙允中临证实践录》

【按语】本案患者为湿温，由于暑季受风感寒，湿热交阻，痰热内蕴，直逼心包所致，"急则治其标"，故初诊以豁痰开窍为大法，防其内闭。方中胆南星可燥湿化痰，与天竺黄、杏仁、黄连、黄芩等药为伍，可清热化痰开窍。

案例 16

孙某，女，68 岁。2006 年 1 月 4 日初诊。

头晕头痛 2～3 年。初诊：2004 年发现血压升高 160/80mmHg，经用罗布麻等药物，血压时降时升，后改用硝苯地平，血压可以控制，但心跳加快，心慌心悸，头晕乏力，下肢水肿。1975 年发现有血吸虫病。查体：血压 136/65mmHg，心率 60 次/分，律齐，未闻及杂音，肺（－）。理化检查：心电图大致正常。经颅多普勒：左大脑前动脉中动脉血流速度增快。总胆固醇 5.78mmol/L，甘油三酯 1.81mmol/L，血糖 5.23mmol/L，血液流变学中度异常，高血脂倾向。头晕目眩，头痛不适，伴神疲乏力，心慌心悸，下肢水肿，心烦耳鸣，纳差脘痞，舌紫暗，苔白腻、中心黄，脉弦细。

中医诊断：眩晕（阴虚阳亢，痰浊交阻）。

西医诊断：老年收缩期高血压。

治法：育阴潜阳，祛瘀化痰。

处方：天麻钩藤饮加减。天麻10克，钩藤10克，生地黄15克，山茱萸10克，法半夏12克，胆南星12克，苍术10克，白术10克，茯苓15克，陈皮12克，丹参15克，川芎12克，共7剂。

复诊：自诉服药后血压基本控制在正常高限138/66mmHg，心率64次/分，律齐，头晕头痛、心慌心悸等症状明显改善，下肢水肿消退，舌转淡紫，舌苔心白腻，脉细弦。守上方继进7剂，另辅疗同前。

三诊：服药期间血压平稳，一般在正常范围130～140/60～70mmHg，除有些神疲乏力、腰腿酸软外，其他症状均已改善，舌淡紫，苔薄腻，脉细弦。守方去法半夏、胆南星、苍术，加黄芪15克，太子参12克，继进7剂，西药继服。

摘自《汤益明临证经验精粹》

【按语】本案患者为高血压，属于中医"眩晕"范畴。因患者年高，阴液亏虚，不能制阳，兼有痰浊交阻而发为此病，治以育阴潜阳、祛瘀化痰之法，方用天麻钩藤饮加减。方中胆南星燥湿化痰，痰去则头晕诸症可减。

案例 17

陈某，男，66岁。初诊：1981年2月25日。

主诉：发热3天。病史：患者有糖尿病史，3天前因发热，感染性休克入院，神志少清，喉间有痰，口干，入夜烦躁，抗感染治疗无明显好转。舌脉：舌质红，光干无液，脉右细左虚弦。检查：体温38.8℃，肌肤灼热，神志欠清，有时躁动不安，血压90/60mmHg，血白细胞12000个/mm³，中性粒细胞91%。

辨证： 高年肺肾阴虚，痰热内蒙心神。

诊断： 糖尿病合并感染性休克；发热（热入心包）。

治法： 清心化痰以醒神，养阴生津以扶正。

方药： 皮尾参9克（另煎一汁冲入），川石斛9克，南北沙参各9克，天竺黄5克，陈胆星5克，炙远志5克，干菖蒲5克，广郁金9克，水炙桑皮12克，带心连翘9克，炒楂曲各9克，干芦根15克，3剂。

2月28日二诊： 身热退而未尽，体温37.8℃，夜间烦躁稍安，神志时蒙，口干欲饮，舌边溃疡，脉右细，左部略带弦滑，舌光干少津。痰热灼津内蒙心神，再拟养阴生津，清心凉营，豁痰醒脑。方药：皮尾参9克（另煎一汁冲入），鲜石斛30克，南北沙参各9克，鲜生地15克，金银花15克，连翘9克，赤芍15克，丹皮9克，天竺黄5克，陈胆星5克，炙远志5克，广郁金9克，干芦根15克，香谷芽12克，5剂。

随访： 患者以上方出入，治疗二周，热退神清，复查血白细胞6800个/mm³，血压恢复正常，舌边溃疡愈合，唯口干欲饮、头晕神疲，再以益气养阴、清泄余邪之方调治数剂而愈。

摘自《中医临床家·张镜人》

【按语】 本案患者为糖尿病合并感染性休克，素体阴虚，加之痰热内扰而发病，辨证为肺肾阴虚，痰热内蒙心神，治以清心化痰、养阴生津之法。方中胆南星清热化痰，与石菖蒲、郁金、天竺黄等药为伍，有形之痰热去，神明得以醒。

李某，女，65 岁，退休干部。1998 年 11 月 16 日初诊。

2 年前患神经强迫症，经张老医治治愈，本年 9 月因暴怒犯病，曾自用张老前方 20 余剂不效。家住外地，与其家人来诊。症状：表情淡漠，苦闷状，情绪不稳，悲观失望，惊悸失眠，服艾司唑仑 4 片，始能朦胧入睡 3 ～ 4 小时，多梦幻想，终日痛苦，不能自拔，自感病已陷入绝境，无痊愈之望，对治疗失去信心。张老开始以安神养心之剂，二次复诊，又以温胆汤加味主治均无效，后去深圳疗养、去广州就医均无效，本次又来求治。观其神志呆板，沉默不语，面色暗无光泽，舌红，苔白燥，脉象弦滑，重按有力，询其大便秘结不通，小便黄赤。综合分析，得之于暴怒，不得发泄，精神恍惚，此乃五志过极，肝郁化火，津液遇热酿成痰浊，扰于心神，《赤水玄珠》所谓"火郁""木郁"。不宁则郁，郁则不达，因予疏畅气机、清泄肝火、涤痰安神法治疗。

拟方：川芎 15 克，苍术 15 克，香附 20 克，郁金 15 克，川黄连 15 克，黄芩 15 克，大黄 10 克，栀子 15 克，生地黄 20 克，玄参 15 克，麦冬 20 克，石菖蒲 15 克，远志 15 克，炒枣仁 20 克，胆南星 15 克，竹茹 15 克，橘红 15 克，半夏 15 克，茯苓 15 克，甘草 15 克，水煎，日 2 次服。

11 月 24 日二诊：服药 7 剂，大便日行 1 ～ 2 次，下黏秽便，色污奇臭，睡眠明显好转，精神苦闷大减，来诊时面露笑容，情绪有一定程度稳定，多疑幻想亦有好转，患者对治疗有了信心，自感有痊愈之望。继以上方化裁调治。拟方：川黄连 15 克，黄芩 15 克，大黄 10 克，栀子 15 克，礞石 20 克，沉香 10 克，郁金 15 克，柴胡 15 克，石菖蒲 15 克，胆南星 15 克，远志 15 克，半夏 15 克，香附 15 克，生地黄 20 克，麦冬 20 克，玄参 20 克，炒枣仁 20 克，百合 20 克，白芍 20 克，茯神 15 克，水煎，日 2 次服。

12 月 10 日复诊： 服上方 7 剂，大便日 1 次，大便污秽转黄，精神苦闷及心烦不宁、悲观、恐惧、多疑、幻想皆顿除，精神一如常人，舌红转浅，脉象亦转缓，嘱继服上方以巩固。

1998 年 1 月 7 日复诊： 诸症皆愈，未再复发，一如常人，嘱其戒怒，保持心态乐观，迄今 2 年余一直很好。

摘自《名老中医经验传承·名医经典医案导读》

【按语】本案患者为神经强迫症，由于情志失调，五志过极，肝郁化火，炼液为痰，终致痰火扰心之证，故予疏畅气机、清泄肝火、涤痰安神之法。方中胆南星长于化痰清热，与他药为伍，可达化痰开窍之功。

案例 19

丁某，男，55 岁。1963 年 9 月 4 日初诊。

一月前，开始右半身麻木，住某医院十六天，针、药并用。现右腿稍轻，右手发胀，恶风，睡眠不好，小便多而频，大便正常，食欲尚好，痰多。脉左关弦大而空，余脉皆濡，舌淡红，苔微黄腻。属气虚夹痰兼风，治宜益气祛风、和肝理痰。

处方： 生黄芪六钱，防风一钱，茯苓二钱，法半夏三钱，橘红二钱，制南星一钱半，钩藤三钱，僵蚕二钱，全蝎一钱，白附子一钱半，生姜三片，大枣四枚，三剂。

9月7日二诊：药后，症状减轻，痰仍多，大便稍软。脉如前，舌苔黄腻。原方加当归二钱，桑枝一两，三剂，两天一剂。

9月12日三诊：右下肢麻木减轻，面部发痒，其余症状亦减。脉如前，舌苔减少。原方再服三剂，加服回天再造丸三丸，每日一丸，白开水送下。

9月18日四诊：右半身麻木基本消失，活动自如，但痰仍多。脉左弦右浮，仍宜祛风化痰。处方：生黄芪五钱，防风一钱，白芷一钱半，细辛一钱，独活一钱半，羌活一钱半，白附子一钱半，姜制南星一钱半，僵蚕二钱，橘红二钱，桑枝一两，生姜三片，大枣五枚，三剂。煎服法同前。续用再造丸三丸，每晚临睡时服一丸，温开水送下。服药后病情又见好转，停药观察，以饮食调理。

摘自《蒲辅周医疗经验》

【按语】本案患者主要症状为半身麻木，由于气虚痰盛、经络不畅，导致关节不利、半身麻木，治以益气祛风、理痰通络之法。方中制南星可燥湿化痰，与法半夏、茯苓、全蝎等药为伍，可达化痰通络之效。

案例 20

瞿某，男，57岁。

初诊：虚风上扰，右侧颜面颤动，头晕耳鸣，颐红唇赤，舌干红少苔，脉象细弦。拟平肝祛风。

处方：炒白蒺藜12克，滁菊花6克，生石决明15克（先煎），钩藤15克（后下），全蝎1.5克，制南星6克，炙僵蚕9克，鲜天精草9克，夏枯草9克，三剂。

二诊：恙情依然，颜面动则目坠泪，脉象无变化。病株较深，药力不易及彀。原方加龙胆草 3 克，天竺黄 6 克，生牡蛎 30 克，五剂。

三诊：颜面颤动瘥减，鼻干不利而头痛，舌苔黄薄，脉象浮弦。治须标本兼顾。炒白蒺藜 9 克，滁菊花 6 克，薄荷 5 克（后下），龙胆草 5 克，钩藤 15 克（后下），生石决明 15 克，天竺黄 6 克，全蝎 1.5 克，制南星 6 克，天精草 9 克，夏枯草 9 克，五剂。

四诊：颜面颤动瘥减，头眩汗多，下肢冷感不仁，痰多黄稠，舌苔黄，脉象弦细。仍主平肝息风，以期上热下寒之象得以改善。炒白蒺藜 9 克，滁菊花 6 克，生石决明 15 克（先煎），全蝎 1.5 克，生龙齿 15 克（先煎），陈胆星 6 克，桑寄生 9 克，炙僵蚕 9 克，怀牛膝 9 克，钩藤 9 克（后下），龙胆草 3 克，天精草 9 克，五剂。

患者已近花甲之年，肝肾亏虚，肝阳偏亢，化风入络，乃致颜面颤动、头痛耳鸣，兼之痰多黄稠，故予平肝息风化痰。

摘自《晚晴居医案》

【按语】本案患者以右侧颜面颤动伴头晕耳鸣为主要临床表现，患者年事渐高，肝肾亏虚，水不涵木，肝阳不得制而化风入络，而诸症出现，治以平肝息风化痰之法。方中制南星可入肝经，不仅能燥湿化痰，还可祛风定惊。

白附子

医 案

案例 1

武某，男，45 岁。

头痛引左颈麻木疼痛不能转侧已 10 余年，多方治疗，效未显转余诊治，其脉濡滑，舌淡，苔白腻。痛甚时欲呕，常感四肢酸困。证属寒湿不化所致，拟温阳化湿通络为治，予自拟小白附子汤。

处方：小白附子 30 克，天麻 15 克，法半夏 10 克，茯苓 15 克，葳蕤仁 20 克，川芎 6 克，藁本 6 克，独活 6 克，白芷 6 克，防风 6 克，桂枝 10 克，甘草 3 克，生姜 10 克，大枣 10 克，守方服用至 30 余剂，10 余年之顽固疾患竟愈。

至今多年未发。

摘自《中医火神派医案新选》

【按语】本案患者头痛多年，牵及颈项麻木不舒，为寒湿不化，久病入络。治以温阳化湿通络，方中白附子辛温，可祛痰通络，尤善治头面风痰阻络。

案例 2

张某，女，26 岁。

时值炎夏，乘长途汽车返乡，面朝敞窗而坐，疾风掠面，当时殊觉凉爽，抵家却发觉左侧面部肌肉拘急不舒，口眼㖞斜。视其舌苔白而润，切其脉浮。辨为风中阳明经络，正邪相引所致，治当疏解阳明之风邪，兼以缓急解痉为法。

处方：桂枝 9 克，白芍 9 克，生姜 9 克，大枣 12 枚，炙甘草6克，葛根15克，白附子6克，全蝎6克。

仅服两剂，汗出邪散而病愈。

摘自《刘渡舟验案精选》

【按语】面部为阳明经所行。手阳明经"其支者，从缺盆上颈贯颊"；足阳明经起于鼻之交颏中，循鼻外入齿挟口，绕承浆，循颐，出大迎，循颊车，上耳前。风中阳明经络，阻碍经络气血不利，经脉拘急，发为口眼㖞斜。正如《金匮要略》所说："络脉空虚，贼邪不泻，或左或右，邪气反缓，正气即急，正气引邪，㖞僻不遂。"选用桂枝加葛根汤治疗，在于本方既能解肌祛风以散邪，又能疏通阳明经络以解痉，调畅营卫、升津滋脉为其特长。又加白附子、全蝎，以增强祛风之力。

案例 3

穆某，女，20岁，学生。1976年11月初诊。

右侧口眼㖞斜，脉、舌正常，别无不适。

辨证：风邪入络。

治法：散风通络。

处方：白附子6克，僵蚕9克，蜈蚣1条，麻黄6克，杏仁9克，白芷10克，防风10克，生石决10克，甘草6克，水煎服，每日一剂。连服两周。

后两周处方：白附子6克，全蝎6克，僵蚕9克，蜈蚣1条，当归10克，白芍10克，细辛3克，白芷10克，葛根10克，防风10克，生石决明10克，川芎6克，生地黄12克，水煎服，每日一剂，共治四周而愈。

摘自《医林锥指》

白附子医案

【按语】本案患者为面瘫，主要表现为口眼㖞斜，有时舌也感到麻木。现在称之为"面神经麻痹"。病因为风邪侵袭面部经络，主要阻碍足阳明、手太阳之经气，使气血不畅，经筋失养，纵缓不收所致。治以散风通络，以牵正散（白附子、僵蚕、全蝎）为主以祛风通络。白附子为祛头面之风要药，治疗因风邪中络而引起的口眼㖞斜者。

案例 4

患者，女，55岁，住武汉市武昌区，某商店售货员。1977年10月某日就诊，数月前突然中风卒倒，昏不知人，移时苏醒后，即见右半身活动失灵，不能运动，口部向左㖞斜，言语不清晰，苔白腻，脉沉弦。乃风痰壅阻于身半，气血不养，为"偏枯"之病，宜利窍祛痰，化解风痰，拟导痰汤加味。

处方：胆南星10克，防风10克，茯苓10克，法半夏10克，炙甘草10克，陈皮10克，炒枳实10克，石菖蒲10克，白附子10克，白僵蚕10克，远志8克（去骨），上11味，以适量水煎药，汤成去渣取汁温服，日2次。

摘自《李今庸临床经验辑要》

【按语】本案为中风，为风阳夹痰上扰，阻塞脑窍，而致气血逆乱，神识昏蒙，不能自持，风痰仍阻塞于身之右半，经脉不通，失其血气之濡养，故患者右侧半身不遂，右颊邪伤而皮肉筋脉缓纵，方以导痰汤方加味。白附子治中风痰壅、阻滞经络，可祛风痰、通经络。

邓某，女，59岁，已婚，退休工人。初诊：2011年7月11日。

主诉：右侧上牙及面颊阵发性挛痛1年余。刻诊：遇寒或咀嚼等刺激即引发右侧上牙及面颊剧烈挛痛，用止痛药物疗效不显，伴颈项及右上肢强硬不适或发麻，饮食、二便正常。舌质淡红，苔白厚，脉细紧。

中医诊断：面风痛（三叉神经痛）。

辨证：风痰阻络证。

治法：养血祛风，化痰通络。

方药：四物汤合牵正散加减。

药物：葛根30克，丹参20克，当归10克，白芍药30克，生地黄20克，川芎6克，羌活10克，独活10克，防风20克，制白附子10克，胆南星10克，全蝎6克（研末吞服），豨莶草20克，地龙20克，怀牛膝15克，炒麦芽15克，炙甘草10克，7剂，水煎服，每日1剂。

2011年7月19日二诊：药后右侧上牙及面颌阵发性挛痛稍缓，右上肢麻木亦缓，余症同前。舌质红，苔白，脉沉细。药物：炙黄芪30克，葛根30克，当归10克，白芍药20克，生地黄20克，川芎6克，白芷10克，羌活10克，防风20克，制白附子10克，胆南星10克，僵蚕10克，全蝎6克（研末吞服），钩藤20克（后下），地龙20克，怀牛膝15克，炒麦芽15克，炙甘草10克，7剂，水煎服，每日1剂。

2011年8月30日三诊：药后右侧面颊疼痛大缓，唯右侧口唇灼热感，上齿疼痛，余症同前。舌质绛，苔白，脉沉细。药物：葛根30克，石斛20克，白芍药20克，生地黄15克，当归10克，川芎6克，胆南星10克，僵蚕10克，全蝎6克（研末吞服），白芷10克，羌活10克，防风20克，白参5克（另煎兑服），知母10克，石膏20克（先煎），甘草6克，淮小麦30克，10剂，水煎服，每日1剂。

2011年9月13日四诊：服药期间，右侧口角灼痛，牙床及眼角轻微抽动，挛痛，右侧颈项及上肢发麻，饮食、二便正常。舌质暗，苔白。脉沉细。药物：党参30克，白术10克，知母10克，石膏20克（先煎），葛根30克，白芍药20克，当归10克，生地黄30克，白芷10克，防风20克，制白附子10克，全蝎6克（研末冲服），僵蚕10克，怀牛膝15克，炒麦芽15克，炙甘草6克，10剂，水煎服，每日1剂。

2011年9月22日五诊：药后右侧面颌疼痛缓解，舌痛，左下牙龈漫肿疼痛，口干欲热饮，睡眠、饮食、二便正常。舌质淡红，苔薄白，脉沉细。药物：黄芪30克，当归10克，白芍药10克，熟地黄10克，川芎6克，白芷10克，羌活6克，防风10克，制白附子10克，全蝎6克（研末吞服），僵蚕10克，石斛20克，知母10克，百合30克，麦冬10克，川牛膝15克，炒麦芽15克，炙甘草6克，10剂，水煎服，每日1剂。另：蒲黄200克，甘草50克，分10次水煎，调后含漱，每日4次。

2011年10月6日六诊：右侧面颌刷牙、咀嚼等仍可诱发轻微挛痛，有时有轻微灼痛，伴右胁下及背部疼痛。舌质淡红，苔白，脉沉。药物：黄芪30克，白芍药20克，桂枝10克，黄芩10克，当归10克，生地黄20克，川芎10克，白芷 10 克，羌活 10 克，防风 30 克，全蝎 6 克（研末吞服），僵蚕 10 克，制白附子 10 克，白术 10 克，甘草 10 克，10 剂，水煎服，每日 1 剂。

2011 年 10 月 27 日七诊：药后右侧面颊疼痛大缓，近 1 周口舌小溃疡复发，饮食、二便正常。舌质暗绛，苔白少津，脉虚弦。药物：葛根 30 克，当归 10 克，白芍药 20 克，川芎 10 克，生地黄 10 克，熟地黄 10 克，砂仁 6 克，白芷 10 克，羌活 10 克，防风 20 克，僵蚕 10 克，制白附子 10 克，全蝎 6 克（研末吞服），生蒲黄 12 克（布包煎），石斛 20 克，甘草 10 克，炒麦芽 15 克，10 剂，水煎服，每日 1 剂。

2011 年 11 月 7 日八诊：药后右侧面颊疼痛，痉痛已减，唯右上齿稍痛，舌尖稍灼痛，饮食、二便正常。舌质暗绛，苔花白，脉细滑。药物：黄芪 30 克，生蒲黄 12 克（包煎），当归 10 克，白芍药 20 克，生地黄 15，川芎 6 克，白芷 10 克，羌活 10 克，防风 15 克，僵蚕 10 克，制白附子 10 克，全蝎 6 克（研末吞服），石斛 20 克，甘草 10 克，炒麦芽 15 克，10 剂，水煎服，每日 1 剂。

2011 年 11 月 19 日九诊：近 2 天右侧耳前至口角又有轻微抽搐发作，可能与饮食有关，伴口稍干，欲饮不多，二便正常。舌质红，苔白，脉沉细。药物：黄芪 30 克，当归 10 克，白芍药 20 克，生地黄 15，川芎 6 克，白芷 10 克，羌活 10 克，防风 20 克，胆南星 10 克，僵蚕 10 克，制白附子 10 克，全蝎 6 克（研末吞服），钩藤 30 克（后下），地龙 20 克，黄芩 10 克，白术 10 克，炙甘草 10 克，炒麦芽 15 克，10 剂，水煎服，每日 1 剂。

2011 年 11 月 30 日十诊：药后右侧面颊抽搐未见发作，

以人参养荣汤加黄芩调理。

摘自《尚品洁医案精华》

【按语】本案为三叉神经痛，属中医"面风痛"，呈发作性，痛势剧烈，痛止如常人。本案为风痰之邪侵袭面部经络，留滞经脉，痹阻气血，经络挛急而致诸症。本病病程日久，缠绵未愈。"治风先治血，血行风自灭"，故先以养血祛风、化痰通络为法，先以四物汤合牵正散加减。方中白附子辛温，正是为祛头面风痰而设。

案例 6

李某，女，44岁。眩晕，耳鸣，右侧太阳穴痛，右半身麻木，运动受限，时经数月。入夜尿频，多梦，傍晚腹痛，脉沉细而弱，舌质淡红，无苔。脉症合参，证属气血虚弱，虚风内动，经络阻滞，肌肉失养。以益气补血、活络祛风为治。

处方：北黄芪 15 克，台党参 15 克，当归 15 克，熟地黄 15 克，宣木瓜 10 克，嫩桑枝 15 克，怀牛膝 10 克，酒白芍 10 克，制全蝎 5 克，制僵蚕 5 克，川芎 6 克，炙甘草 5 克，白附子 6 克，鸡血藤 15 克，续断 10 克。方中保元汤益气，四物汤补血，牵正散合牛膝、木瓜、桑枝、鸡血藤祛风活络。上方连服 10 剂，诸症悉记。嘱仍服 5 剂以资巩固。

摘自《三湘医萃医案》

【按语】本证为气血虚弱，虚风内动，经络脏腑失其温养所致。治法为益气补血，祛风通络。方中白附子为祛风通络药物，可配合益气养血之剂发挥作用。

张某，男，34 岁，五台县人。

1971 年 9 月 3 日初诊：10 天前因左半侧头痛，左耳痛闷，自觉身热等，服用柴胡、黄芩、栀子、龙胆草、白芍、防风等清肝泻火药物，诸症虽见好转，但今日突然发现口眼向右㖞斜，言语謇涩，视物模糊，脉弦，苔白腻。此为风痰阻塞经络。治以活血祛风化痰，拟四物汤合牵正散加减。

处方：当归 10 克，川芎 6 克，白芍 10 克，白附子 6 克，全蝎 5 克，僵蚕 6 克，天麻 6 克，蝉蜕 6 克，红花 5 克，菊花 10 克，2 剂，水煎服。

9 月 7 日二诊：药后症状无明显改善，脉弦较前和缓。上方加石菖蒲 5 克，防风 6 克，白芷 5 克，继服 2 剂。

9 月 11 日三诊：服上方后，口眼㖞斜、言语謇涩显著好转，脉缓和。原方继服 2 剂。

9 月 14 日四诊：药后诸症均愈。继服下方 2 剂，以巩固疗效。处方：当归尾 10 克，川芎 6 克，白芍 10 克，菊花 10 克，红花 5 克，全蝎 5 克，蝉蜕 5 克，白附子 6 克，白芷 5 克，石菖蒲 6 克，甘草 5 克。

摘自《百年百名中医临床家丛书·内科专家卷》

【按语】本案为周围性面神经麻痹，为卒中外风，侵袭面部经络而致。治疗以活血祛风化痰为法。白附子以祛头面风见长，与全蝎、僵蚕相合而成牵正散，以祛风通络。

案例 8

吴某，女，63 岁，农民。

2005 年 2 月 27 日初诊： 近六七年来左侧面部疼痛，常与刷牙、吹风受凉等有关，痛时拒触，呈突发性抽掣样疼痛，程度剧烈，曾因难忍疼痛而有多次自杀倾向，口苦，口干且燥。舌质红，苔薄黄，脉弦滑。血压：210/120mmHg，查体：左侧面部散在轻压痛。

辨证： 风火逆乱，气血瘀滞，经脉引急。

治法： 疏散清泻，通络缓急止痛。

处方： 炙僵蚕 10 克，炙全蝎 5 克，制白附子 5 克，香白芷 10 克，川芎 10 克，生石膏 25 克（先煎），细辛 2 克，防风 10 克，蔓荆子 10 克，制南星 10 克，7 剂，每日 1 剂，水煎，分两次温服。另：复方降压片 2 片，口服，2 次 / 日。

2005 年 3 月 6 日二诊： 左侧面部疼痛缓解，口干欲饮。苔薄黄，舌质红，脉细弦滑。血压：140/95mmHg。处方：初诊方，加天花粉 15 克，7 剂，每日 1 剂，水煎，分两次温服。

2005 年 3 月 13 日三诊： 头痛及侧面疼痛基本告愈，唯左口角偶有轻痛，纳谷量少，不思饮食。苔薄，舌质稍红，脉小弦。血压：160/95mmHg。处方：初诊方，去制南星，加砂仁 4 克（后下），炙蜈蚣 1 条，14 剂，每日 1 剂，水煎，分两次温服。

2005 年 3 月 27 日四诊： 痛平，刷牙遇敏感点仍感短时痛剧，咳嗽，咳痰不多，纳谷量少，余无特殊，苔薄黄腻，舌质稍红，脉濡。处方：初诊方，加炙蜈蚣 1 条，砂仁 4 克

（后下），夏枯草 10 克，炙麻黄 4 克，南北沙参各 10 克，14
剂，每日 1 剂，水煎，分两次温服。

2005 年 4 月 10 日五诊：面颊疼痛未见发作，唯偶有短
时抽掣感，纳谷偏少。苔薄黄腻，舌质稍红，脉濡。血压：
150/90mmHg。处方：初诊方，加砂仁 3 克（后下），14 剂，
每日 1 剂，水煎，分两次温服。

2005 年 4 月 24 日六诊：头面疼痛未作，左侧面颊有时
不适感，部位不定，近日口腔溃疡明显。苔薄黄，舌质稍
红，脉濡。血压：140/85mmHg。处方：初诊方，加煅人中
白 5 克，白芍 10 克，夏枯草 10 克，炙蜈蚣 1 条。7 剂，每
日 1 剂，水煎，分两次温服。

摘自《200 例疑难病症诊治实录》

【**按语**】本案为三叉神经痛，为经络闭阻，风火引动，
绌急而发。治以疏散清泻，通络止痛。方中白附子可祛风通
络，针对头面经络闭阻、风火引动，可祛头面之风，以通头
面经络。

案例 9

尹某，女，23 岁。

1999 年 10 月 7 日初诊：患者前额头部钝痛，西医诊为
额窦炎，多方治疗月余未效。曾用桑菊饮加黄芩、山栀，服
四剂未效。刻下额痛剧烈而持续，以双眉棱骨处为甚，且向
脑内放射，伴有白睛发红，眼睑浮肿，鼻塞不闻香臭。脉弦
数，苔黄。

辨证：风热上扰清窍。

治法：疏风清热，通窍止痛。

处方： 法半夏 12 克，蝉蜕 10 克，钩藤 20 克，僵蚕 15 克，白附子 6 克，防风 10 克，川芎 15 克，白芷 3 克，细辛 3 克，服 60 余剂愈。

摘自《湖湘当代名医医案精华第二辑》

【**按语**】本案为额窦炎。辨证为风热上扰清窍，治以疏风清热、通窍止痛。取白附子辛温之性，可通清窍、散郁结、止疼痛。

案例 10

肖某，男，6 岁。1990 年 10 月 15 日就诊。

主诉： 失语 3 个月。患儿于 3 个月前因高热，惊厥入当地医院治疗数日，诊断为"流行性乙型脑炎（简称乙脑）"，经抗病毒、对症支持治疗后，热退，但后遗失语，伴肢体强直、痉挛、夜间惊跳、哭闹，无吞咽困难、昏迷、口吐白沫等。曾行针灸治疗月余，病情无明显缓解，今来就诊，症状如前。近 1 个月来，精神稍差，胃纳可，睡眠差，大小便正常。刻下症：舌强失语，手足强直，痉挛，夜间惊跳，哭闹，舌红，苔黄腻，脉滑。

中医诊断： 暑温失语（风痰固结，瘀阻脑络）。

西医诊断： 流行性乙型脑炎。

中医辨证分析： 暑温高热焚脑，清空受损，最易遗痴呆瘫痪、失语等症。该患儿病起暑热燔灼气营，营血耗伤则肝风内动，故见手足强直、痉挛、夜间惊跳；热灼营阴则煎熬成痰，痰随风升壅阻廉泉，风痰固结，瘀阻脑络而致舌强、失语。舌淡红，苔黄腻，脉滑，也为风热痰湿之象。

治则： 活血通络，祛痰宣窍，息风止痉。

方药： 启语汤加味。白附子6克，石菖蒲8克，远志8克，天麻6克，丹参10克，僵蚕8克，北细辛3克，全蝎3克，胆南星5克，桔梗8克，法半夏6克，红花3克，甘草5克，地龙8克，4剂。

1990年10月19日二诊： 服前方药4剂，昨晚突然开始说话，能说简单词汇，睡眠有改善。夜间惊跳消失，饮食增加，大小便正常，手足稍可自主活动，舌红，苔黄厚，脉细滑。认为初诊治疗即显效，故本次复诊在原方基础上加柔肝之药当归、白芍服8剂。

1990年11月3日三诊： 已能言语成句，词能达意，夜睡不惊不闹，仅醒2次，手足颈项无僵硬，食欲旺，大小便正常等。患儿乙脑久热，易致肝肾亏虚，阴虚阳浮，虚风由起，病情反复。故患儿虽失语已愈，治疗改用地黄饮子加味滋补肝肾、温阳育阴、养血开窍，以期巩固疗效。

摘自《周炳文经典医案集》

【按语】 本案为暑温后遗症，暑热炽盛，风痰瘀血闭阻清窍而成失语，治以活血通络、祛痰宣窍。白附子祛风化痰兼以通窍，与他药配合，风、热、痰、瘀得开，清窍得通而效。

案例11

张某，男，75岁。

2010年6月9日初诊： 头晕反应迟钝，行动迟缓，尿频、夜尿每日5～6次，偶有失控遗尿，手足僵硬，右手抖动不止，大便2～3日1次，不干结，口角多涎，患帕金森病5年余，长期服西药，症状未见控制，逐年加重有烟酒嗜好 50 余年，患病后戒除。舌质略紫，苔薄黄腻，脉细滑。

中医诊断：颤证。

辨证：肝肾亏虚，痰湿阻络，肾关不固。

治宜：补益肝肾，化痰通络，固涩止遗。

处方：牵正散合地黄饮子加减。天麻 10 克，炙僵蚕 10 克，制南星 15 克，炙白附子 10 克，全蝎 6 克，炮穿山甲 6 克，白薇 15 克，法半夏 12 克，木瓜 10 克，炙鳖甲 15 克（先煎），生牡蛎 25 克（先煎），肉苁蓉 10 克，淫羊藿 10 克，熟地黄 10 克，生黄芪 20 克，赤芍 10 克，白芍 10 克，山茱萸 10 克，煨益智仁 12 克，石菖蒲 10 克，葛根 15 克，炙甘草 5 克，15 剂，水煎服，每日 2 次。

2010 年 6 月 26 日二诊：头晕减轻，夜尿每日 2～3 次，遗尿消失，手足仍僵硬，右手抖动发作次数减少，口角流涎较少，舌脉同前，效不更方，守上方再进 50 余剂，诸证减轻，生活自理，已停用西药，上方改用丸剂，长期服用。

摘自《国家中青年名中医·兰承祥》

【按语】本案患者患帕金森病多年，临床症状多端，虚实夹杂，既有肝肾亏虚之虚，又见痰湿阻络之实。治法为补益肝肾，化痰通络，固涩止遗。白附子可祛风痰以通络，针对痰阻之实证发挥较好作用。

案例 12

陆某，男，28 岁。

初诊：眼睑周围及前额部丘疹伴瘙痒 2 月余。患者诉 2 个月前出现眼睑周围及前额部两侧无明显诱因瘙痒，抓之泛生淡红丘疹，严重时可流水结痂，自用软膏类药（具体用药不详），效果不明显。神志清楚，精神欠佳，食纳可，夜寐差，二便调。查体：上眼睑周围特别是上侧及两侧颞部泛生红色丘疹，无鳞屑覆盖，可有少许渗液流出。舌质淡红，苔薄黄，脉弦数。

西医诊断：湿疹。

中医诊断：湿疮。

辨证：风热侵袭。

治法：疏风清热。

处方：金银花 15 克，牛蒡子、防风、白鲜皮、生地黄、白芷、茯苓、羌活各 10 克，薄荷、木通、甘草、灯心草、天麻、天南星、白附子各 6 克，黄连 3 克，每日 1 剂，水煎服。并外搽除湿止痒膏。

复诊：上药服 7 剂后，症状明显好转，两侧眼睑周围及前额部两侧瘙痒减轻，无流水，红色丘疹无发展，已变成黑痂脱落。精神可，食纳香，夜寐安，二便调，患者病情得到明显好转，继服前方 7 剂以善后。1 个月后随访，患者眼睑周围及前额部两侧皮损明显好转，轻度瘙痒，留有色素沉着，无新发皮损。

摘自《欧阳恒医案精华》

【按语】本案为湿疹，发于头面。辨证属风热夹湿侵袭，外风所致，当以疏风清热散湿。白附子可祛头面之风，助他药祛除风邪。

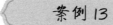

案例 13

刘某，女，36 岁。

1976 年 6 月 3 日初诊：患癫痫 12 年，近几年尤甚。素常眩晕，头昏，胸闷，乏力，发作时卒倒叫号，牙关紧闭，口眼相引，目睛上视，四肢抽搐，醒后喜卧。平素心悸失眠，脘闷少食，舌淡有齿痕，苔腻，脉濡弱。此人白嫩，痰浊素盛，上扰清窍，故发此证，愈发愈频，沉疴难祛，治以息风豁痰开窍。

处方：白附子5克，胆南星10克，半夏15克，制川乌5克，远志10克，石菖蒲10克，茯苓15克，陈皮15克，全蝎5克，蜈蚣5克，六剂。

6月20日二诊：效果不显，诸证如初。缠绵病久，脏气失调，痰浊不降，清阳不升。仍守原意，重在开窍，原方中远志加至15克，石菖蒲加至30克，六剂。

6月21日三诊：服药一剂后，至今仅出现一过性小发作一次，已无抽搐、牙关紧闭及口眼异常症状，心悸失眠和脘闷少食亦见改善，疏方长服，缓图功效。

处方：白附子5克，胆南星10克，半夏15克，制川乌5克，石菖蒲30克，远志15克，茯苓15克，陈皮15克，党参20克，白术15克，全蝎5克，蜈蚣5克。

1977年1月29日四诊：上方连进二十余剂，半年尚安，几天前因车祸惊吓而复发，予以前方又愈。遂改制丸剂巩固，随访一年未复发。

摘自《孙允中临证实践录》

【按语】本案为癫痫，辨证为风痰上扰清窍而发。治以息风豁痰开窍，方中所用白附子即为祛风痰而设。

案例 14

患者，男，13岁。1986年7月28日初诊。

患儿于二月前外感发热，周身疼痛，经治疗痊愈。十天后头不自主摇动，手足不自主舞动，伴语言不利，挤眉眨眼步态不稳，生活不能自理。去某医院诊治，血沉 36mm/h，抗"O"（＋），诊为风湿性舞蹈病。治疗无效，前来就诊。见患儿不时摇头，手足舞蹈，但智力尚可，应答如常，舌淡红苔薄黄，脉弦数。

辨证：风邪外袭，内侵引动内风。

治法：表里同治。

处方：防风 6 克，羌活、独活各 3 克，川芎 6 克，蝉蜕 6 克，钩藤 9 克，黑山栀 6 克，杭白芍 9 克，木瓜 9 克，僵蚕 6 克，白附子 6 克，全蝎 6 克，甘草 4.5 克，桑枝、桑叶各 6 克，秦艽 9 克，薏苡仁 30 克。

1986 年 8 月 15 日二诊：头摇肢动、挤眉眨眼均明显减轻，仍夜寐不安，易惊醒。于上方加远志 6 克，石决明 15 克（先煎）。

1986 年 10 月 20 日三诊：家长来函，欣然告之患儿摇头肢动、挤眉眨眼症悉除，夜寐安然，步态稳健如常。复函守方配成蜜丸，每丸 9 克重，每日 2 次，每次 1 丸，继续服三月，同时复查各项血的检查来函告之。

1986 年 11 月 30 日四诊：患儿恢复如常，诸恙皆平。复查血沉 10mm/h，抗"O"（－）。嘱继服丸药，同时注意饮食起居调护，随访至今，未再复发。

摘自《医事困学录——津门大医王士相学术经验集》

【按语】本案为发热后遗症，病机为外感风邪未尽解，留恋内侵厥阴，引动肝风。治法为散外风，息内风。方中所用白附子可祛风通经络，配合散风息风之药而使内外之风尽解。

案例 15

王某，女，45 岁。

1993 年 3 月 23 日初诊：3 周前因争吵致心情不畅，出现胸闷、气短、心烦、失眠等症，继之洗澡受风后，面部起白斑，如钱币大小，曾在某医院诊为"白癜风"。口服中药汤剂，症状无缓解，白斑扩大，胸闷、气急诸症加重，并伴停经。诊查：面部大部分皮肤色素脱失，中心有数个绿豆大小的色素岛，边界清楚，周围有色素沉着晕，头颈部皮肤正常。舌质暗红，苔薄白，脉弦滑。

西医诊断：白癜风。

中医诊断：白驳风。

辨证：气滞血瘀，风邪袭腠。

治法：疏肝健脾，活血祛风。

处方：柴胡 10 克，枳壳 10 克，白芍 15 克，白术 10 克，茯苓 15 克，白附子 6 克，防风 10 克，当归 10 克，香附 10 克，郁金 10 克，川芎 10 克，丹参 15 克，红花 10 克，益母草 10 克。外用复方补骨脂酊。

二诊：服药十四剂，胸闷气短、心烦失眠等症状基本消失，月经来潮，面部色素岛面积扩大，数量增多，色素脱失面积不再扩大。舌质红，中心苔少，脉细弦。在理气活血祛风基础上加入养血益阴之品，于前方去防风，加女贞子 30 克，菟丝子 10 克，枸杞子 10 克。

三诊：服上方二十八剂，面部色素脱失斑明显缩小，仅留有 3 ~ 4 处硬币大小白斑，舌红苔薄白，脉细。继服上方十四剂，面部白皮肤基本恢复正常，临床治愈。

摘自《皮肤病名家医案妙方解析》

【按语】本案为白癜风，病因为情志不舒，加之风邪侵袭，使局部皮肤气血失和而发。治法以疏肝理气、活血祛风为主。针对风邪为患，方用白附子疏风通络。

案例 16

孙某，男，58岁，内科住院。初诊：1991年6月20日。

主诉：左上眼睑完全下垂已1月余。在当地县医院治疗无效，后到当地医院检查，诊断为：大脑皮质下动脉硬化伴脑梗。经治疗（口服，肌注维生素 B_1、B_{12} 等西药）一段无效，经人介绍寻余住院治疗。患者左眼睑下垂完全遮目，眼睑不能上抬（患者自觉眼睑一点也用不上力），有轻度水肿，眼球在睑内转动不灵活，并有抽动感，伴头痛头晕，面色灰黄，表情呆滞，精神差，有高血压病史，苔薄黄，脉浮细弦。血压：180/100mmHg。

辨证：肝阳上亢，风痰阻络。

治法：平肝潜阳，疏风通络。

处方：①钩藤15克，夏枯草30克，牛膝15克，磁石30克（另包先煎），生白芍30克，天麻15克（另包先煎），蝉蜕10克，僵蚕10克，全蝎5克，白附子10克，生黄芪30克，川芎10克，白茅根30克，水煎服，2剂，4小时1次。②针刺左阳白，右合谷穴。

6月21日二诊：眼睑已不肿，面色较前明亮，嘱按闭右眼，用力睁左眼，左眼已稍能睁开一些，自感左眼睑已能稍用上力，血压：160/92mmHg，苔薄黄，脉浮细弦。仍以上方 2 剂主之，服法同上。

6 月 22 日三诊：闭右目，左目已能张开 5mm，但有复视，眼珠不灵活。面色已红润，表情较活，昨晚睡眠好，现血压：160/90mHg。仍以上方加减主之。并嘱每天锻炼眼睑闭张 2 次，从少缓慢增多。

7 月 1 日四诊：服 8 剂，两眼同睁，左眼睑睁开已基本正常，患者自感视物清楚，已无复视，眼球转动基本灵活，苔薄黄，脉浮细弦。请眼科会诊，诊断：①视网膜动脉硬化二度 A 级；②重症肌无力。仍以上方主之，3 剂，1 日 3 次。

8 月 5 日五诊：经过月余调理，左眼睑下垂已完全恢复正常，外观无异，眼睑活动自如，面色红润，动作灵活，饮食增加，已较前胖，恢复健康。在此阶段，伴发的腰部带状疱疹同步治愈，并针对高血压及脑动脉硬化治疗，以防脑梗及眼睑下垂再发。患者病愈，今日出院。

摘自《疑难病症中医治验心悟》

【按语】本案为大脑皮质下动脉硬化伴脑梗，引发眼睑下垂。中医辨证为：肝阳上亢、风痰阻络而致。故以平肝潜阳、疏风通络为法。本病为头面受风痰侵袭，络脉阻闭不通，白附子正可祛风化痰通络，可治诸多风痰阻于头面之疾。

案例 17

赵某，女，65 岁，北京市某公司职工家属。初诊日期：1980 年 8 月 10 日。

主诉：右侧偏头痛一年多。一年多来右侧偏头痛，时轻时重。近三四个月来加重，每天均有阵阵发作。痛重时，右面部及颊部均发生疼痛。每天均有几次严重的头痛，故每日须服用止痛片 8 ～ 10 片。曾经北京某医院神经内科检查并经 X 光拍摄头部照片，未见异常。诊断为血管神经性头痛。经用注射、封闭、服药等治疗未效，故来就诊于中医。现除右侧偏头痛外，尚见性情急躁易怒，食纳尚可，二便正常，有时两太阳穴附近处亦疼痛。望诊：发育正常，营养佳，身体偏胖，痛苦病容，舌苔薄白。闻诊：言语，呼吸无大异常。切诊：头部检查未见异常。腹部柔软平坦，肝脾不大。脉象弦。辨证：肝胆经之脉，行头之两侧。今感右侧偏头痛，脉见弦象，性情急躁，知为肝阳亢盛、肝风上扰所致。风阳之邪，久久不解而伤阴津，肝阴虚则肝阳更旺，互为影响，而致偏头痛缠绵不愈。脉症合参，诊为阴虚肝旺所致之偏头痛。

治法：养阴柔肝，活血息风。

处方：生地黄 12 克，生白芍 12 克，生石决明 30 克（先煎），生代赭石 30 克（先煎），川芎 9 克，苏木 20 克，荆芥 9 克，僵蚕 9 克，蜈蚣 3 条，白附子 6 克，香附 10 克，黄芩 10 克，水煎服，6 ～ 10 剂。

8 月 24 日二诊：上药服后，偏头痛明显减轻，基本上可以不用再服止痛片，有时每天只服 1 ～ 2 片即可。舌脉同前，再以上方加减。处方：生地黄 15 克，生石决明 30 克（先煎），生白芍 12 克，生代赭石 30 克（先煎），川芎 9 克，苏木 20 克，蜈蚣 3 条，白僵蚕 9 克，白附子 6 克，蔓荆子 10 克，香附 10 克，黄芩 10 克，白芷 9 克，防风 9 克，水煎服，10 剂，如效佳可再服 10 剂。

9 月 14 日三诊：上药服了 20 剂，头已不痛，牙亦感到轻松舒适（过去牙虽微痛，但头痛剧，故不谈牙的问题），止痛片早已停服约有 20 天。太劳累时有时两额角及头顶部有轻微不适，休息一会儿即消失。舌苔正常。脉象略滑。性情亦不急躁了。再以上方加减，并嘱按方多服几剂，隔日 1 剂即可。处方：生地黄 15 克，生白芍 12 克，生石决明 30 克（先煎），生代赭石 30 克（先煎），香附 10 克，炒黄芩 10 克，生芥穗 9 克，红苏木 20 克，全蝎 8 克，白附子 8 克，蔓荆子 10 克，川芎 10 克，香白芷 9 克，白僵蚕 9 克，防风 9 克，藁本 5 克，水煎服 6 ～ 20 剂。

1980 年 11 月随访：（其儿子代述）服药以后一直未发生偏头痛，牙亦舒服了，吃饭更香甜，第三次诊后，隔日服一剂，未再复发，于国庆节后喜返原籍。

摘自《现代著名老中医名著重刊丛书》

【按语】本案为血管神经性头痛，中医辨证为肝阳亢盛，肝风上扰。治法为平肝潜阳，息风通络。方中白附子可祛头面之风而通络，与平肝潜阳药配伍，使肝阳下潜，风息痛止。

案例 18

吉某，女，50 岁。初诊日期：2005 年 12 月 8 日。

主诉：左眼视物模糊 1 个月。病史：患者 2005 年 9 月突然呕吐，半身麻木，11 月左眼突然视物模糊，伴右侧半身麻痛。在某医院诊断为"视神经脊髓炎"。予以激素治疗，自觉右半身疼痛明显好转，但左眼视物不清。刻下症：左眼视物不清，右侧半身时有轻微麻痛感，舌红，苔白腻，脉缓滑。眼科检查：右眼视力 1.0，左眼 0.01，矫正不应。左眼视盘边界清楚，颜色浅淡，视网膜及血管正常，黄斑可见细小硬渗，中心凹反光（－）。右眼底未见明显异常。

治法：祛风化痰通络。

方药：龙葵 20 克，射干 15 克，白僵蚕 10 克，白附子 10 克（先煎），重楼 20 克，丹参 20 克，川芎 15 克，赤芍 15 克，牛膝 15 克，覆盆子 15 克，女贞子 15 克，枸杞子 15 克，生黄芪 40 克，柴胡 6 克，7 剂，水煎服，每日 1 剂，每次 200mL，早晚饭后半小时温服。

2005 年 12 月 15 日二诊：患者述左眼视物较前稍清晰。眼科检查：左眼视力 0.02，余大致如前。效不更法，继予前方 28 剂，每日 1 剂，煎服法同前。

2006 年 1 月 13 日三诊：患者述左眼视力进一步提高。眼科检查：左眼视力 0.2，余大致如前。右侧身体无麻痛症状。

停服中药，嘱患者定期复诊。

摘自《国医大师唐由之》

【**按语**】本例患者年老体虚，外邪乘虚侵袭，致脉络不通，筋脉不荣，肢体失用，目系受累，则视物不见，为眼科重症。方中龙葵、射干、白僵蚕、白附子、重楼化痰通络；患者半身麻痹疼痛，不通则痛，丹参、川芎、赤芍活血通络。患者年老体弱，脉缓，为肝肾不足之象，覆盆子、女贞子、枸杞子滋补肝肾，生黄芪益气以通络，柴胡引经兼升阳，诸药合用，共奏祛风化痰、活血通络之效。

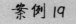

案例 19

周某，男，17 岁，农民。1973 年 12 月 15 日初诊。

患者于 1973 年 9 月 22 日在打稻机上劳动时，因机械故障，一铁钉飞出，将左眼球打成穿透伤，急至某部队医院治疗，于 24 日将左眼眼球摘除。数日后继发细菌感染性脑炎，经过抗感染治疗 1 个月左右，病情稳定出院。返乡后 2 天病又复发，发作时头痛如刀劈，头晕旋转，呈头向下，而脚向上伸姿势方可减轻，呻吟号叫，呕吐不止，不能进食，也不能入睡。在当地医院经用抗生素及杜冷丁、苯巴比妥等数种消炎、镇痛、镇静剂治疗不见好转，转郑州某医院治疗，经检查诊断为眼外伤后遗症。给与杜冷丁等注射对症治疗，一天数支，仅可减轻一时之痛。经其亲友介绍，来我医院治疗。诊见患者被搀扶而来，面色苍白，左眼略有浮肿，痛苦表情，头晕头痛不已，伴有恶心呕吐，坐立不宁。查其左眼已安置义眼，右眼视物昏蒙。脉沉细弦数，舌苔薄白腻。询及患者因不能进食，大便已数日未解，小便尚利。

诊断：真睛破损（眼眶蜂窝组织炎、交感性眼炎）。

辨证：气血瘀滞，郁久化热，肝火上炎，胃气上逆，肝胃之气结于上。

治法：祛风清热，化瘀止痛，佐镇逆止呕。

方药：制白附子 12 克，天麻、川芎、菊花、半夏、郁金、甘草各 9 克，代赭石 18 克，茯苓 15 克，泽泻 15 克，黄连、细辛各 3 克，3 剂，水煎服。

1973 年 12 月 18 日二诊：患者服上方 3 剂，头痛减轻，恶心呕吐基本缓解。效不更法，守上方加减。处方：制白附子、川芎、菊花、半夏、郁金、甘草各 9 克，代赭石 18 克，钩藤、茯苓、泽泻各 15 克，黄连、细辛各 3 克，生姜 3 片，6 剂，水煎服。

1973 年 12 月 24 日三诊：患者头晕减轻，头痛症状基本消失，右眼视力改善，已完全不吐了，能进软食，也能入睡及自行来诊。脉沉缓，舌苔薄润。病证同前，继用平肝镇惊，和胃降逆法。处方：制白附子、川芎、郁金、陈皮、半夏、竹茹、黄柏、知母、甘草各9克，生地黄、熟地黄各24克，炒枣仁18克，茯苓、泽泻各15克，8剂，水煎服。

1974年1月2日四诊： 患者未再头痛，头晕症状基本消失，右眼视力恢复正常，仅头部扭动快时仍有头晕症状，休息片刻即可缓解。其体质较虚弱。睡眠欠佳。脉沉缓，舌质红，苔薄白。证属肝肾阴虚，改拟调补肝肾法。处方：磁石30克，白芍、生地黄各24克，麦冬、柏子仁各15克，制白附子、川芎、黄柏、知母、枳壳、竹茹、甘草各9克，朱砂3克（冲服），6剂，水煎服。

1974年1月9日五诊： 患者头晕头痛等诸症完全消失。睡眠、饮食均已恢复正常，外出活动已无特殊不适。再拟一方，巩固疗效。处方：代赭石18克，麦冬、玄参、柏子仁各15克，制白附子、川芎、黄柏、知母、丹皮、大黄炭、甘草各9克，朱砂3克（冲服），6剂，水煎服。

摘自《吕承全学术经验精粹》

【按语】 该患者的左眼球因锐器引起的穿透伤为一种极为严重的外伤眼疾。眼球穿透伤类属中医学的真睛破损。因黑睛全层破裂，或白睛裂伤，致神水外溢，前房变浅或消失，血灌瞳仁、睛珠脱位或破裂，甚至眼内容物绽出，眼球变形而致失明。若眼外伤后1～2天内迅速出现眼内继发感染者，须考虑眼内有异物滞留所致，发展为全眼球炎，结毒于内，酿脓为患；也有炎症蔓延全眶部引起眼眶蜂窝组织炎者。其临床以眼部剧病眼睑高度浮肿，白睛混赤浮肿，黑睛浑浊不清，黄液上冲。瞳仁不辨，眼球突出，不能转动，并有发热恶寒、头痛如劈、恶心呕吐等全身症状。若经过治疗炎症不见消退，健眼发生同样病情者，则为交感性眼炎，亦为严重的并发症，若治疗不及时，可致双目失明。吕师治疗此眼外伤并继发感染，药用制白附子、天麻、川芎、钩藤、菊花、黄连祛风清热；半夏、郁金、代赭石镇逆止呕；茯苓、泽泻与黄连配伍，清热利湿，反佐细辛祛风止痛，甘草调和诸药，诸药合用，共奏祛风清热、化瘀止痛、镇逆止呕之功，其方配伍精当，故取效甚捷。

案例 20

孙某，女，35 岁，2005 年 7 月 12 日初诊。

患者述近年来易患头痛，疼痛部位以前额与巅顶为著。近 1 月来发作数次，且多在傍晚时分。每次发作疼痛剧烈难忍，持续数小时。头痛时自服 APC 能有所减轻。诊见神色正常，舌红，苔薄，脉弦。

辨证：风痰阻络，清阳不升，独阴翳蔽，经络闭塞。

治宜：疏风通络，祛瘀止痛。

处方：川芎 20 克，白芷 20 克，桑叶 9 克，菊花 20 克，杭白芍 20 克，延胡索 20 克，蔓荆子 20 克，藁本 9 克，全蝎 6 克，僵蚕 9 克，茺蔚子 20 克，生龙骨、生牡蛎各 30 克，石决明 30 克，胆南星 9 克，白附子 9 克，薄荷 9 克，水煎，日 1 剂，服 3 次。服药 10 剂，期间头痛发作 1 次，且较轻。原方加防风 20 克，细辛 4 克，继服 10 剂。后多次随访，至今未再复发。

摘自《中医临床家·周信有》

【按语】大多数头痛均与风、痰、瘀三者密切相关，风为病因，而痰、瘀既是病理产物，又可致痰、瘀阻滞脉络。本案方中所用白附子可祛头面风痰，针对风痰阻络、闭阻不通而设。

朱砂

医 案

案例 1

刘某，女，20岁，学生。1981年3月20日初诊。

患者在姐弟三人中居长，父母及外祖父非常疼爱女孩，自幼即一切生活琐事均需家人照料，对一般事物从不肯独立思考，凡事皆需家长安排，性格懦弱。高中毕业未能考取大学，2年前考入专科技校学习。患者虽对本业不十分喜爱，但成绩尚好。4个月前家长发现其常对着镜子笑，据称学校某男生的一切举动言行都是暗示对她的爱慕之情，从此学习精神不能集中，后就医休病假。一日自己打扮好说是与某男生约会，其母陪同前往，却并未见到有人等她。后家长去问班主任，却言从未发现她与某男生有过接触，又找某男生了解情况，该生否认和她有过联系。

至此，家长始意识到她病情严重。经某精神病院诊断为精神分裂症青春型，治2个月余无效。渐发展到常裸体在房中行走而大笑不止，并不断要东西吃。刻诊：精神恍惚，神态似十六七岁少女。问她和某男生是否交谈过，回答是："他的一切动作都代表语言，只有我才能领会。"唇红，舌红边尖起红刺，苔黄，脉滑数。

辨证：龙雷上僭，引动心火，邪扰神明。

治法：泻相火，益心阴，镇静安神。

处方：方用分裂症青春2号。珍珠母30克，炒酸枣仁15克，丹参10克，玄参10克，远志10克，胆南星10克，知母10克，黄柏8克，龙胆草8克，炒栀子8克，黄芩8克，石菖蒲6克，黄连3克，川大黄3克，琥珀末1.8克（分冲），朱砂末1.8克（分冲）。

按前方加减服药 15 剂，愚蠢动作与幻听消失，寐安神正，对病中的想法有批判能力，承认与某男生从没有交谈过。4 月 13 日配制丸剂以巩固疗效：珍珠母 12 克，生地黄 60 克，炒酸枣仁 60 克，丹参 40 克，玄参 40 克，龙胆草 30 克，炒栀子 30 克，黄芩 30 克，远志 30 克，知母 30 克，黄柏 30 克，胆南星 30 克，石菖蒲 24 克，黄连 12 克，川大黄 10 克，琥珀末 6 克，朱砂末 6 克。

摘自《名家教你读医案第 3 辑》

【按语】本案患者为精神分裂症青春型，其唇红、舌红边尖起红刺，苔黄，脉滑数，证属龙雷上僭，引动心火，邪扰神明，治以泻相火、益心阴、镇静安神之法，方用自拟方分裂症青春 2 号。方中朱砂性微寒，味甘，归心经，具有清心镇惊、安神之功效。朱砂有毒，用量宜小，多入丸散剂。

案例 2

某患者，1973 年 3 月 7 日初诊。

患者有关节痛史。近年来心悸心慌，神疲乏力，头晕目眩，胸闷气促，胸前隐痛。时有低热，失眠多梦，腰膝酸软，纳差干呕，渴不欲饮。唇甲无华，下肢微肿，活动艰难，卧床不起。大便干结，小便黄少。舌尖红，舌苔薄黄，脉弦细无力，歇止频作。心电图提示：窦性心律不齐，多发性期前收缩。血沉正常。抗"O"（＋），大于 800U，诊断为风湿性心脏病。此心阳虚则神疲，心血虚则心悸怔忡，心之气血阴阳俱虚，运血无力，时断时续，脉来止歇。治宜补气益血、养心安神，拟补心丹加减。

处方：红参 5 克（蒸兑），丹参 12 克，当归 10 克，酸枣仁 10 克，熟地黄 18 克，茯苓 12 克，麦冬 12 克，五味子 6 克，朱砂 2 克（冲），桔梗 5 克，远志 6 克，炙甘草 5 克，服 4 剂。

二、三、四诊：原方未变，又连服 12 剂。

1973 年 3 月 23 日五诊：精神稍振，低热已平，心悸心慌，头晕目眩均有减轻，能下地活动。胸闷气促，呕恶痰涎。舌淡红，苔薄白，脉细滑，歇止减少。此为阳虚停饮，治宜前法，佐以温阳化饮，方拟补心丹合苓桂术甘汤加减。处方：红参 5 克（蒸兑），丹参 12 克，当归 10 克，麦冬 12 克，酸枣仁 10 克，远志 6 克，桔梗 5 克，朱砂 2 克（冲），炙甘草 5 克，桂枝 10 克，茯苓 12 克，白术 10 克，服 4 剂。

六、七、八、九诊：照上方服 16 剂。

1973 年 4 月 10 日十诊：痰饮得化，呕恶全止，纳食稍增，心悸心慌，头晕失眠好转。仍胸闷气短，时有汗出，胸前隐痛，动则心慌，大便仍结。舌苔薄白微腻，脉沉细弱，偶有歇止。心之阴阳未复，拟阴阳双补，炙甘草汤加减。处方：炙甘草 6 克，桂枝 6 克，红参 5 克（蒸兑），麦冬 12 克，生地黄 15 克，龙齿 15 克，阿胶 10 克（蒸兑），远志 6 克，酸枣仁 10 克，大枣 10 枚，炒黑芝麻 10 克，服 4 剂。

之后，就诊多次，均用上方未变。同年 6 月末诊时，脉虽细缓，但无歇止，临床症状消失。心电图检查，亦未见异常。于 1980 年因患"肥大性脊椎炎"就诊，特告心脏病痊愈，并已恢复工作。

摘自《疑难病证中医治验》

【按语】本案患者为风湿性心脏病，其主症为心悸心慌，故属于中医"心悸"范畴。患者初诊时为心气血两虚，故治以滋心血、益心气之法，方用补心丹，中期时又兼见阳虚停饮之证，故在原来的基础上加入苓桂术甘汤以温阳化饮，末期阴阳两虚，以炙甘草汤加味治之。方中朱砂可镇惊安神，与他药为伍，神安则心悸止。

案例 3

霍某，男，1 岁 4 个月。1988 年 5 月 30 日初诊。

主诉：不时出现手足抽搐一年许。小儿生后经常腹泻，日数次，便色时黄时青，或有黏液，无脓血，面色萎黄，形体瘦弱，精神萎靡，四肢欠温，舌苔白滑，舌质淡，脉沉缓无力，指纹气、命之间发青暗。

辨证：脾虚生风。

治法：温中健脾，息风止惊。

方药：理中汤加味主之。生甘草 4 克，炙甘草 4 克，白术 10 克，茯苓 12 克，党参 9 克，炮姜 2 克，钩藤 10 克，全蝎 3 克，僵蚕 3 克，琥珀 1 克（分冲），朱砂 0.5 克（分冲），黄芪 9 克，水煎服 12 剂。

6 月 13 日复诊：言药后抽搐未发作，大便次数减少，便质转稠，精神转佳，舌脉同前。药吻其证，前方加减再进。

党参 10 克，白术 10 克，茯苓 12 克，生甘草 5 克，炙甘草 5 克，白芍 6 克，炮姜 2 克，钩藤 10 克，黄芪 10 克，全蝎 3 克，朱砂 0.5 克（分冲），僵蚕 3 克，水煎服。

又投 10 剂，于 8 月 1 日又来就诊。谓药后一直未再抽搐，纳食转佳，面色红润，大便软而成形，精神活泼。今来告谢，二来要求继续治疗，以防再犯。虑此正值夏热之季，乃以健脾益气清暑之法，防其复也。

党参 6 克，白术 10 克，茯苓 12 克，竹叶 10 克，生甘草 5 克，炙甘草 3 克，滑石 6 克，白芍 10 克，钩藤 10 克，朱砂 0.3 克（分冲），水煎服 6 剂。

摘自《杏园金方名医验案》

【按语】本案患者主要表现为手足抽搐，伴有经常腹泻，面色萎黄，形体瘦弱，精神萎靡，舌质淡，脉沉缓无力之症，据此可知患者手足抽搐之风象乃脾虚所致，故其属于中医学"慢脾风"范畴，治以温中健脾、息风止惊之法，方用理中汤加味。理中汤针对患者脾阳虚之病机，可温补脾阳，朱砂镇惊安神，与全蝎、僵蚕为伍，可达息风止痉之效。

案例 4

文某，女，61 岁。2006 年 12 月 17 日初诊。

半年前始觉臀部不适，时有隐痛。未曾求医，欲待自愈。继又双脚趾隐痛，渐次更甚，行路不稳，便就地服用西药，亦多系镇痛之品。近两月以来出现震颤，衣食住行不能自理，乃四处求医，皆进而无退。曾去三甲医院专科诊治，门诊罔验，嘱其住院，碍于囊中羞涩而作罢。其子以"的士"为业，窃闻而浼明诊焉。六脉沉紧，舌质淡，苔白滑而厚，终日双目紧闭，四肢震颤不息，时有幻听幻觉，语无伦次。遇热尚可，遇寒则甚。追溯既往，素体阳虚，气不化湿，再感外寒而痛。见痛止痛，舍本求末，药效一过，其痛又作，寒湿上蒙清窍，神明被扰而幻听幻觉。法当疏风以泄表卫，除寒湿以宁心神。

处方：羌活胜湿汤合磁朱丸加味。羌活 15 克，独活 15 克，川芎 10 克，甘草 3 克，蔓荆子 15 克，藁本 10 克，防风 15 克，石菖蒲 10 克，郁金 15 克，磁石 25 克，朱砂 8

克，神曲 20 克，二剂水煎，每剂分六次，日三服。

12 月 22 日复诊：舌苔转薄，诸症减半，虽时有震颤，颤停之时，犹可步履稳健。以其人病久入络，法当补气以扶阳，活血以通络，交心肾以调神。方遣补阳还五汤合磁朱丸加减：黄芪 40 克，地龙 10 克，赤芍 15 克，当归尾 20 克，川芎 10 克，桃仁 10 克，红花 8 克，石菖蒲 10 克，郁金 15 克，磁石 25 克，朱砂 6 克，神曲 20 克，血通 15 克，南藤 30 克，海风藤 30 克，二剂水煎，服法同前。

12 月 27 日三诊：诸症递减，仅偶见震颤，双脚趾虽痛，可自行步履。法当温经以通络，醒脑以明神，遣千金小续命汤加减：桂枝 10 克，白附子 15 克（久煎），川芎 10 克，麻黄根 15 克，白芍 15 克，杏仁 10 克，防风 15 克，防己 20 克，甘草 3 克，石菖蒲 10 克，郁金 15 克，僵蚕 15 克，皂刺 15 克，二剂水煎，服法同前。

2007 年元旦四诊：诸症悉退，震颤全停，神志亦清。问其何苦？答："脚趾隐疼。"今寒湿已去，瘀滞犹存，乃沿用复诊之方，去血通、南藤、海风藤，加山药、莲须，嘱服三剂，服法同前。

元月 8 日五诊：趾疼再减，偶见闭目，若有所思，不时词不达意，法当交通心肾，兼以疏畅少阳枢机。方予春雷饮加味：磁石 25 克，朱砂 7 克，神曲 20 克，远志 10 克，石菖蒲 10 克，柴胡 10 克，黄芩 10 克，泡参 30 克，甘草 3 克，炮姜 10 克，半夏 10 克，山药 30 克，莲须 15 克，三剂水煎，服法如前。

后以益气活血、宁心安神、健脾益胃等法，调治月余而安。

摘自《中医临证求索集》

【按语】本案患者主要表现为四肢震颤不息，属于中医学"颤证"范畴，其多由素体肝肾亏损、气血虚衰而致风、火、痰、湿为患，以老年人居多，而此患主要为寒湿致病，临床不多见。故治以散寒化湿、宁心安神之法，治以羌活胜湿汤合磁朱丸加味。羌活胜湿汤可祛风胜湿，磁朱丸可宁心安神，方中朱砂入心经而镇惊安神。三诊时诸症递减，仅偶见震颤，又以温经通络、醒脑明神之法以善后而愈。

案例 5

张某，女，23 岁，工人。1975 年 2 月 23 日就诊。

月经先期色暗量可，经行乳房及小腹胀痛，带下色黄量多。患者自 1971 年夏季始，出现不明原因低热，体温持维 37～38℃，历时 3 年。尝按风湿热治疗，服用中西药较多，未愈。现眩晕头痛，以目眶及前额痛著，目睛胀突，心悸少寐，自汗怕热，畏声畏光，肢体麻木，周身痛，双手震颤，烦躁易怒，胸膺痞闷，咽喉口干，消谷善饥，痰色黄浊，大便或秘。曾于 1973 年 12 月 11 日于青岛某医院检查：甲状腺摄"碘"最高吸收率 61.6%，确诊为甲状腺功能亢进症。视之颈部甲状腺弥漫性肿大，甲状腺听诊血管杂音（++）。面色白皙，目睛胀突，口唇淡红，舌红苔白，声音气息无异，脉弦数。血压 100/70mmHg。

辨证：肝气郁滞，痰热结聚，发为瘿瘤。

治法：解郁化痰，消瘿散结。

处方：柴胡加龙骨牡蛎汤。柴胡 9 克，黄芩 9 克，半夏 9 克，龙骨 30 克（先煎），牡蛎 30 克（先煎），茯苓 12 克，桂枝 6 克，大黄 15 克，黄药子 15 克，连翘 15 克，朱砂 1.5 克（冲服），大枣 9 克，生姜 9 克，水煎服。嘱勿念虑，戒恼怒。

2 月 28 日二诊：迭进 4 剂，喉中爽，胸闷轻，痰吐利，悸烦轻，二便调，守原方继服。

3 月 3 日三诊：复进 4 剂，悸烦若失，震颤递减，眼胀突轻，肉瘿缩小，饮食如常。脉象弦，舌红苔白。守原方去朱砂，加党参 15 克，续服。

3 月 11 日四诊：更进 8 剂，肉瘿及目睛胀突若失，畏声畏光递减，他症渐除，饮食、二便复常。甲状腺听诊血管杂音（±），脉象濡缓，左关略弦，舌红苔白。医嘱停药 1 周，查基础代谢。

3 月 19 日五诊：基础代谢报告：身高 164 厘米，体重 62.5 千克，基础代谢率 >6%。出院，嘱续服上方善后。

摘自《柳吉忱诊籍纂论》

【按语】本案患者为甲状腺功能亢进症，属中医学"瘿证"范畴。患者颈部甲状腺弥漫性肿大，有双手震颤，烦躁易怒，痰色黄浊，大便或秘之症，中医辨证为肝气郁滞，痰热结聚，治以解郁化痰、消瘿散结之法，方用柴胡加龙骨牡蛎汤加减。方中朱砂可重镇安神，与牡蛎、龙骨为伍，可达宁心安神、软坚散结之效。

案例 6

曲某，男，14 岁。入院日期：1975 年 5 月 27 日。

患者于两天前，右耳前被人打一拳，当时局部疼痛，张口难，咽痛，伴有头痛，无力。自昨日起上述症状加重，且颈项强硬，角弓反张，腹肌较紧，呈苦笑面容，恶心呕吐，牙关紧急，口张仅 1cm，咬破舌头 3 次，以破伤风收入院，即予 TAT、抗生素、镇静药治疗。

5 月 31 日二诊：病情加剧，尤以抽风为著，予以气管插管，支持治疗，停用 TAT，请中医会诊。患者昏睡，不省人事，角弓反张，牙关紧闭，舌未能查及，脉弦。

辨证：风痰阻络，邪毒攻心。

治法：祛风止塞，化痰开窍，清热解毒。

方药：加味玉真散化裁。

处方：胆南星 10 克，防风 10 克，蝉蜕 10 克，僵蚕 10 克，蜈蚣 1 条，钩藤 12 克，当归 12 克，赤芍 12 克，忍冬藤 12 克，橘红 10 克，郁金 10 克，白芷 10 克，朱砂 1.5 克（研冲），甘草 6 克，大枣 12 克，水煎服。

6 月 14 日三诊：诸症递减，仍有时抽风，但发作不剧，体温 37.5℃，心肺正常，气管插管通畅，鼻饲无不适，治疗仍如前法，上方去忍冬藤、橘红。

6 月 27 日四诊：近几天来未发抽风，张口半开，体温 37.3℃，气管插管已拔除，刀口处附有肉芽组织，予以常规换药，以待愈合。

7 月 3 日痊愈出院。

摘自《柳少逸医论医话选》

【按语】本案患者被人打伤后出现昏睡，不省人事，角弓反张，牙关紧闭，入院诊断为破伤风，属于中医学"痉证"范畴。证属风痰阻络，邪毒攻心，治以祛风止痉、化痰开窍、清热解毒之法，方用加味玉真散化裁。方中朱砂镇惊安神，与僵蚕、蜈蚣、钩藤等药为伍，可达息风止痉、清热解毒之效。

曲某，女，25 岁。于 1955 年 4 月 25 日初诊。

主症：恶热，大渴喜饮，神志昏迷，谵语；身起紫斑，其小者如绿豆大，大者如核桃，按之褪色，不痒痛；前阴流血，烦躁不安，瞳神昏馈，目不识人，咽痛头疼，小便红，大便黑，脉洪数，每分钟 150 次，白细胞 1.8 万 /mm³，红细胞 135 万 /mm³，血小板 6.7 万 /mm³，出血时间 7 分钟，凝血时间 3 分钟，束臂试验阳性，经会诊后确为血小板减少性紫斑症。

处方：安宫牛黄丸、犀角化毒丸各 3 丸合服，分 3 次，4 小时 1 次，白水送下。

安宫牛黄丸组成：真牛黄七钱，郁金七钱，犀角七钱，川黄连七钱，朱砂七钱，冰片二钱，真麝香二钱，珍珠五钱，栀子七钱，雄黄七钱，黄芩七钱，共末，蜜大丸。

犀角化毒丸组成：犀角一钱，桔梗一钱，赤芍五钱，牛蒡子五钱，生地黄五钱，玄参六钱，连翘六钱，朴硝二钱，甘草二钱，青黛二钱，共末，蜜大丸。

4 月 29 日复诊：服药后脉症减轻，前阴流血已少，斑点渐消，能静卧安眠。仍以前方各 6 丸，合服 4 小时 1 次。

5 月 3 日三诊：服药后神志以清，目能识人，流血已止，紫斑消失，且无新生；饮食增进。脉搏 125 次 / 分。仍以前方各 5 丸合服，每日 3 次，诸症痊愈。乃于 1955 年 5 月 17 日出院。

出院时血象检查：红细胞 350 万 /mm³，白细胞 6000/mm³，血小板 22 万 /mm³，出血时间 2 分钟，凝血时间 1.5 分钟，束臂试验阴性。

摘自《华廷芳学术经验集》

【按语】本案患者为血小板减少性紫癜，主要表现为前阴流血，烦躁不安，瞳神昏馈，目不识人，脉洪数，病属中医学"血证"范畴。证属热入血分，逆传心包，治以清热凉血、镇惊开窍之法，方用安宫牛黄丸合犀角化毒丸。方中朱砂清心、镇惊、安神，与他药为伍，可达清热凉血、镇惊开窍之效。

案例 8

高某，男，18岁，学生。

1977 年 10 月 16 日初诊： 夜间失眠，白天精神抑郁，语少，孤独，有时精神不正常，时而语无伦次，时而傻笑不止，时而手臂抖颤，痰多，嗳气，口干，欲冷饮，食欲衰减，大便隔日一次，偏干，小便如常。发病月余，原因未明。舌尖红赤，苔白，唇红，脉弦而稍沉数。此属七情郁结，痰热内生，时欲动风，干扰心神之证。治宜疏肝化痰、理气安神，辅以止痉。拟导痰汤合甘麦大枣汤加减化裁。

处方： 茯苓 10 克，半夏 10 克，橘红 10 克，炙甘草 10 克，胆南星 6 克，枳实 6 克，竹茹 6 克，川黄连 5 克，远志 6 克，石菖蒲 6 克，朱砂 2.5 克，浮小麦 18 克，香附 10 克，苏梗 10 克，白芍 10 克，钩藤 10 克，僵蚕 6 克，大枣 3 枚，水煎服。

10 月 24 日二诊： 服上方 4 剂后，食欲增长，咳痰减少，睡眠好转。他症基本同上，自觉稍轻，脉弦稍数。原方继服。

11 月 7 日三诊：又服上方加减 4 剂，食欲增加，二便正常，睡眠较好，精神沉默，寡言少语，神识清醒，有时手抖颤，但较前减轻，已不多笑，仍喜热怕冷，头晕减，舌润苔薄白，质稍红，脉象左手缓和，右手弦硬。仍以原方化裁。茯苓 10 克，半夏 10 克，橘红 10 克，枳壳 10 克，胆南星 10 克，远志 6 克，石菖蒲 6 克，炒枣仁 15 克，浮小麦 20 克，炙甘草 4.5 克，白芍 10 克，钩藤 10 克，僵蚕 6 克，当归 10 克，瓜蒌 15 克，桂枝 10 克，大枣 5 枚，水煎服。

11 月 24 日四诊：服上方后，诸症渐安，语言沉静，基本恢复了原状，手抖颤不明显，晨起后有头晕。上方加生石决明 15 克，菊花 10 克，蒺藜 12 克，水煎服。

12 月 5 日五诊：服上方 4 剂后，食欲、二便及睡眠均好，语言正常，手不抖颤，有时仍出现不自主的笑，头晕已好，近日出现遗精，苔薄白，舌尖赤，脉弦。处方：茯苓 10 克，半夏 10 克，橘红 6 克，竹茹 10 克，胆南星 6 克，黄连 5 克，枳壳 6 克，远志 6 克，石菖蒲 6 克，炒枣仁 12 克，炙甘草 10 克，浮小麦 24 克，龙齿 12 克，牡蛎 12 克，山药 15 克，金樱子 6 克，莲须 10 克，炒芡实 15 克，沙苑子 12 克，大枣 5 枚，水煎服。

1978 年 1 月 7 日六诊：服上方 10 剂后，诸症渐安。近因 6 天前洗头后，不慎外感，发烧，服西药后，感冒愈，身凉，又出现不自主喜笑的症状，晨起又稍头晕，大便日二三次，不成形，小便如常。仍服上方，将大枣改为 7 枚，水煎服。10 余剂后，诸症渐除。

摘自《内科专家·张子琳》

【按语】本案患者主要表现为精神抑郁，语少，孤独，属于中医学"癫证"范畴。由于七情郁结，进而痰浊内阻，

朱砂医案

痰气交结，上扰心神，不能自主而成，故治以疏肝化痰、理气安神之法，方用导痰汤合甘麦大枣汤加减。方中朱砂可重镇安神，与远志、石菖蒲等药为伍，可化痰开窍安神。三诊时诸症好转，遂减去朱砂。

案例 9

陈某，男，38 岁，某医院会计。于 1968 年 5 月 12 日就诊。患者自诉：发病时突然昏倒，不省人事，口吐涎沫，片刻苏醒如常人，3 ～ 5 个月发病 1 次，经多方医治，均无效果。近几年随着年龄的增长，发病次数越加频繁，8 ～ 10 天 1 次，精神甚为痛苦。舌质淡红，苔白腻微黄，脉弦滑。辨证与治法：素体先天不足，七情失调，饮食不节，致使脏腑失调，痰浊阻滞，气机逆乱，风阳内动，痰邪作祟而突发本病，故见突然昏倒，不省人事，口吐涎沫，片刻苏醒如常人，舌质淡红，苔白腻微黄，综合分析辨证为痫证。治宜安神养心，豁痰祛郁清热。

处方：石菖蒲 10 克，朱砂 10 克，郁金 6 克，赤金箔 6 张，大黄 9 克，黄连 9 克，细辛 15 克，金礞石 15 克，白酒 1 斤，白糖 60 克，生姜 3 片为 1 剂。

用法用量及疗效：先将白糖、生姜泡入白酒瓶内，浸泡 7 天即可，然后将以上 8 种药共研为细末，每日早晚各服 3 克，用配好的白酒送服。早饭前，晚饭后服用。嘱患者服上方药 3 个月。

8 月 15 日复诊：服药后无任何不良反应，犯病次数比前减少，3 个月共发病 2 次，舌淡红，苔薄白微黄，脉弦滑。

守上方继服 6 个月。于 1969 年复诊，服药 6 个月，共犯 2 次，犯病时间短，症状轻。嘱患者配服本方连服 3 年。于 1972 年 6 月询访，服药 3 年，已正常上班工作。停止服药。于 1985 年家访，停药后至今未犯。

注意：孕妇忌用，妇女哺乳期忌用。

摘自《梁家清临证医案选粹》

【按语】本案患者为癫痫，属于中医学"痫证"范畴。证属肝风内动，兼有痰热，治以安神养心、豁痰清热之法，方中朱砂重镇安神，善治惊痫，与石菖蒲、郁金等药为伍，可开心气、宁心安神，诸药为伍以达豁痰开窍、宁心安神、息风止痉之效。

案例 10

由某，女，18 岁，学生。1970 年 12 月 15 日。

患者性情孤僻，一日与同学口角相争而昏仆。此后，精神失常，或歌或泣，喃喃自语，7 日以来，上午神志较清，下午神志昏迷，近两日来，竟彻夜不眠，躁扰不安。右脉滑数，左脉弦滑，舌红，苔黄腻。辨证治疗：肝气郁勃，上扰心神，神志被蒙，因而形成癫证。迁延 7 日不愈，以致彻夜不眠，躁扰不安，大有由癫转狂之可能。拟镇惊安神，豁痰开窍治之。

处方：钩藤 30 克，黄连 6 克，石菖蒲 9 克，远志 6 克，胆南星 9 克，僵蚕 6 克，丝瓜络 9 克，水煎服。另：天竺黄 3 克，朱砂 2 克，琥珀 3 克。共研细面，分为 4 包，日服 2 次，每次 1 包，白水冲下。

12 月 17 日二诊：上方连服 2 剂，神志稍清，询知大便 5 日未更，可虑热郁阳明作祟，再守上方重佐大黄 9 克，芒

朱
砂
医
案

硝 3 克，水煎服。

三诊：前予破结通腑，大便得以通畅，排出痰浊积滞，言语有序，饮食渐增，寐亦好转。继予养血安神之品，以望病愈。

处方：丹参 12 克，生地黄 18 克，白芍 12 克，远志 6 克，朱茯神 12 克，麦冬 15 克，生龙骨、生牡蛎各 18 克，水煎服。

1971 年 8 月 15 日，患者之兄来诊感冒，述及其妹前症，方知服药 7 剂之后，诸症悉平，回校读书，脑力未受影响。

摘自《孙鲁川医案》

【按语】本案患者为精神失常，彻夜不眠，躁扰不安，属于中医学"狂病"范畴。本案患者先有癫证，而后进展发为狂病，癫多痰证，狂多有热，此患证属痰火扰心，治以清热化痰、镇惊安神之法。方中朱砂可重镇安神，与黄连、胆南星、天竺黄等药为伍，可清热化痰，宁心定惊。

案例 11

高某，男，37 岁，干部。1978 年 1 月 5 日诊。

据患者述，自 1964 年即患口腔糜烂，时愈时发，迄今而无已时。虽中西药物用之屡屡，效果不著。此次发作已 3 个月余，舌面及口腔两颊有黄豆大溃疡面 10 余处，其溃疡面周围稍红不肿，饮食，说话均感不便，咽部微显充血，口干，小便黄赤。诊得脉象微细而数，舌质微红，苔薄黄而腻，舌尖有红烂溃疡面。

辨证论治：胃阴不足，虚火上炎。

治法：治拟养胃阴，解郁热。方用甘露饮加味治之。

处方：茵陈 20 克，生地黄 10 克，熟地黄 10 克，天冬 12 克，麦冬 12 克，枳壳 10 克，石斛 12 克，枇把叶 12 克，黄芩 10 克，甘草 6 克，金银花 20 克，板蓝根 30 克。外用方：煅人中白 0.3 克，硼砂 0.3 克，人工牛黄 0.3 克，冰片 0.15 克，朱砂 0.15 克，西瓜霜 0.3 克，上药共研细末，撒于患处。

1 月 11 日二诊：遵上法连用 6 日，症状大有好转，饮食，说话均自如。药症相投，故不更方。宗前法内服，外用续进 3 日。

1 月 14 日三诊：服药后溃疡面虽未愈合，但无任何不适，自觉如常人。患者谓："这次治疗，药既对症，哪怕服 100 剂药，我也得把 10 余年的烂嘴病根治好。"停用外治法，仍照前内服方服药。

1 月 18 日四诊：共服药 14 剂，口腔溃疡面全部愈合，症状均消。为巩固疗效，改知柏地黄丸继服，每次 1 丸，每日服 2 次，以资巩固。

摘自《孙润斋医案医话》

【按语】本案患者为口腔糜烂，其溃疡面周围稍红不肿，口干，小便黄，脉象微细而数，舌质微红，苔薄黄而腻，证属胃阴不足，虚火上炎，治以养胃阴、解郁热之法，方用甘露饮加味，并兼用外用药。朱砂外用可解毒，与硼砂、冰片为伍，可达解毒消肿之效。

案例 12

翟某，男，40 岁，汉族，农民。1967 年春 3 月初诊。

主诉：间歇性剧烈头痛半月。病史：患者于半月前头痛，两天后疼痛加剧，犹如刀劈，经医生检查，初步认为是神经性头痛，配以镇静止痛剂，七日不减，日益增重，每天疼痛欲死数次，怀疑脑瘤，动员转省院进一步检查。治疗经过：曾多次服用止痛类药物，均不显效。后经某中医给予小柴胡汤加味三剂治之，亦不显效。现在症状及治疗：刚接触患者时，正值痛甚之际，奄奄一息，犹如假死，看来是因痛而不敢语言震动所致。切其脉沉弦而紧，有数象，舌苔不能见到。细询病情，痛左颞侧直径 5cm 范围，不红不肿，外观无所见，痛连于脑，发则为痛厥（相当于现代医学所谓疼痛性休克）。从经络学说诊断，侧头属肝、胆，既服小柴胡加味无效，当予龙胆泻肝汤折其上僭之火，再配以自拟之奇效止痛散间服。

处方：龙胆草 10 克，生地黄 10 克，当归 12 克，柴胡 10 克，木通 10 克，泽泻 10 克，栀子 10 克，黄芩 10 克，甘草 10 克，大黄 6 克，水煎二次服，日一剂，先服二剂。僵蚕 6 克，全蝎 6 克，朱砂 3 克，共为细面，每付 1.5 克，白开水或药汁送下均可，日三次。共服汤药两剂，散剂四次。

摘自《李凤翔临证经验集》

【**按语**】本案患者为间歇性剧烈头痛，其疼痛部位在左颞侧，病位在肝胆，由于风火相煽，上走空窍，血气随之上逆而发为病，治以清泻肝胆之火，方用龙胆泻肝汤配以自拟之奇效止痛散间服。方中朱砂重镇安神，与僵蚕、全蝎为伍，可达息风镇痉、祛风止痛之功。

案例 13

顾某，男，54 岁，1976 年 2 月 21 日初诊。

咽喉觉痛，吞咽不利，发热炽甚，喉头痰黏如堵，已有3日。脉滑，舌质红，苔腻。检查发现咽喉及会厌舌面色红肿胀，左侧软腭亦现红肿。发热急骤，证属痰热逗留肺胃，发为喉风，治以清热化痰利咽。

处方：薄荷叶3克（后下），荆芥6克，牛蒡子9克，炙僵蚕9克，白桔梗4.5克，甘草3克，黄芩9克，金银花9克，山豆根4.5克，挂金灯9克，赤芍9克。

外用：上品冰硼散（硼砂，西瓜霜，飞朱砂，尿浸石膏，海螵蛸，梅片）吹咽，每日3～4次。

2月24日二诊：咽喉肿痛发热均退，焮红退而未尽，喉头堵感亦减，已能吞咽。脉细，苔腻。小便色黄，余热未尽，再予清化，泄热利咽。上方去荆芥，加赤茯苓12克，连翘9克。

2月28日三诊：药后会厌充血肿胀消失，痰多，喉头黏腻。再予清热化痰调治。处方：挂金灯9克，丹皮9克，天花粉12克，玄参9克，白桔梗4.5克，甘草25克，黄芩9克。

3月4日随访：会厌及软鄂肿胀充血全部消退而愈。

摘自《近代中医流派经验选集》

【按语】本案患者表现为咽喉觉痛，吞咽不利，发热炽甚，属于中医学"急喉风"范畴。患者发热，脉滑，舌质红，苔腻，辨其证为痰热扰于肺胃，治以清热化痰利咽之法，内服外用配合治疗。方中朱砂外用可解毒，与硼砂、海螵蛸等药为粉吹咽，直达病所，红肿疼痛速消，堵塞如移，而吞咽通利。

案例 14

崔某，女，34 岁，工人。1991 年 10 月 26 日初诊。

患者因上肢哆嗦、抖动 2 年，于 1986 年 6 月赴省级医院就诊，当时患者神志清，讲话慢，走路不稳，右侧上下肢肌张力高，查眼底正常。医生误认为是椎体系统病。后因症状逐渐加重，表情较呆，语言欠清楚，两手麻木，具有扑翼样震颤，上肢哆嗦加重，步态不稳，于 1988 年 9 月又赴省级医院检查。双角膜可见 K–F 环。化验室检查：血清铜 6.75μmol/L（正常值 12.56～20.41μmol/L），铜蓝蛋白活力 0.3μ/mL（正常值 3.3～6.1μ/mL 活力），均低于正常值。确诊为肝豆状核变性。口服 D–青霉胺、谷氨酸、安坦等药，历时 3 载，未见寸效，由家人搀扶来本院就诊。刻诊：患者双上肢不自主抖动、震颤，舌体活动不灵，口角流涎，语言不清楚，需家人代述病情。两手麻木，不能持物，步态不稳，双下肢不能直线行走，生活不能自理，食欲不振，睡眠不宁，夜间常哭闹，并不时发出尖叫声，常伴有遗尿，犹如痫证发作。月经 7 个月未潮（排除妊娠）。体检：青年女性，表情痴呆，双角膜可见明显 K–F 环，舌体有多处伤痕（1991 年 7 月因舌体被自己咬伤，曾在市级医院行过缝合术）。舌质红，苔白，脉弦细。肢肌张力亢进，肌力 V 级。肝功能正常，血压：17/10.5kPa。诊断为肝豆状核变性。中医辨证为肝肾阴虚，木失条达，虚风内动而致。治宜滋阴潜阳、柔肝息风，佐以清心安神，以镇肝息风汤化裁治之。

处方：生地黄 15 克，代赭石 15 克，麦芽 15 克，益母草 15 克，生龙骨 30 克，生牡蛎 30 克，珍珠母 30 克，当归 12 克，杭白芍 12 克，天麻 10 克，生龟甲 10 克，牛膝 10 克，陈皮 10 克，山栀子 10 克，天冬 10 克，朱砂 3 克（冲服），15 剂，水煎服，每日 1 剂。

1991 年 11 月 15 日二诊：药后病情已有转机，肢体麻木、震颤减轻，言语较前清楚，可以自述病情。睡眠有好转，家中哭闹、遗尿及痫证发作次数明显减少，步态渐稳。效不更方，原方继服 15 剂。药后肢体麻木消失、震颤明显减轻，步态较稳，走路无需家人搀扶，生活可以自理。夜间哭闹尖叫次数大减，偶尔有尿床。月经已潮、量少。

1991 年 12 月 3 日三诊：自觉肢体疲乏无力，查舌质红，苔白略腻，脉弦细。原方增加补肾益脾之品。处方：当归 15 克，丹参 15 克，杭白芍 15 克，生地黄 15 克，生龙骨 30 克，生牡蛎 30 克，苍术 10 克，胆南星 10 克，远志 10 克，牛膝 10 克，石菖蒲 10 克，天麻 10 克，陈皮 10 克，菟丝子 12 克，天冬 12 克，水煎服，每日 1 剂。以后数诊，随症加减，病情逐渐好转，语言清楚，双上肢活动正常，劳累时偶见震颤，夜间未见哭闹尖叫，行动自如，查双眼角膜 K–F 环仅有痕迹，基本治愈。嘱其继续服药调养。

1992 年 10 月随访，患者一切良好，行动自如，生活自理，能操持家务，并能持刀切菜、烧饭。

摘自《古今专科专病医案·肝胆病》

【**按语**】本案为肝豆状核变性，患者主要表现为双上肢不自主抖动、震颤、步态不稳、双下肢不能直线行走等症，舌质红，苔白，脉弦细。证属肝肾阴虚，虚风内动，治以滋阴潜阳、柔肝息风，佐以清心安神之法，方用镇肝息风汤加减。方中朱砂重镇安神，与龙骨、生牡蛎、龟甲等药为伍，共达清心安神之效。

案例 15

吴某，女，4岁。

患者于1960年5月始有复视现象，10余日后未经任何治疗自愈。同年8月又发生复视，以后每日晨起及午前尚觉活泼，午后则懒言少动，呈疲乏状态，并逐渐呈现咀嚼困难，时常致下颌下垂，睁眼也渐感困难，双手持物亦无力，复视现象更甚，常将头下垂，乃至某医学院附属医院求治。经检查，确诊为重症肌无力。经治疗，效果不显。复至北京、天津、上海等地医院求治，亦未获好转。以后病情日趋严重，常突然发生呼吸困难，引起窒息现象，日常赖注射新斯的明以解救。

患儿于1961年3月28日来院门诊。其面色萎黄，精神不振，眼睑下垂，目光少神，语声低微，手软下垂，不能握举，口软唇弛，咀嚼无力，食少便溏，小便清长，舌润苔薄，指纹淡，脉细软。证脉合参，乃禀赋不足，后天失养，致脾气衰弱、湿聚痰生之证。治以健脾益胃，豁痰理气。

处方：党参10克，土炒白术10克，云茯苓10克，炙甘草3克，半夏10克，陈皮4.5克，石菖蒲2克，黄芪10克，胆南星6克，生姜6克，白蔻仁3克（捣，后下），朱砂15克（分2次冲服），磁石15克（先下）。

二诊：服3剂后症情即见好转，精神振，饮食增，眼睑下垂及复视减轻，唯咀嚼尚无力，守上方服药近1个月，各症大减。遂嘱停止注射新斯的明，仍服用上方，仅以天竺黄、川贝母之属易胆南星而已。此后未再发生昏仆现象，是脾气渐复，痰湿已尽。遂于健脾之外，兼填下元。处方：党参 10 克，土炒白术 10 克，黄芪 10 克，云茯苓 10 克，怀山药 10 克，陈皮 4.5 克，炙甘草 3 克，炮姜 4.5 克，枸杞子 10 克，菟丝子 15 克，熟地黄 10 克，杜仲 12 克。

服上方约 40 剂，至同年 10 月，病情基本痊愈。面色红润，神情活泼，咀嚼无障碍，能食硬物，两手有力，已无复视现象，目光有神。遂将上方以高丽参易党参，复增入辰砂、磁石、建曲，而倍全方药量，改为丸剂，缓治以善其后。服丸药二料，于同年年底全部恢复正常。迄今 2 年余随访，健康情况一直良好。

摘自《孟景春选评疑难病案》

【按语】 本案为重症肌无力，属中医"痿病"范畴。患者素体禀赋不足，元气衰弱，脾虚失运，聚湿生痰，而发为病，治以健脾益胃、豁痰理气之法，方中朱砂可重镇安神，还可明目。

案例 16

吴某，男，50 岁，工人。

患者素有神经衰弱，失眠，心悸气短。近因工作繁忙，食欲减少，眩晕疲惫，心悸气短加重，动则心感惕惕不安，左胸钝痛，有时剧痛，于工作中突然昏仆于地，急送医院抢救。经全面检查诊断为冠状动脉供血不全。查面色苍白，血压 90/70mmHg。脉沉细不整，脉律 3～5 至不等，时现结代。舌质淡，边缘有齿痕，苔白腻。

证属： 真阴损伤。

治宜： 育阴扶阳，养心活血，安神止痛。

处方： 玉竹 30 克，何首乌 24 克，黄芪 24 克，丹参 24

克，五味子 12 克，甘草 12 克，川芎 10 克，炒白术 10 克，木香 10 克，人参 3 克，盔沉香 1 克，朱砂 1 克，鹿茸 0.6 克，血竭 0.6 克，苏合香 0.3 克，麝香 0.12 克（后 7 味同研冲服）。

连服 3 剂，心悸、气短、胸闷均减轻，夜能入寐，精神好转，自觉有力，食欲渐展。唯胸钝痛变为隐痛。脉象细数不整，4～5 至仍有强弱不等、间歇不调现象，是心气未充、心血不畅之象。仍宜育阴补气，养心活血，通络止痛。处方：黄芪 30 克，何首乌 24 克，丹参 24 克，玉竹 24 克，玄参 18 克，甘草 18 克，五味子 10 克，川芎 10 克，人参 2.4 克，血竭 1 克，朱砂 1 克，鹿茸 0.6 克，麝香 0.15 克。共研细面，药汁送服。另每日服养心定痛丹 1 次。乳香 1.2 克，盔沉香 0.6 克，郁金 0.6 克，荜茇 0.3 克，安息香 0.3 克，冰片 0.12 克（后 6 味共为细面，早晚各送服 1 次）。

连服 7 剂，心悸气短明显减轻，胸不堵闷，胸痛仍有时出现，但隐隐不显，心烦热，面潮红，血压升至 105/75mmHg。脉象转浮弦虚，8～9 至仍有间歇。舌尖红，干燥少津，是心阳已复，心阴未充，仍宜育真阴，养心活血安神。处方：玉竹 30 克，何首乌 24 克，麦冬 24 克，丹参 18 克，玄参 15 克，五味子 12 克，炒白术 10 克，乳香 10 克，甘草 10 克，阿胶 6 克，人参 2 克，血竭 1 克，琥珀 1 克，朱砂 0.6 克，冰片 0.12 克（后 5 味共研细面，药汁送服）。

以此方为基础，根据脉症略有加减，连服 1 月余，症状消失，精神清健，饮食正常，一般活动无心悸气短、胸闷不适之感。脉虚软，心律整，是心气恢复、心血充盛之象。遂改为膏剂，常服以资巩固。处方：女贞子 30 克，何首乌 30

克，玉竹 30 克，丹参 30 克，麦冬 30 克，玄参 24 克，五味子 18 克，川芎 15 克，乳香 15 克，甘草 15 克，人参 15 克。炼蜜收膏，收膏时调入鹿茸粉 3 克，朱砂 6 克，琥珀 6 克，盔沉香 1.5 克，麝香 0.6 克，苏合香 0.6 克。调匀，每日早晚各 1 羹匙。服 2 月后，身体健壮，心电图正常，恢复工作。

摘自《胸痹心痛古今名家验案全析》

【按语】本案患者为冠状动脉供血不全，属于中医"心悸""心痛"范畴。证属真阴亏损，治以育阴扶阳、养心活血、安神止痛之法。方中朱砂入心经，可宁心安神，与他药为伍以疗心悸。

案例 17

歌某，男，43 岁，工人。病史：3 日来身体能息，精神疲惫，目睛发黄，腹胀，食欲不振，恶心呕吐，右胁胀痛。在某医院检查，诊为黄疸型传染性肝炎。5 日后病势突然加重，面目及周身皮肤呈深度橘皮色，高热，体温 39.8℃，持续 13 日未退，神昏谵语，而来我院治疗。检查：面色苍黄，神识不清，肝大，肋缘下三横指半。转氨酶 228U，麝浊 18U，胆红质 21mg/dL，血浆白蛋白 2.1g/dL，球蛋白 3.9g/dL，凡登白双相（＋）。脉弦数，舌质绛，苔黄腻。

证属：毒热深陷，胆汁外溢。

治宜：凉血解毒，清热利胆。

处方：金银花 30 克，连翘 25 克，滑石 25 克，生栀子 15 克，茵陈 15 克，生大黄 15 克，木通 15 克，旱莲草 15 克，丹皮 12 克，三棱 12 克，桃仁 12 克，黄连 10 克，青黛 3 克，朱砂 1.5 克，磨犀角尖 1.5 克，冰片 0.3 克（后 4 味同研冲服）。

连服 3 剂，日腹泻二三次。腹胀减轻，精神好转，小便通畅，烦躁稍宁，体温仍为 39.5℃，脉弦数略软，舌红苔黄腻，是毒热仍未外宣，湿毒仍在郁闭，欲退其热，必先解其毒，仍以凉血解毒退热为主。处方：板蓝根 30 克，重楼 30 克，丹参 25 克，山慈菇 20 克，茵陈 15 克，金银花 15 克，生大黄 15 克，赤芍 15 克，三棱 10 克，郁金 10 克，青黛 3 克，玳瑁 1.3 克，磨犀角尖 1 克，朱砂 1 克，冰片 0.6 克（后 5 味同研冲服）。连服 7 剂，身热大减，体温正常，面目及皮肤不黄，食欲恢复。肝缩至肋缘下一横指，肋已不痛，脉象沉敛而不数，舌质淡。后以清热解毒、疏肝化郁、健脾和胃法治疗。服药 3 周，诸症消失，精神清爽，肝功能接近正常，胆红质 1.3mg/dL，转氨酶 84U，麝浊 5.6U，白蛋白 3.4g/dL，球蛋白 2.6g/dL。唯身倦无力，有时腹胀，失眠，脉弦虚，舌淡红无苔。复以健脾和胃、疏肝补气法调理半月出院。

摘自《内科疑难病名家验案 1000 例评析》

【按语】本案患者为黄疸型传染性肝炎，属于中医学"黄疸""呕吐""胁痛"等范畴。患者神昏谵语，脉弦数，舌质绛，苔黄腻，其证属毒热深陷、胆汁外溢，治以凉血解毒、清热利胆之法。方中朱砂可解毒、清心安神，与他药共用，二诊时患者精神好转，烦躁稍宁，继续治疗，诸症消失。

案例 18

项某，5 岁。体弱，住吉祥巷。素体阴虚，肝热内盛，至深秋复感温燥而发喉证。初起恶寒发热，满喉皆粉白，音哑鼻塞，面青神倦，大便溏泻。脉浮无力，左关弦数，舌红苔粉白，指纹青紫。脉症合参，此真白喉证也。燥疫白喉，治之之法，唯有以厚重之药镇其上层，如巨砖盖鼎使焰不上腾，复以清凉之药润其次层，如以温棉御袍使火不内射，既镇且润，火毒自吸驯而下行。唯大便泄泻太甚，又宜兼顾脾气，庶无滑脱之虞。方用生地黄、玄参、丹皮、炒芍以清其血分之热，川贝、麦冬、生甘草、石膏以清其气分之火，加薄荷、金银花、连翘以消其肿而解其毒，粳米以补其脾而挽其泻。白喉兼泻，白喉论原有加藿香、砂仁之训，但香砂辛温，利于泻不利于补，兹易以粳米较用香砂似觉平稳，盖粳米甘凉，清热补脾两擅其长故也，外以瓜霜散加牛黄频吹，以清毒而消肿。

处方：细生地五钱，原麦冬三钱，炒白芍二钱，生粳米一合，苏薄荷一钱，乌玄参四钱，丹皮二钱，生石膏三钱（研细），川贝母二钱，生甘草一钱，每日服两剂。

又方：西瓜霜一钱，飞朱砂三分，梅花片二分，人中白二分（煅），西牛黄二分，雄黄精三分，研细末，频吹喉内白点上。

效果：二日神色明亮，白块束小。五日泄污亦减。七日白点退净，饮食如常。十日声音稍亮。再以竹叶、石膏、北沙参、破麦冬、生薏苡仁、生甘草、川贝母治之，诸症悉退矣。

摘自《外科医案》

【按语】本案患者为白喉，主要表现为满喉皆粉白，舌红苔粉白，指纹青紫，由于素体阴虚，肝热内盛，复感温燥而发喉证，治以清热解毒凉血兼滋阴之法，方用内服和外吹粉药。方中朱砂外用可解毒，与他药为伍以达消肿之效。

案例 19

杨某，女，28岁，学生。于1979年12月14日初诊。

双眼突然视物不清，不辨人物。伴见头昏眼胀目涩，胸闷胁痛，口苦咽干，月经不调，少腹时痛。某医院诊为"视神经乳头炎"，用激素类、维生素类、血管扩张剂及低分子右旋糖酐等药治疗30余天，双眼视力上升至1.0。停药1个月后，其病重现，双眼视力锐减。检查：右眼视力0.3，左眼视力0.2。瞳孔对光反应迟钝，呈中等散大（约4mm）。舌质淡红，脉象弦数。

辨证：肝郁气滞，血脉瘀阻。

治则：疏肝解郁，调理气血。

处方：柴胡10克，当归12克，白芍12克，白术8克，茯苓12克，乌药12克，黄芩12克，延胡索10克，丹皮10克，郁金10克，甘草3克，水煎服，每日1剂。

复诊：上方服用14剂，诸症悉减，视力已明显提高，右眼上升到1.0，左眼上升到0.6。药已应证，因思虑过度、心阴耗伤而致心悸少寐，故更拟养血安神、补肾明目之法。药用：当归10克，白芍15克，熟地黄12克，五味子15克，炒枣仁15克，石菖蒲15克，远志10克，云苓15克，枸杞子12克，菟丝子15克，草决明12克，乌梅15克，甘草3克，朱砂1克（冲服），水煎服，每日1剂。

再诊：上方服用20剂，诸症悉除，双眼视力约提高为1.2。服石斛夜光丸，以巩固疗效。

摘自《眼病》

【按语】本案患者西医诊断为视神经乳头炎，双眼突然视物不清，口苦咽干，胸闷胁痛，脉象弦数，辨其证为肝郁气滞，血脉瘀阻，治以疏肝解郁、调理气血之法。复诊时诸症悉减，视力已明显提高，但伴心悸少寐，故以养血安神、补肾明目之法继续治疗，方中加入朱砂，一可宁心安神止悸，二可明目。

案例 20

曾某，男，41岁，工人。1975年11月14日初诊。

主诉： 失眠6年，时轻时重，未能治愈。病史：患者失眠6年，经常每晚仅睡2～3小时，曾住某医院，经西药治疗，并多服滋阴潜阳中药，症无改善。就诊时，梦多，口苦，头晕，耳鸣，心悸心烦，神疲乏力，食欲尚可，腰酸，夜尿次数多，舌质淡，舌尖红，苔薄白，脉沉细无力。辨证分析：失眠、多梦、口苦、心悸心烦、舌尖红，是火气上扰心神、心肝火旺的表现。然观头晕、耳鸣、腰酸、夜尿多，参之舌质淡，苔薄白，脉沉细无力，却是肾阳虚之象。肾阳虚，虚火上浮，扰乱神魂，是以失眠。外观表现出一派虚性亢奋征象，这便是虚火的由来。故证属肾阳虚的虚火证。

诊断： 失眠。

治法： 健脾益肾，潜纳浮阳，重镇安神。

方剂： 磁朱丸合肾气丸化裁。

处方： 紫石英30克（先煎），龙骨30克（先煎），牡蛎30克（先煎），磁石30克（先煎），黑桑椹15克，枸杞子15克，菟丝子15克，熟附片15克，芡实15克，朱砂1克（冲服），3剂。

1975 年 11 月 21 日二诊：患者相隔 6 日才来复诊，复诊时，症无变化，又照上方续服 3 剂。

1975 年 11 月 28 日三诊：症无变化，仍照上方再服 3 剂。

1975 年 12 月 8 日四诊：自诉服药 9 剂后，睡眠已有好转，其他症状亦有不同程度的减轻。脉仍沉细无力，舌质淡，苔薄黄。照前方将熟附片改为 4.5 克，并加熟地黄 12 克，连服 4 剂。

1975 年 12 月 24 日五诊：自诉最近几天，每晚能睡 5～7 小时，饮食、二便正常。其他症状续有减轻。舌质淡，苔薄黄，脉稍沉。照 12 月 8 日处方，将熟附片改为 3 克（熟附片用量逐渐减少），再服 6 剂。

1976 年 1 月 21 日六诊：睡眠较好，耳鸣、腰酸、头晕、心悸症状基本消失，只是夜间小便次数多。照 12 月 24 日方，再加桑螵蛸 9 克，黄精 12 克，又服 6 剂。

1976 年 1 月 30 日七诊：每晚保持睡眠 7 个小时左右，夜尿次数减少。遂嘱停药观察，并加强体育锻炼，以资巩固。

摘自《中医临床赵棻》

【按语】本案患者为失眠，已有 6 年余，伴有头晕，耳鸣，心悸心烦，神疲乏力腰酸，夜尿次数多，舌质淡，舌尖红，苔薄白，脉沉细无力，据其脉症可辨为肾阳不足，气血亏损，虚阳上浮，治以健脾益肾、潜纳浮阳、重镇安神之法，方用磁朱丸合肾气丸化裁。方中朱砂入心经，可安神，与紫石英、龙牡、磁石等药为伍，可共达重镇潜阳、宁心安神之效。

京大戟

医案

于某，男，62岁，农民。于 2002 年 9 月 27 日初诊。

主诉：左侧胸水 20 天。现病史：20 天前因胸闷气短，检查发现左侧胸水（包裹性）及腹水而入住某医院。住院后做结核菌素试验，结果可疑；亦做基因化验，报告"无问题"，故不能确定引起胸水的原因。住院期间抽胸水 3 次，末次抽水中出现休克。于 9 月 16 日出院，出院诊断：左胸积液性质待查；结核性胸膜炎？癌性胸水待查。建议抗结核治疗。现本人无不适感觉，饮食、二便正常，无疲乏，无低热、盗汗，唯觉后背不适。现昼夜排尿 2 ~ 5 次。

查体：体温 36.5℃，血压 120/70mmHg。叩诊：左胸音浊，右胸反响增强。听诊：心脏未闻病理性杂音。左肺呼吸音消失或减弱，右肺呼吸音增强，未闻干湿性啰音。胸透：左胸第 3 肋以下为液性暗区。脉细弱，舌淡红，苔薄白。

诊断：中医：悬饮。西医：包裹性胸膜炎。

分析：此患经胸透发现左胸腔积液（包裹性），但抽不出水，性质也不能确定。病者又无明显所苦，故难以辨证。患者身体强壮，正气旺盛，拟以泻水逐饮之"十枣汤"治之。

十枣汤源自《金匮要略·痰饮咳嗽病脉证并治》："病悬饮者，十枣汤主之。"

十枣汤方：芫花（熬）、甘遂、大戟各等份。右三味，捣筛，以水一升五合，先煮大肥枣十枚，取八合，去滓，内药末，强人服一钱匕，羸人服半钱，平旦温服之；不下者，明日更加半钱。得快下后，糜粥自养。因芫花、甘遂、大戟味苦峻下，能直达水饮结聚之处而攻之，但攻下之剂，损伤正气，故又佐以大枣十枚，安中而调和诸药，使下不伤正。今遵其意，而改其制用之：

取甘遂、大戟、芫花各等份，共研细末装胶囊，每胶囊含混合药粉 0.25 克。

9 月 28 日第一次服药 3 粒（0.75 克），以大枣十枚煎浓汁送服。药后泻稀水样便 4 次，量约 3000mL，同时感到头晕、恶心、呕吐，不想吃饭。查脉舌同前。予：党参 15 克，炒白术 12 克，云苓 15 克，半夏 10 克，丹参 20 克，赤芍 15 克，川芎 15 克，姜黄 8 克，僵蚕 8 克，蝉蜕 6 克，大黄 2 克，生姜 30 克，大枣 8 枚。水煎服，以益气活血、调理升降，意在促进胸水吸收。之后以此方与胶囊交替服用。

9 月 30 日又服胶囊 0.75 克。腹泻两次，且水少便多，无头昏及呕吐。查肝功、肾功正常。

之后间日服胶囊 1 次，量渐增大，第四次为 6 粒（1.5 克），也只能排稀便 1 次。服 4 次后胸透复查，左肺阴影在第 4 肋间。因胸水消除不明显，经查有关资料显示：胸水的消除关键在于腹泻，泻得越狠，消除越快。另据介绍十枣汤中三味中药应用生药，而所购者有炒制之嫌，故又另寻生药，各等份共研面装胶囊，每个重 0.3 克。令每次服 7～10 粒，以期服后能畅泻 4～5 次。然当服至 7 粒（2.1 克）时，腹部只有轻微不适，也只排稀便 2 次。当增加到每次服 10 粒（3.0 克）时，亦未出现畅泻，尿量也未见明显增多。又服 3 次后，X 光复查左肺下界阴影在第 5 肋间，未见液平，亦未发现结核病灶。复查肝功、肾功均正常。后经调理而愈。

摘自《杏林求索》

【按语】此患者因胸闷就诊，西医检查发现胸水，但胸水的性质未定，未查出导致胸水的原因，中医四诊未能准确做出辨证，此例患者属于疑难病例，根据查体、西医辅助检查，予以中医悬饮治疗方案，采取攻逐水饮的"十枣汤"治疗。

因攻逐水饮的药物有导致脾胃损伤的可能，服用攻逐之剂后多数人会出现剧烈腹泻的现象，故服药剂量应谨慎，此例患者配合健脾化瘀的方剂口服也属于高明之举。本例前后共服 8 次，总量为 15 克，平均每味药 5 克。除第一次服后有较强的恶心、呕吐、腹泻外，其余各次均只有轻微腹泻或稀便，尿量也未增多。但结果显示胸水逐渐减少乃至消失，用药过程及用药后肝功、肾功正常，说明"十枣汤"的使用是安全的，疗效是肯定的。

案例 2

丁某，男，35 岁，山区农民。1966 年 3 月 17 日诊。

素无他疾，形体甚壮，肩挑背负，不知疲倦，乃村中一汉子也。但近月来，少腹胀大，小便短少，日益加剧，能食，便调，余无不适。崇山峻岭，就医不便。适吾在此，邀往一诊。见腹大脐凸，光亮可鉴，舌苔黄腻，脉弦滑。此乃强力劳作，伤及脾胃，健运失司，水湿停滞，积而为肿，乃鼓胀也。虽由虚而致，但呈标实之证，攻逐可也。未备药品，购之不便，遂于路边挖得大戟数株，去茎取根，烘干研粉，以红枣 10 枚煎汤，服大戟 6 克。药后两时许，腹窘急，二便均行，泄酱色粪液甚多，少腹顿舒，腹胀渐消。后以米粥调养，休整月余。因无自觉不适，复劳作如前。

后遇其戚友，谓该人存活七年，且劳作如前，不避风雨，后以呕血而亡。惜乎，苟能善养，调以药饵，则生存之期，何止七载。

摘自《中医临床验案四百例传心录》

【按语】壮年男患，素无他疾，突然出现腹部膨大、小便量少，因条件有限，未能进行西医检查，属于未确诊的腹水病例。根据中医辨证，患者脉弦滑，形体壮实，未经其他治疗，辨证为实证鼓胀，予以攻逐治疗，取十枣汤意，因条件所限，只取大戟为逐水药物，大枣汤顾护中焦，疗效甚好。

但得效之后患者未再进一步检查、调理，劳作如前，不避风雨，最后呕血而亡。根据患者症状表现，高度怀疑肝硬化或肝肿瘤之病，若能配合调养，积极治疗，应能明显延长生存时间。

案例 3

徐某，女，38 岁，农民，外邑人，1988 年 11 月 17 日诊。

鼓胀腹大，病已数月，人皆为不治。近旬来，咳嗽气短，右胁疼痛，转侧不利，偏卧患侧稍安，日夜不宁。家人勉为诊之，乘车两百余里前来就诊。见面色萎黄，枯槁不泽，腹大如鼓，小便不利。右侧胸胁满痛，叩之音浊，语颤减弱，X 光透视：右侧胸腔积液。幸尚能食，大便干结，数日不行。舌苔薄白腻，脉沉弦。此乃脾土薄弱，中阳不运，停水为饮。水湿不运，则腹大如鼓，上逆于肺，停于右胁，脉络受阻，气机不利，故胸胁疼痛，咳嗽喘急。幸能食便秘，胃气尚旺，且年轻之躯，生机犹存。急则治其标，峻泻

京大戟医案

逐水为要。

　　处方：控涎丹。甘遂、大戟各研末，日服3克，以白芥子10克、大枣10枚煎汤吞服。两时许，泻黑水近盂，又一时许，复泻如前。去水甚多，腹大顿消，右胸胁疼痛咳喘大减。宗经旨，大积大聚，衰其大半而止。米粥调养，5日后，复服上药一次，泻黑水仍多。腹胀已去十之七八，胸胁疼痛消失，咳逆喘满均瘥。X光透视，已无胸水。续予健脾温肾，利水消胀，活血祛瘀，实脾饮出入，两月收功。然血清白蛋白偏低，吞服活泥鳅3个月，得以扭转，以收全功。

　　后记：2006年10月23日，以其兄罹肝病，久治不瘥，其陪之来诊。余见其面色红润，形体丰满，语音清亮，动作敏捷，全不似重症肝硬化得愈之人。且云，自先生治后，已有一十八年，此后从未得疾，后在工厂工作，每日上班，从不间断，乡里皆以为奇，此皆先生之功也，或多服泥鳅之效耶？其事有奇，今志之，或于后学有益，幸甚。

摘自《中医临床验案四百例传心录》

　　【按语】此例患者为肝硬化腹水、胸腔积液，属中医鼓胀、悬饮范畴，属于重症，但因患者年轻，食欲尚可，胃气尚旺，故急则治标，峻泻逐水。治疗时取控涎丹、十枣汤方意，甘遂、大戟研粉冲服，白芥子、大枣水煎服，甘遂性苦寒，能泻经隧水湿，而性更迅速直达。大戟性苦辛寒，能泻脏腑之水湿，而为控涎之主。白芥子善去皮里膜外之痰涎，与遂、戟同用，对痰饮伏于胸膈上下，胁肋疼痛，形气俱实者，正合其拍。以大枣煎汤吞服，可不损脾，且补充津液。疗效非常可观，在取效之后采用健脾益气利水方剂巩固疗效，长期效果尚好。

李某，男，26 岁。患肾病综合征 1 年，因肺部感染而复发，全身高度水肿，发热，咳嗽，食欲不振，精神疲倦，腹胀脐凸，尿少。体检：两肺有湿性啰音，重度腹水，阴囊肿胀。尿常规：蛋白（+++），白细胞（+），颗粒管型（+），血清总蛋白 32g/L，白蛋白 14g/L，胆固醇 7.4mmol/L。肾功能：血尿素氮 15.2mmol/L，肌酐 221μmol/L，二氧化碳结合力 24.3mmol/L。经用消炎、利尿、激素、环磷酰胺等治疗 2 周，肺部炎症基本吸收，但全身水肿始终不退。脉象沉弦，舌苔白腻。

辨证：水邪壅盛。

治法：攻逐水邪。

处方：十枣汤。大戟、甘遂、芫花各 5 克，研细末，晨起顿服 3 克，枣汤送下。

连用 6 次后，全身消尽，腹部转平。继用香砂六君丸、济生肾气丸健脾补肾，调理 3 个月，诸症悉除。随访 1 年未见复发。

摘自《常用金匮方临床应用》

【按语】此患者为肾脏疾病导致的水肿，再因肺感染雪上加霜，出现严重的低蛋白血症，是肾功能损伤，属于危重症，西医内科治疗该病多以激素治疗为主，该病使用中医治疗取得良效，经验值得借鉴。该患者虽为周身浮肿，然治疗时仍选择十枣汤以治标，疏泻弥漫之水，待取效后立即使用健脾补肾方剂以固本。根据实践经验，本方宜捣为散剂，不作汤剂或煎剂，服用该方散剂或煎剂后一般会有剧烈腹痛、恶心、呕吐等副作用，另外，在服十枣汤时，要严禁同用甘草，因甘草会导致水钠潴留，与疗效相违背。

案例 5

患者，男，21 岁，农民。2000 年 3 月 23 日入院。

因上腹部阵发性剧痛 1 天，以"急性胃炎"入院。经解痉、止痛、抗感染等治疗 2 天，疼痛不减，邀中医治疗。细问得知，患者入院前 1 天干农活后，饮生水一大碗后，随之入睡，醒后即感胃脘部不适，又强食馒头 2 个，傍晚即胃痛大作，痛无休止，汤水不进，水入即吐。诊其舌淡苔滑腻，脉弦滑。此乃水饮食滞，停结中焦，枢纽失灵，气机不通，不通则痛之理。

治法： 攻逐水饮。

处方： 十枣汤。芫花 3 克，甘遂 3 克，大戟 3 克，三味分别研为细末，大枣 10 枚去核，以 500mL 凉水先煎至 300mL 后，纳药末，再煎取 150mL，晨起空腹温服。服药后连泻大便 8 次，杂有黏液，痛止，心下畅快，嘱服六君子汤以善其后而愈。

摘自《常用金匮方临床应用》

【按语】 患者因暴饮强食、进食生冷而致水食互结于中焦，胃脘痛剧烈发作，属于西医急性胃炎、痉挛痛之属，然对症治疗后乏效。经详细询问病史，脉症合参，病因了然，病性属实，即放胆逐饮，故收效甚速，患者服十枣汤后腹痛、腹泻属正常药力作用。一般来讲，该患者的治疗应该采取消食化积、理气止痛方剂治疗，本案采取攻逐水饮的方剂治疗该病属于老方新用，值得推广。

案例 6

陈某，饮积成癖，食入即吐，纳谷则倾囊而出，白沫黏稠，脉弦搏上溢，左手尤甚，嗳气频频，舌苔薄白滑垢，质殷红。此肝阳夹饮邪蟠踞，已成窠囊，甚非易疗。姑先抑肝涤饮，以觇进退。

处方：淡吴茱萸 0.9 克（同黄连炒），川黄连 1.2 克，红芽大戟 4.5 克，制甘遂 1.5 克，制半夏 6 克，广郁金 6 克，旋覆花 9 克（包），白芥子 1.5 克（打），苏木屑 4.5 克，川椒红 14 粒（去目炒出汗），生延胡索 6 克，五谷虫 1.5 克，苏子 4.5 克，生研代赭石末 15 克（布包先煎）。

二诊：饮解成囊，倾吐则快，昨授泄饮，尚无动静。脉左手弦搏，抑且上溢，右则细实，活尚不腻。仍须开泄抑降。

处方：淡吴茱萸 1.2 克，广郁金 6 克，半夏 6 克，五灵脂 7.5 克，苏方木 4.5 克，干蟛虫 5 个，藏红花 0.9 克，苦蓼苈 6 克，白芥子 6 克，当归尾 4.5 克，桃仁泥 9 克，另控涎丹 4.5 克分两次吞服。

摘自《张山雷专辑》

【按语】根据患者症状表现，似属于胃瘫之症，但也存在幽门梗阻、肿瘤等病的可能，限于当时条件，不能对其进行西医确诊，根据症状诊断为饮证，已成窠囊。窠囊一说，喻嘉言在《寓意草》中阐释为："肺郁成热，热盛生痰，痰夹瘀血，遂成窠囊。"在治疗时采用疏肝降逆、化瘀活血方剂，复诊后加入控涎丹吞服，最终疗效如何不得而知，但此例病案给我们提供了一种攻逐水饮方剂治疗消化系统疾病的思

京大戟医案

路，值得借鉴。

案例 7

王某，男，60岁。便秘15年，大便常3～5日1行，粪便质硬难排。诊见体质消瘦，两颧发红，五心烦热，舌红少苔，脉细偏数。

处方： 大戟5克，碾为细末，与5～10个大枣肉共捣烂如膏状，敷于肚脐眼上，每天1换，治疗30天后病愈。

摘自《中医单药奇效真传》

【按语】该病案为穴位贴敷方法的灵活运用，便秘一症临床常见，顽固便秘治疗困难，也属于顽症。该病案巧用大戟打粉同大枣共捣烂后贴敷神阙穴位，得到良效，值得推广。

根据该患者的病症表现，如形体消瘦、两颧发红、五心烦热、舌红少苔、脉细偏数，似乎属于阴虚证，不应当使用大戟这类攻逐水饮的方药，然本例患者获得很好的疗效，可能是因为用药途径不同而药效有所差异。

案例 8

患者，女，27岁。1998年3月初诊。

结婚5年未孕。自诉平素月经稀发，数月或半年一至，量少、质稀、色暗、味腥，腰酸，下肢困重，形体丰满，面部与下肢多毛，舌体胖大，苔白腻，脉沉细。B超诊断：多囊卵巢综合征。

辨证：痰湿凝滞。

治法：温阳化痰，逐饮通络。

处方：控涎丹。大戟、甘遂、白芥子各 30 克，安息香、沉香各 10 克。上药共研极细末，炼蜜为丸，每丸重 6 克，晨起空腹服 1 丸。

服药 1 时许后，泻下稀黏液数次，频频排气，腹部感到舒适，次日又服 1 丸，泻下溏便，阴道排出咖啡色黏滞物约 100mL，嘱其暂停服丸药，以米粥调理胃气 3 日后继服丸药。服至第 15 丸，患者月经来潮，色暗红有块，下腹胀痛，月经 5 天始净。望白腻苔已退。B 超示双侧卵巢正常大小，未见房性回声区，右侧卵巢可见一直径约 0.6cm 的小卵泡。嘱停服控涎丹，投以养精种玉汤合启宫丸。

服药 3 周后，月经 40 天未至，查尿 HCG 阳性，足月顺产一男婴。

摘自《名医临证经验·妇科病》

【**按语**】本例患者为妇科不孕症，使用控涎丹治疗，另辟蹊径，然疗效肯定。该女患属于典型的多囊卵巢综合征患者，近年来发病率有所增加，严重影响受孕，中医治疗该病也比较困难，服药疗程较长，该专家认为此症属于水瘀互结于下焦，故直接使用攻逐之剂，取得良效。

有人使用控涎丹治疗各种囊肿取得效果，可以扩展临床运用思路。

案例 9

郑某，男，38 岁。患肾炎 2 年，曾用激素、利尿剂及中草药治疗无效，浮肿日益加剧。尿检：蛋白（++++），颗粒管型（＋），红细胞与脓球少许，血沉140mm/h。近两日出现神志不清，面色灰暗，口鼻出血。诊为尿毒症。

处方：用大戟根如手指粗2枝（10～20克成人用药量，用时可刮去外皮），瓦缶煎服。服后呕吐清水，并腹泻稀水便多次。吐泻后神志渐清，周身舒适。其后，每周服1次，计6次；半月服1次，计3次；20日服1次，计7次，共服17次（最多一次吐泻出水液8.5千克左右），疗程共8个月，浮肿消退，体力渐复，食欲增进。尿检：蛋白与管型均消失。一年后随访，尿检正常，能从事体力劳动。

摘自《古今专科专病医案·肾脏病》

【按语】本例患者为肾脏疾病，虽然缺乏西医化验支持，但根据患者表现，基本可以确定是尿毒症，该病除透析外无特效内科治疗方法。该案例仅使用大戟一味进行治疗，水煎后口服，然用药频率、剂量十分讲究，剂量及间歇时间应视患者体质和症状灵活掌握。气血虚衰患者，在水肿消退大半后用大戟复方。方药为：大戟、锦鸡儿、白首乌、丹参各15～30克，轻剂缓服，一般需40～50剂，此法施治，颇具临床实用价值，不妨斟酌应用。

案例 10

刘某，女，33岁。2000年4月21日初诊。

病史：患者1个月前出现咳嗽，气促，胸胀痛，不得卧，在哈尔滨市某医院胸部X线示胸腔大量积液，在右侧第3肋以上，诊断为渗出性胸膜炎。曾抽出胸腔积液数百mL，当时觉宽松，过数日又恢复如前。近1周，上述症状加重，遂来中医院求治。

初诊：咳嗽，气促，胸胀痛不得卧，夜寐难安，脉沉弦有力，舌苔白厚腻。

辨证分析：属水饮壅结胸胁，肺气不利一证。应治以攻逐水饮。

处方：十枣汤化裁。甘遂、大戟、芫花俱用醋炙为末，胶囊装入，每次 2 克，日 2 次，用枣汤送服。

二诊：初服腹痛未泻，增至 3.5 克，仍日 2 次服药。

三诊：服后腹痛下泻水样粪便甚多，胸胀痛大轻，呼吸亦通畅，连服 2 日下泻 10 余次，嘱停药，中病即止，过服则伤脾胃，后经放射线透视水饮已无，遂痊愈。

摘自《张琪论伤寒与临证》

【**按语**】此患者为典型的悬饮证，西医诊断为渗出性胸膜炎，根据患者表现，实证居多，故采用攻逐之剂，甘遂、大戟、芫花醋炙为末，装入胶囊，枣汤送服，与《伤寒论》中所记载的用法基本一致，三味药用醋炙过之后会减轻毒性，也会缓和泻下作用，服药时由小剂量开始，根据效果调整药量。

有些中医学者欲试用十枣汤、控涎丹之类方剂，然对其用量、服用方法无直接经验，故不敢使用，张琪教授是现代医家，其经验用法、用量颇能合乎现代人需要，可以借鉴。

案例 11

蔡某，年五十余岁，某公司总经理。

病名：悬饮吐水。

原因：体质丰肥，素患水饮，数月一作。发时呕吐痰涎，必大吐稀饮数斗方松。且大便燥结，尝四五日不更衣。

每入厕痛苦异常，必服西药加斯加拉丸数粒方通，习以为常。曾因过啖生冷病骤发。

证候： 每日约吐稀饮数升，延四五日病益剧。吐水日多，食不能入。大便七八日未行，服加斯加拉丸十余粒无效。

诊断： 脉沉细，按之弦滑。脉症合参，断为悬饮。盖水饮留中，水精不能四布，肺失治节，无以输精于大肠，故为燥结。而停痰宿水，壅滞胸膈，日积月累，廓落满贮。不能容留，势必吐之而后快。如果累积累吐，正气相随以伤，故愈发愈剧。且生冷伤中，又阻痰水不得下行。故便愈结而吐益甚，寖至垂危。

疗法： 仲景云："脉沉而弦者，悬饮内痛，十枣汤主之。"今病如此，非用不行。

处方： 大戟、芫花、甘遂各五分研细，大枣十余煎汤送服三分之一，隔两小时又服其二分之一，旋即更衣，三次服完，水饮遂消。但胸间尚觉虚气作满，不能饮食，改用《外台秘要》茯苓饮。

次方： 云茯苓三钱，川泡参三钱，炒枳实二钱，炒白术三钱，广橘皮二钱半，生姜四钱。

效果： 连服三剂，各恙悉痊。病者恐其复发，请立善后方，为干白术、云苓各四两，研细加糯米粉、白砂糖调和，每日早晚作粥，当点心服，以杜后患。从此遂未再发。

摘自《伤寒论中的毒性中药》

【按语】 本案患者症状以呕吐大量痰涎、大便秘结为主，疾病根于脾虚，升降失调，饮邪留中，水不得随其润下之性而倒流逆上，该患者形体肥胖，脉沉细弦滑，虚实俱有，先用仲景十枣汤涤荡痰饮，继而使用健脾益气之《外台秘要》

茯苓饮，以作攻后调补，正所谓补泻有度，进退有法。

案例 12

林某，53 岁。据述在 37 岁时患胃痛，痛则呕吐清涎多次而痛始止。在胃痛未发之先，必呕吐清涎数日，斯时若不戒口腹，胃痛必作；痛时必服温中之药多剂如附桂理中丸，或咀嚼多量之肉桂，其痛乃止。有时夜间呕吐清涎之后，觉喉中干燥，以砂糖或白蜜置于口中咽之，即觉舒适，十余年如一日，屡愈屡发，不能根治。1962 年 8 月，其痛复作，与我商治。诊其脉，甚弦滑，舌苔亦黄白胶腻。余断此证，即《金匮要略》所谓悬饮内痛，十枣汤证也。因处十枣汤以攻饮（芫花、大戟各 1.5 克，甘遂 0.6 克，研末，药水下）；六君子汤去草以培其脾胃，临卧服。服后一二时许，口中清涎汩汩而来，源源不断，喉中苦辣，烦躁不安，家人甚是惶恐，但林某则意志坚定，以白蜜一樽（zūn，古代的盛酒器具）置床头，若喉中苦辣，即饮白蜜，至午夜，即熟眠无恙矣。他本欲再服一剂，因瞑眩作用太甚，不再服。至今十个月，未见复发。

摘自《伤寒论医案集》

【按语】该患者为胃脘痛病例，根据患者症状表现，相当于西医所谓慢性胃炎之类，从中医辨证来看，该患者具备脾胃虚寒、寒饮不化病机，脉弦滑，舌苔腻，然治疗方剂别出心裁，使用十枣汤直捣巢穴，虽然服药后瞑眩作用明显，但效果极佳，该病例没有使用治疗胃脘痛的惯用方剂，从根本的辨证论治入手，取得良效，对我们挖掘辨证精髓深有启发。

据报道用十枣汤治疗胃酸过多病 14 例，全部治愈，无一例复发。处方及服法：大戟、芫花、甘遂各 0.45 克（均研为末），大枣 10 枚。先将大枣煎汤二碗，早晨空腹时服一碗，一小时后，再将上列药末投入另一碗的枣汤内服下。在未泻前先感到胸中呕恶、腹内嘈杂，将近两小时许开始下泻，约二三次自止，泻止后自觉疲倦，再用大枣煮粥食之。

案例 13

万某，女，55 岁。患者患肝炎已 10 余年，近 3 月来病情加重，经某医院诊为门静脉性肝硬化并发腹水。现见肚腹胀大，高于胸部，腹皮绷急光亮，按之如石，腹壁脉络怒张，形体消瘦，数日无尿，面色暗无泽，精神萎靡，口干舌燥，舌苔黄厚而燥，脉沉滑。肝功能化验：麝浊 11U，麝絮（++），血蛋白定量 5.6g/dL，白蛋白 2.6g/dL，球蛋白 3g/dL，食道造影有静脉曲张。诊为肝硬化腹水。

辨证：水湿内停，肝脾血瘀。

治法：攻下逐水。

处方：用大戟甘遂芫花散原方。制大戟、制芫花、制甘遂、生熟二丑各等分，上药焙干研细末 6 克，加荞面 60 克做成面条，煮熟后连汤带面全部服下，服后约两小时大便开始泻水，共泻 15～16 次，泻后心慌气短，精神萎靡，脉沉细，此属邪祛正衰、急服扶正之剂。处方：白糖参、白术、远志、当归、甘草各 9 克，生黄芪 30 克，炒枣仁、茯神各 15 克，连服 3 剂后心慌气短减轻，精神好转，小便通利，再投健脾补肾、滋补肝肾之剂收功。

摘自《中国现代名医验方荟海》

【**按语**】该患者为肝硬化腹水重症，病程较长，已经属于不治之症，中医辨证为水湿内停、肝脾血瘀证，采用古法十枣汤进行治疗，取其法而不泥其方，将攻逐水饮峻猛之药轻量给予，且使用药食结合的方法，待取效后再投健脾补肾、滋补肝肾之剂收功。

根据该病案阐释，服药后恶心呕吐者，用葱白 1 根咀嚼，或含于口内，即可减轻。一般服药后 2～4 小时开始大便泻水，如超过 6 小时大便未见泻水者，可用相同剂量再服 1 次。若服药后大便泻水不止，服冷小米汤或煮鸡蛋即可减少或止泻。此药效果较速，一般服药后十几小时便能将严重的腹水消除大半。

巴豆

医 案

案例 1

郭某，男，14 岁。1953 年 7 月 28 日初诊。

病史：患者月前下河洗澡，至家受父责打斥骂，遂现情绪不安，举动非常，上肢不规则频频伸直、曲屈、扭转，继之下肢亦然，并不时挤眉眨眼，吐舌努嘴。某医院诊为"小舞蹈病"。住院月余，症状有增无减，且现口舌震颤，不能含物，四肢不停息舞动，躯干与腹肌随四肢舞动抽搐，颤跳不止，欲站不立，欲躺不稳，昼夜不眠。诊见：神志恍惚，面色憔黄，头身不时自汗，口干不饮，腹胀，扪之少腹有硬结块状，6 天未解大便，苔黄厚燥。辨证：素蕴湿邪，脾阳被困，燥屎积结阳明之腑，偶遇水渍及情绪激动，致使肝筋失荣，故发此症。治则：急下通里，存阴荣筋，佐以安神利湿。

处方：①枳实 9 克，油当归 9 克，白芍 9 克，川芎 9 克，1 剂。②巴豆霜 0.5 克，朱砂、琥珀各 2 克。

用法：共研细面，分 2 包，早、晚各冲服 1 包，翌日泻下稀便，混杂硬块，泻后患者顿觉安定，可以闭目朦胧，舞动显著减轻。效不更方，又连服 2 剂，继泻稀便 4 次，舞蹈举动消失，他症相应而瘥。唯精神疲惫，复进上方汤剂 1 剂，以涤余邪，现已 20 余载，几经访视，未再发作。

摘自《名老中医临证验案医话》

【按语】本案为小儿舞蹈病，此病又称风湿性舞蹈病。根据其脉证可知素蕴湿邪，脾阳被困，燥屎积结阳明之腑。治疗应当急下通里，存阴荣筋，佐以安神利湿。巴豆，性热，味辛，有大毒，故而一般用巴豆霜降低毒性，峻下冷积，一般用于便秘的急症，《神农本草经》言："破癥瘕结聚，坚积，留饮痰癖，大腹水胀，荡涤五脏六腑，开通闭塞，利水谷道，去恶肉。"且此人正气未衰，故而巴豆可用。《本草通玄》："巴豆……有斩关夺门之功，气血未衰，积邪坚固者。"

案例 2

顾某，男，50岁。

西医确诊为肝癌。脉沉弦，舌质红，黄腻苔，右下腹有青筋暴露。此为五种鼓胀，水、气、血、食、虫鼓综合征。

处方：五鼓神方。莱菔子4两，用巴豆16粒同炒，牙皂一两五钱煨去弦，沉香4钱，枳壳4两，火酒煮切片炒大黄1两，酒焙琥珀1两，共为末，每服1钱，鸡鸣时温酒送下，共服7天。这7天中，上午稀便、白脓便、黑血便无数次，但精神非常好，下午稀便止。7天后服金匮肾气丸（成药）调理1个月。反复3次，病消失。后经西医检查，此病全无。问西医怎么回事，西医说先前可能误诊。

摘自《方鸣谦临证实录》

【按语】本案为肝癌，中医诊断为鼓胀。巴豆，性热，味辛，有大毒，故而一般用巴豆霜降低毒性。巴豆峻泄，有较强的逐水退肿的作用，用治腹水鼓胀，可用巴豆配杏仁和丸服用（出自《肘后备急方》)。《神农本草经》言："破癥瘕结聚，坚积，留饮痰癖，大腹水胀，荡涤五脏六腑，开通闭塞，利水谷道，去恶肉。"现代药理研究，巴豆的巴豆生物碱具有一定的抗癌作用，对人胃腺细胞的增殖有抑制作用。巴豆中的亚油酸与一些脂溶性维生素在共同作用下有抗癌作用，对乳腺癌、淋巴癌、腹水癌等的抑制效果比较明显。

案例 3

任某，男，25 岁，工人。1981 年 12 月 15 日入院。

患者素嗜烟酒，并有胸膜炎病史。其人痰湿素盛，时值寒冬，劳动后汗出脱衣受凉而病，遂发胸胁胀痛，痛甚如锥刺，咳嗽痰多，泛恶欲呕，伴头晕目眩，纳食不香，大便未行，无发热气急。曾用中西药治疗十余日，无明显好转，而住院治疗。症如上述，舌淡红，苔白厚，脉弦滑有力。证属寒实结胸，治当温下寒实，涤痰破结。

处方：《伤寒论》三物白散。巴豆霜 5 克，贝母 15 克，桔梗 15 克，上三味共研末，每次 1.5 克，温开水调服。患者当日服 1.5 克，腹泻稀便四次。次日上、下午各服 1.5 克，先腹痛灼热，肠中鸣响，继之泻下稀水，便中夹有痰涎样白胨 6 次后，头晕目眩、泛恶欲呕消失，胸痛好转，咳嗽减少。观患者病邪尚盛，正气未伤，舌脉同前，故继用散剂 3 日，腹泻达 30 余次之多。泻后虽觉乏力，但食欲增加，胸部仍有隐痛，白苔转薄，脉细缓，即停服散剂，投以六君子汤善后，共住院 13 天，诸症消失，痊愈出院。

摘自《伤寒论临床运用》

【按语】本案为胸膜炎，属中医结胸病。痰与外邪相结，治疗应宜温下寒实，涤痰破结。从本案可以看出，此患者并没有热证的表现。巴豆峻泄，性热，味辛，有大毒，主寒邪食积所致的胸腹胀满急痛，有较强的逐水退肿、祛痰利咽的作用。《本经逢原》曰："巴豆辛热，能荡涤五脏六腑，不特破癥瘕结聚之坚积，并可治伤寒湿疟之寒热，如仲景治寒实结胸用三物白散，深得《本经》之旨。世本作温疟，当是湿疟，亥豕之谬也。其性峻利，有破血排脓、攻痰逐水之力，宜随证轻重而施。"

案例 4

黄某，男，49 岁。

既往有胃溃疡史。经 CT 检查、钡餐透视，诊断为胃癌，做胃次全切，病理报告为胃腺癌。1 年后复发，直肠转移，行 2 次手术。术后精神萎靡，体质差，脘腹胀痛，恶心，呕吐，纳差，病情日趋恶化。用"胃积糖浆"治疗 1 周后，症状明显改善，患者精神振作，连服 200 余瓶，经历 20 个月，诸症皆无，食欲增加，精神愉快。复查多次无复发，随访 11 年，一切良好。

处方： 胃积糖浆。制首乌 9 克，姜半夏 6 克，煅赭石 12 克，枳壳 12 克，半枝莲 15 克，丹参 12 克，白茅根 12 克，鸡内金 12 克，党参 15 克，巴豆霜 0.1 克，浓煎取汁，加白糖 60 克，制成糖浆 200mL，每次 20mL，每日 3 次（本方用于胃癌术后复发者有效）。

摘自《中医治疗癌症验案秘方》

【按语】 本患者胃癌术后，本方用巴豆霜 0.1 克。巴豆，性热，味辛，有大毒，故而一般用巴豆霜降低毒性。《神农本草经》："味辛，温。主治伤寒，温疟，寒热，破癥瘕结聚，坚积，留饮痰癖，大腹水胀，荡涤五脏六腑，开通闭塞，利水谷道，去恶肉，除鬼毒蛊注邪物，杀虫鱼。"《日华子本草》："通宣一切病，泄壅滞，除风补劳，健脾开胃，消痰破血，排脓消肿毒，杀腹藏虫。治恶疮息肉及疥癞疔肿。"《本草拾遗》："主癥癖，痃气，痞满，腹内积聚，冷气血块，宿食不消，痰饮吐水。"《本草纲目》："巴豆气热味辛，生猛熟缓，能吐能下，能上能行，是可升可降药也。"现代药理研究表明，巴豆有抗癌的作用，巴豆生物碱具有一定的抗癌作用，对人胃腺细胞的增殖有抑制作用，且与时间、药量成正比例关系。巴豆生物碱具有诱导为癌细胞 SGC-7901 分化的作用，促使癌细胞转向正常化。

案例 5

董某，男，57 岁。1985 年 5 月 21 日诊。

患者在外开会夜卧感寒，晨起发现口角㖞斜，右腮不能鼓气，言语不清，说话、发笑时更甚。检查：口角左㖞，右眼不能闭合，鼻唇沟变浅。用巴豆治疗。方法：取巴豆 1 枚，将仁剥出压碎，敷于右颊车穴（可配合热敷），1 小时后感局部灼热，保持 1 天后，症状明显好转，3 天后完全恢复正常。一般病程在 10 天以内者疗效较好，而 3 个月以上者疗效不太理想。治疗而愈。

摘自《中医单药奇效真传》

【按语】本案为面瘫，属于周围神经型的面瘫。巴豆，《日华子本草》言其可以祛风，《本草备要》言巴豆辛热，有大毒。巴豆生猛而熟少缓，可升可降，能止能行，开窍宣滞，去脏腑沉寒，最为斩关夺门之将。又可破痰癖血瘕、气痞食积、生冷硬物所伤，治大腹水肿，泻痢惊痫，口㖞耳聋，牙痛喉痹。缠喉急痹，缓治则死。

案例 6

李某，男，42岁。1985年10月6日入院。

右下腹持续疼痛，阵发性加剧伴腹胀、呕吐，不排气不排便12小时。查体：痛苦病容，中度脱水貌，腹膨隆，拒按。未见肠型及蠕动波。肠鸣音亢进。X光透视：腹部有宽大液平面，右下腹有小液平面。诊断：粘连性肠梗阻。经保守治疗5小时无效而行松解粘连术。术后曾一度缓解，但6天后病症又复发，症状同前。病情危重，外科认为不宜再手术，请中医会诊。查患者神态衰惫，面色萎黄，口唇发干，舌质紫暗，舌苔厚滑腻，脉沉弦细。中医辨证属关格、气结之范畴。用胃管粘连缓解药1剂，加蜂蜜100克、豆油等均无效。运用巴豆皮0.5克，烟叶适量，捻碎卷成2支烟，吸入1支，50分钟后患者自觉腹中肠鸣，排气2次，随之腹胀减轻，精神好转。6小时后吸入第2支烟，又排气3次，第2天解褐色软便1次，随之腹胀消失，予保和丸调理胃肠住院1周，治愈出院。至今未复发。

摘自《中医单药奇效真传》

【按语】本案为肠梗阻，中医属于腹痛、关格、肠结的范畴。巴豆，《药鉴》言："可升可降。善开关窍，破癥坚积聚，逐痰饮，杀诸恶毒虫毒蛊毒，通秘结，消宿食，攻脏腑停寒，生冷壅滞，心腹疼痛，泻痢惊痫，诸水气癥气，下活胎死胎，逐瘀血血积，及消痈疽疔毒恶疮，去息肉恶肉腐肉，排脓消肿，喉痹牙疼诸症。"然其性刚气烈，无处不到，故称为斩关夺门之将。现有临床报道，巴豆可以治疗肠梗阻，用巴豆霜装成胶囊，成人每次服150～300毫克，小儿

巴豆医案

斟酌减量，必要时可以隔 3～4 小时重复应用。同时巴豆还可以预防术后粘连性肠梗阻。

案例 7

张某，花甲之岁患臁疮，诸医无效，3 年余。右小腿胫骨下端部一铜钱大溃疡面，四周皮肤乌黑肿胀，疮口凹陷，疮面内色灰白，时流污水，腥臭难闻，若无良图。幸遇一老走方医，其言易治，半月可愈。药物及用法：生巴豆（不去皮心），晨起囫囵吞下 1 枚，随即嚼服洗净的生葱 6 棵（去须），日 1 次，连服 10 天后，疮面污水锐减，肉色淡红而暗，四周皮肤暗红，肿胀消，疮面变坦变小如一分人民币大小，又 5 日而平复，果如其言。

摘自《中医单药奇效真传》

【按语】本案为臁疮。巴豆可治痈疽，恶疮疥癣。《本草》云："去恶肉，除鬼毒蛊疰邪物，杀虫鱼，疗女子月闭，烂胎，金疮脓血不利。"《药鉴》："味辛，性热，有大毒。可升可降……下活胎死胎，逐瘀血血积，及消痈疡疔毒恶疮，去息肉恶肉腐肉，排脓消肿，喉痹牙疼诸症。"

案例 8

邢某，女，42 岁。

主诉：18 岁结婚，19 岁生一女孩后，20 余年未再怀孕，约余治疗。既往史：未发现典型病症。22 岁时原配病故，后嫁邻村吴某，其夫体壮无疾，因求子心切，曾多方治疗无效。现病史：月经愆期，量少色暗。下腹不适，经后腰酸头昏头痛，心悸神倦，嗜睡，情怀不畅，带下较多，食纳欠佳。检查：血压 120/80mmHg。脉象沉涩，舌苔薄白。辨证施治：早年丧夫，婆母不和，常期情志不舒，久则肝郁气滞，脾肾两虚之证。诊断：继发性不孕症。

处方：主药用坐药一枚，七日后药丸自下。制法：大熟地 3.3 克，大枣一枚去皮核，肥巴豆二个去皮，血竭 3.3 克，上药共捣一处作丸，蓄面为衣，外用丝棉包好，用白线缝合，留线头 7～8 寸，纳入阴道。本方因外用于阴，故称阴用坐药。无不良反应，有轻度腹痛，遂服"桃红四物汤"两剂，"加味逍遥散"二剂。一年后随访，顺产一男孩。

摘自《临证新悟》

【**按语**】本案患不孕症。《本草》记载："疗女子月闭，烂胎。"《开宝本草》言："味辛，生温熟寒，有大毒。"巴豆疗女子月闭，烂胎，金创脓血不利，杀斑蝥毒。

案例 9

林某，男，32 岁。1955 年夏初诊。

主诉：患水肿病一年余，西医诊为"慢性肾炎"，来当地医院中医科住院治疗。诊查：体壮神佳。全身浮肿，按之没指；腹胀膨满，喘满倚息，尿少便干，口燥不欲饮。苔白滑脉沉。住院期间先后服己椒苈黄丸、疏凿饮子、舟车丸，效果不佳。

辨证：水气壅结，肺胃不降，脾失运化之权，三焦阻塞不利。

治法：峻下逐水。

处方：巴豆7粒，去油，捣和丸如绿豆大，吞服3丸。

二诊：是夜水泻十余次，量甚多，次晨视之，全身肿消，腹部柔软，唯足胫微浮，人殊疲乏。处方：静卧一日，不予投药，糜粥养之。次日精神转佳，拟胃苓汤与之。三日后起床活动，饮食如常，尿量甚多，改用健脾利水之剂。一月后给济生肾气丸，每日18克，分两次吞服，每半个月复查小便常规一次，如是半年均在正常值，乃停药。1963年随访，体颇壮健。

摘自《中国现代中医医案精华》

【按语】 本案为肾炎。巴豆有逐水退肿的作用，用于腹水鼓胀。巴豆峻泄，近代用于治疗晚期血吸虫病、肝硬化腹水。《本草》云："主伤寒，温疟寒热……大腹水胀，荡涤五脏六腑，开通闭塞。"《本草崇原》："破癥瘕结聚，坚积留饮，痰澼。大腹者，温以行之，从中土而下泄于肠胃也。用之合宜，有斩关夺门之功，故荡涤五脏六腑，开通闭塞，闭塞开通，则水谷二道自利矣。"

案例 10

王某，男，26岁，工人。

病史：素有咳嗽气促，呕吐黏痰，冬历11月间，天气骤寒，朔风凛冽，咳不能平卧，舌苔湿润，脉象沉郁，重按有力。据脉断证，认为是寒实结胸，应疏胸豁痰之剂。

患者谓因感寒而增剧，用攻泻之药，恐不相宜，以致因循3日能用药。谓如系感寒，脉应浮紧或浮弦，而脉不浮而反沉，不滑而反郁，是寒痰郁滞，肺气不宣之明证，如用疏表散寒之剂，必至胸阳愈伤，而寒痰之壅滞必益甚。因患者犹豫而不敢服，后至某医院就诊，经过检查，确诊为胸腔大量积液，肺受水之壅迫，所以咳嗽喘促，呕吐黏涎。

辨证：寒痰壅闭胸中。

治法：化水寒，破结实。

处方：三物白散。桔梗 15 克，浙贝母 15 克，巴豆霜 0.6 克，共研细末分 3 次服，每晨空腹白水送服 1 次。隔三四日服 1 次，其中每日疏肺止嗽，化痰行饮之剂 1 剂，以宣肺涤饮止嗽。处方：茯苓 15 克，瓜蒌仁 12 克，干姜 10 克，浙贝母 10 克，紫菀 10 克，白芥子 6 克，葶苈子 6 克，半夏 10 克，杏仁 10 克。

服三物白散后，历 30 分钟，恶心作呕，吐出黏涎约 1 茶杯，隔 1 小时，腹痛作泻，连续水泻 4 次。泻出物为水样便并杂以涎液，约计 1500mL，胸中顿觉舒适而咳喘已减，亦能平卧安眠。下午服疏肺止嗽涤饮汤，咳喘逐渐恢复，共服三物白散 2 次，汤剂 4 次。后以疏肺豁痰、健脾止嗽之剂，调理而愈。

摘自《邢锡波医案集》

【按语】本患为结胸证，需将寒痰驱逐出体外，巴豆乃辛热之品，有祛痰利咽之功效，可峻下吐利，逐水，涌吐痰涎，将体内寒痰排出体外。

案例 II

一老妇年六十余，病溏泄已五年，肉食、油物、生冷犯之即作痛。服调脾、升提、止涩诸药，入腹则泻反甚。延余诊之，脉沉而滑，此乃脾胃久伤，冷积凝滞所致。王太仆所谓大寒凝内，久利溏泻，愈而复发，绵历岁年者。法当以热

巴豆医案

413

下之，则寒去利止。遂用蜡匮巴豆丸药五十丸与服，二日大便不通亦不利，其泄遂愈。自是每用治泄痢积滞诸病，皆不泻而病愈者近百人。妙在配合得宜，药病相对耳。

摘自《太医名医奇案赏析》

【按语】本案为泄泻，且为冷积凝滞所致，治法应下其冷积，祛其寒邪。巴豆，辛，热，归胃、大肠经，能峻下冷积，温其肠腹，以止泻。《本经逢原》："生用则峻攻，熟用则温利，去油用霜，则推陈致新，随证之缓急，而施反正之治。"《医学启源》："导气消积，去脏腑停寒，消化寒凉及生冷硬物所伤，去胃中寒湿。"《汤液本草》："可以通肠，可以止泄。"

案例 12

王某，女，6岁。

乙脑第5日，高热神糊，抽搐痰壅，吸痰时易引起气管痉挛而窒息，颇感棘手，嗣后予夺痰定惊散0.7克，鼻饲后约4小时许，泻出黑色粪便，杂有黄白色黏液甚多，痰消神苏，热挫痉解，调理而愈。

处方：夺痰定惊散。炙全蝎30只，巴豆霜0.45克，犀黄0.6克，硼砂1.5克，雄黄2克，胆南星6克，川贝母3克，天竺黄3克，麝香0.3克（后下）。

夺痰定惊散化痰、泄热、定痉之功甚著，4岁以上者用0.7克，1～3岁者，只用0.3克即可，得效即勿再服。并可用于肺炎、流脑、中毒性菌痢、百日咳、脑病等疾患之痰热交阻，而痰涎壅盛如拽锯者，收效亦佳。

共研极细末，瓶装密贮备用。

摘自《古今名医临证金鉴·外感热病卷》

【按语】本患诊断为乙脑。巴豆有祛痰峻下之功，以化其痰，同时使热通过肠道而随大便泻出。本案为痰热闭阻心神，腑实不通，用巴豆正可化痰，又助通腑之用。

案例 13

任某，男，25岁，粮食局工人。

患者素嗜烟酒，并有胸膜炎病史。其人痰湿素盛。时值寒冬，劳动后汗出脱衣受凉而病，遂发胸胁胀痛，痛甚如锥刺，咳嗽痰多，泛恶欲呕，伴有头晕目眩，纳食不馨，大便未行，无发热气急。曾用中西药治疗十余日，无明显好转而住院治疗。症如上述，舌淡红，苔白厚，脉弦滑有力。证属寒实结胸，治当温下寒实，涤痰破结。

处方：《伤寒论》三物白散。巴豆霜5克，贝母15克，桔梗15克，上三味共研末，每次1.5克，温开水调服。

患者当日服1.5克，腹泻稀溏便4次。次日上、下午各服1.5克，先腹痛灼热，肠中鸣响，继之泻下稀水便中夹有痰涎样白冻6次后，头晕目眩、泛恶欲呕消失，胸痛好转，咳痰减少。观患者，病邪尚盛，正气未伤，舌脉同前，故继用散剂3日，腹泻达30余次之多。患者泻后虽觉乏力，但食欲增加，胸部仍有隐痛，白苔转薄，脉细缓，即停服散剂，投以六君子汤善后。共住院13天，诸证消除，痊愈出院。

摘自《中医内科急症医案辑要》

【按语】本案患者为结胸病。痰湿素盛之体，又与寒邪相结。治疗当温下寒实，涤痰破结。巴豆为辛热之品，主寒邪食积所致的胸腹胀满急痛。巴豆峻泄，有较强的逐水退肿作用，与贝母、桔梗二药相合，破散寒痰结聚，所见药后泻稀溏为祛邪反应，邪去则病安。

案例 14

巴豆炒小米方：用囫囵巴豆一两，小米半斤，放炒锅内共炒，令米焦黄，去巴豆不用，只用小米。

用法：每服小米 3～6 克（勿捣），开水送下，日服二次。每日若下泻 1～3 次为药效，如下泻次数过多，服凉水一口即止。以后可酌情减量。

治验：张某，男，40 岁，于 1950 年患病，初觉腹胀，食后更甚，渐次腹大如鼓，便秘尿少，常无矢气，屡治不效。其后以巴豆炒小米方，按上法治疗，服数日后，大便下泻，小便增多，腹胀减轻，渐能进食，精神好转，治疗三月而病愈。

摘自《席梁丞医案医话选》

【按语】本案为便秘。巴豆可峻下冷积，疗寒积便秘。因其力峻，将巴豆与小米同炒，减低毒性，又可减缓峻利之性。用后大便得下。

案例 15

1980 年余乡诊，偶遇一翁，六十有五，传我一民间验方，专治产后尿闭，索性一试。适遇一费姓女患，23 岁，1981 年 11 月 9 日生一女婴，两日不溲，小腹胀满，但无尿意，自做排尿动作，点滴皆无，赖于导尿，次日复故。11月14日诊得其右脉滑数，左脉关上小滑，两尺有力。舌质红胖而嫩，根有白苔。恶露无臭，腹胀急，痛苦非常。吾当即忆起老翁之法，随即一试。我恐药性剧烈，先从小剂试起，取巴豆50克去皮，黄连2.5克为末，葱白3段取汁，艾灸1壮。巴豆与黄连同捣如泥，做成小饼，如玻璃砖厚，先将葱汁敷涂患者脐部（即神阙穴），然后覆盖巴豆饼，饼上置放艾炷1壮，燃烧20分钟（5分钟后始觉温热，15分钟左右，热感达高峰）时患者觉小腹如蚁行走，随即产生尿感，少顷自行排尿1次。

摘自《当代中医名家医话·妇科卷》

【按语】本患为产后尿闭。巴豆有逐水退肿之功，因虑其产后，不耐受攻伐之力，故与他药做饼外用，发挥逐水之用，而又不伤正气。

案例 16

苗某，男，33岁。

8年前因睡醒后胸中憋闷，经检查，诊断为睡眠呼吸暂停低通气综合征，2年来自觉胸中憋闷加重。刻诊：睡眠打鼾，且与呼吸暂停交替出现，憋醒后出现心悸，胸痛胸闷，喉中痰阻，头晕，咽干不欲饮水，略痰，舌质淡，苔白腻略厚，脉沉或滑。辨为寒痰壅滞证，治当温化寒痰，开窍利肺。

处方： 三物白散与苓甘五味姜辛汤合方加味。桔梗9克，巴豆1克，贝母9克，茯苓12克，炙甘草9克，干姜9克，细辛9克，五味子12克，生姜15克，6剂，水煎服，

巴豆医案

每日 1 剂，每日 3 服，药汤稍凉服用。

二诊：自觉睡醒后心悸、胸闷减轻，以前方 6 剂。

三诊：胸痛、胸闷未再出现，又以前方 6 剂。

四诊：将前方汤剂变为散剂，每次 6 克，每日 3 服，断断续续服药约 1 年。

随访 1 年，除睡眠仍打鼾外，其他症状则再出现。

摘自《经方合方辨治疑难杂病》

【按语】本患为睡眠呼吸暂停低通气综合征，中医辨证为寒痰壅滞。因其痰滞咽部，气道不利，巴豆可祛痰利咽，开咽部痰壅，气道通而气得行。

案例 17

徐某，男，47 岁。

患者有多年支气管哮喘病史，服用中西药，可未能有效控制病情，近因咳喘加重前来诊治。刻诊：咳嗽，气喘，因寒加重，喉中痰阻，咯之不爽，胸中痰鸣，动则气喘，舌质淡红，苔白腻中心略黄，脉虚弱。辨为寒痰夹热气虚证，治当逐寒涤饮，兼以清热，补益肺气。

处方：三物白散与海蛤汤合方加味。桔梗 10 克，巴豆 3 克，浙贝母 10 克，海马 10 克，蛤蚧 1 对，红参 10 克，6 剂，水煎服，每日 1 剂，每日 3 服。

二诊：咯痰较前爽利，以前方 6 剂。

三诊：胸中痰鸣减轻，动则气喘好转，减海马为 5 克，以前方 6 剂。

四诊：喉中痰阻基本消除，以前方 6 剂。

五诊：动则气喘基本缓解，以前方 6 剂。

六诊：诸症基本解除，以前方治疗 30 余剂。之后，以前方变汤剂为散剂，每次 3 克，每日 3 服，治疗 4 个月。

随访 1 年，一切尚好。

摘自《经方合方辨治疑难杂病》

【按语】本案为支气管哮喘。寒痰阻肺，肺失宣降。巴豆，辛热之品，有祛痰利咽的作用。支气管哮喘为难治之病，寒痰深伏，不易祛邪除，常药祛痰之力略显不足，巴豆辛热，可温散寒痰，发挥药力而达效用。

案例 18

吴某，女，35 岁。1983 年 8 月 5 日就诊。

患者昨晚 8 时许房事后又因天气热而食冰激凌，嗣后又食西瓜，食毕再饮冷茶，晚 1 时许腹部微痛，其丈夫按摩之，渐渐腹痛加剧，痛不可支，腹部拒按。诊见患者狂躁，就地滚爬，脉迟数无定，结代脉。检查右下腹触及有半个西瓜大小质硬如石的块物。诊断为寒结证。

治则：温通攻下。

方药：巴豆霜 0.6 克，冰片 0.5 克，雄黄 4.5 克，广郁金 6 克，共捣为泥，入蜂蜡 3 克化合为丸，制作如豌豆大小，再以广蜡 10 克包其外，取其不在胃中聚化，直达肠腔，分二次服，每次服 16 丸，红糖姜水送下。药后二小时即泻下三次如牛粪状大便，腹痛即止。因精神萎顿，以后又服 4 剂十全大补汤调补之。

评析：房事后肾气受损，复因食冷，阴寒凝结，脾肾阳虚，阴寒更剧，寒结于肠，故腹痛质硬拒按，非温通攻下不可。以巴豆霜为君，药性猛烈，温通攻下，去除寒积之要药；雄黄辛温，有毒，有解毒止痛之功。全方具有温通峻下之力，阴寒凝结除之，则危急之症得以治愈。

摘自《中医治愈奇病集成》

【按语】本病为寒结证。因大食饮冷，致阴寒凝结于胃肠，故腹痛质硬拒按，非温通攻下不可。巴豆，辛热大毒，入胃、大肠经，峻下冷积，荡涤肠胃沉寒痼冷。

案例 19

王某，男，12 岁。2003 年 9 月 26 日初诊。

患者电击伤后，经心肺复苏等抢救治疗，生命体征基本平稳而转入监护病室（ICU），16 天后仍处于深昏迷状态，腹部听诊未闻及肠鸣音，遂请中医会诊协助处理脑复苏及消化道问题。症见：神昏目合，口开，舌吐出唇外，上肢软瘫，下肢强直振颤，病后一直未大便，从胃管注入药物、流质亦不化，合并上消化道出血，脉缓，苔白水滑。双瞳孔散大，对光反射不灵敏，但视其目尚有微光。诊断为脱证。元气衰败，胃气亦无，但双目微有神，脉象弱而缓，神气尚存，尚有一线生机，勉为救治。以参附注射液 40mL 静脉滴注，每日 1 次，以救其阳。以三物备急丸通其腑而复其胃。

处方：巴豆（去皮）2 个，生大黄 3 克，干姜 3 克，共研细末，加水调汁鼻饲。

9 月 27 日二诊：患儿服上药后腹泻 6 次，呈水样，共1300mL，大便隐血试验阴性。肠胃已通，之后改用温脾通腑、化痰开窍法，治疗至当年 11 月下旬，患者胃肠功能正常，意识趋于恢复。

摘自《金匮要略方药临床应用与研究》

【按语】本案为脱证。其已危殆，虚实两端，元气衰败，腑气不行。虑其元气衰，故用参附回阳救逆，又以三物备急丸缓通肠腑。元阳已衰，不可以苦寒之品猛攻，故用巴豆温通，大黄苦寒，两药虽同为泻下药，但药性寒温不同，一起使用则可减缓泻下之力，以免加重元气耗伤。

案例 20

陈某，男，46岁，农民。

咳吐脓血，延已两载。近来吐脓夹紫暗血块，排出不畅，胸部闷痛难忍，痰涌气息喘促，大便数日未行。舌质紫，苔灰厚腻，脉弦虚滑。X线示：肺脓疡伴空洞、脓胸。痰瘀脓毒结聚于肺，恐正气暴脱，急拟劫痰排脓。巴豆400毫克，去皮心，切细，分两次冷白饮送服；另以桔梗、杏仁、百部、北沙参各12克，薏苡仁30克，生甘草6克，煎汤服之。翌日复诊时告之，巴豆服下，脘部有灼痛感，腹痛，大便共泻7～8次，呕吐白色黏沫痰2次，咯脓血盈碗，胸部闷痛顿减，气喘轻松。继将巴豆减至每次150毫克，原汤药不变。继服5日，病情已较稳定，但仍有呕泻反应。遂以原法，巴豆再减至每次100毫克，并无明显不适反应。连服一月，诸症若失。

摘自《伤寒论中的毒性中药》

【按语】本患为慢性肺脓痈。《日华子本草》云，巴豆能"消痰破血，排脓消肿毒"。《本草汇言》载其"留饮痰癖，死血败脓，寒痰哮喘，下嗌即行"。本例为慢性肺脓痈并发脓胸之危重症，医者以巴豆之劫痰排脓为主，巴豆辛热，有大毒，去皮心，冷白饮送服，可减少毒副反应。

附子
医案

案例 1

罗谦甫治魏敬甫之子，四岁，从长老摩顶授记，众僧念咒，因而大恐，遂发惊搐，痰涎壅塞，目多白睛，项背强急，喉中有声，一时许方醒，后每见皂衣人辄发，多服朱、犀、龙、麝、镇坠之药，四十余日前症犹在，又添行步动作、神思如痴。予诊其脉沉弦而急，《黄帝针经》云：心脉满大，痫瘛筋挛。又云，肝脉小急，痫瘛筋挛。盖小儿血气未定，神气尚弱，因而惊恐，神无所依，又动于肝，肝主筋，故痫瘛筋挛。病久气弱，小儿易为虚实，多服镇坠寒凉之剂，复损其气，故添动作如痴。《内经》云：暴挛痫眩，足不任身，取天柱穴是也。天柱穴乃足太阳之脉所发，阳跷附而行也。又云：癫痫瘛疭，不知所苦，两跷主之，男阳女阴。洁古云：昼发治阳跷申脉，夜发治阴跷照海，先各灸两跷各二七壮，次处沉香天麻汤。

沉香、益智仁、川乌（炮，去皮脐）各二钱，天麻、防风、半夏（汤泡）、附子（炮，去皮脐）各三钱，羌活五钱，甘草（炙）、当归、姜屑各一钱半，独活四钱。

上咀。每服五钱，生姜三片，水煎，温服。

摘自《证治准绳·幼科》

【按语】《黄帝内经》云：恐则气下，精怯而上焦闭。又云：从下上者引而去之。以羌活、独活，苦温，味之薄者，阴中之阳，引气上行，又入太阳之经为引用，故以为君。天麻、防风，辛温以散之，当归、甘草，辛甘温以补气血之不足，又养胃气，故以为臣。黑附子、川乌头、益智仁，大辛温行阳退阴，又治寒客伤胃。肾主五液，入脾为涎，以生姜、半夏，燥湿化痰。《十剂》云：重可去怯，沉香辛温，体重气清，去怯安神，故以为使。气味相合，升阳补胃，恐怯之气，自得平矣。

案例 2

一人股内侧痛久，医作痛风治，月余罔效。脓熟肉厚，不能穿穴，因溃入腹，精神昏愦，粥药不进，请予视之。脉细如丝，气息奄奄欲绝。曰，可治。以铍针刺腹，脓大泄数升。然皆清脓如水，疮口如蟹吐沫，疑其透膜。曰，无伤也。投以参、芪、附子，加以厥阴引经药，大剂服之，再食前吞八味地黄丸百丸。食大进，肉数脔，旬日而愈，所以知其可治者。溃疡之脉，洪实者死，微细者生。今脉微细，形症相合，知其受补也，所以信其不透膜，即透膜亦可治者，无恶候也。服八味丸者，使肾气旺而上升，则胃口开而纳食也。泻脓虽多，更进以开胃药，使多食粱肉以补之，肌自速生，此治溃疡之大法也。

摘自《外科大成》

【**按语**】此案脓成不出，内溃入腹，脉微细，为正气亏虚，无力托脓外出，故以附子散寒助阳，合参、芪以增益气托举之力，托脓外出而愈。

案例 3

丁某，年二十余，股内患毒日久，欲求内消。诊其脉滑数，知脓已成。因气血虚不溃，遂刺之。脓出作痛，以八珍汤治之，少可。但脓水清稀，更以十全大补汤，加炮附子五分，服数剂渐愈。仍服十全大补汤，三十余剂而痊。一僧股内患肿一块，不痛不溃，治以托药二十余剂，脓成，刺之作痛。予谓：肿而不溃，溃而反痛，此气血虚甚也，宜峻补之。彼云：气无补法。予谓：正气不足，不可不补，补之则气化而痛，邪自除。遂以参、芪、归、术、熟地黄治之。两月余而平。

摘自《景岳全书》

【按语】此案脓成不溃，气血不足，故以十全大补汤补益气血，加附子则助阳补火，补后气血见旺，可托脓而出。

案例 4

京师董赐，年逾四十，胸患疮成漏，日出脓碗许，喜饮食如常。以十全大补汤，加贝母、远志、白蔹、续断，灸以附子饼，脓渐少。谨调护，岁余而愈。

摘自《景岳全书》

【按语】此案疮漏日久，气血亏虚，以十全大补汤扶助气血，灸以附子饼以温助疮疡处，助其早日成脓收口而愈。

案例 5

毛某，十二岁，癸亥十二月初二日。粪后便红，责之小肠寒湿，不与粪前为大肠热湿同科，举世业医者，不知有此，无怪乎十数年不愈也，用古法黄土汤。灶中黄土（二两）、生地黄（三钱）、制苍术（三钱）、熟附子（三钱）、阿胶（三钱）、黄芩（二钱，炒）、炙甘草（三钱）、加酒炒白芍、全当归（钱半），水八碗，煮成三碗，分三次服。

初七日，小儿脉当数而反缓，粪后便血，前用黄土汤，业已见效，仍照前法加刚药，即于前方内去白芍、全当归，加：附子（一钱）、苍术（二钱）。

摘自《吴鞠通医案·卷三·便血》

【按语】吴氏以粪后便血责之小肠寒湿，故用黄土汤温阳化湿。黄土汤中附子温阳散寒。

案例 6

福某，二十九岁，初因恣饮冰振黄酒，冰浸水果，又受外风，致成风水。头面与身，肿大难状，肿起自头，先与越婢汤发其汗，头面肿消，继与利小便，下截三消胀减，后与调理脾胃，自上年十月间服药，至次年三月方止，共计汤一百四十三帖，其病始安，嘱其戒酒肉生冷。不意夏月暑热甚时，仍恣吃冰冷水果，自八月后粪后大下狂血，每次有升数之多。余用黄土汤去柔药，加刚药，每剂黄土用一斤，附子用六钱，或止复来。依本人见其血之不止也，加附子至八钱，或一两，他药皆是，服至九十余帖，始大愈。

摘自《吴鞠通医案·卷三·便血》

【按语】此案病患恣食寒凉，而致胃肠受伤，粪后便血不止，吴氏以黄土汤去柔药，以黄土、附子温回胃肠阳气。附子从六钱增至八钱或两者，以回胃肠之阳。

案例 7

胡某，三十岁，乙酉年九月十七日，本系酒客，湿中生热，久而发黄，颜色暗滞，六脉俱弦，其来也渐，此非阳黄，况粪后见红，非又为小肠寒湿乎。灶中黄土（八两，代水先煎）、熟附子（三钱）、茵陈（五钱）、苍术炭（三钱）、黄柏（三钱，炒）、猪苓（三钱）、泽泻（三钱）、云茯苓（三钱），煮三杯，分三次服，五帖全愈。

摘自《吴鞠通医案·卷三·便血》

【按语】此患酒客，久饮生湿，当湿热为患，又见湿郁久而发黄，其色暗滞，非阳黄所见，粪后见红则为小肠寒湿，故以黄土汤温阳散小肠寒湿，附子一味温阳散寒。

案例 8

陈某，三十五岁，乙酉四月二十一日，粪后便红，寒湿为病，误补误凉，胃口伤残，气从溺管而出，若女子阴吹之属瘕气者然。左胁肝部，卧不着席，得油腻则寒战发杂无伦，几乎无处下手。议治病必求其本，仍从寒湿论治，令能安食再商。与黄土汤中去柔药，加刚药。川椒炭（三钱）、广陈皮（三钱）、生姜（二钱）、灶中黄土（四两）、云茯苓（五钱）、生茅术（三钱）、香附（三钱）、熟附子（三钱）、益智仁（三钱），煮三杯，分三次服，服三帖。

五月初二日：又服二帖。

初三日：心悸短气，加小枳实四钱，干姜二钱，已服四帖。

十一日：去川椒三钱，已服三帖。

二十一日：诸症皆效，大势未退，左脉紧甚，加熟附子一钱，降香末三钱，干姜一钱，已服三帖。

二十七日：诸症向安，唯粪后便血又发，与黄土汤法，粪后便血，乃小肠寒湿，不与粪前为大肠热湿同科。灶中黄土（八两）、广陈皮炭（三钱）、熟附子（四钱）、益智仁（二钱）、黄芩炭（四钱）、云茯苓（五钱）、苍术（四钱，炒），煮三杯，分三次服，以血不来为度。

七月十四日：面色青黄滞暗，六脉弦细无阳，胃口不振，暂与和胃，其黄土汤，俟便红发时再服。姜半夏（六钱）、云苓块（五钱）、广陈皮（三钱）、生薏苡仁（五钱）、益智仁（三钱）、川椒炭（一钱）、白蔻仁（一钱），煮三杯，分三次服。

十七日：加桂枝（五钱）。

十一月十五日：肝郁夹痰饮，寒湿为病，前予黄土汤，治粪后便血之寒湿，兹便红已止，继与通补胃阳，现在饮食大进，诸症渐安，唯六脉细弦，右手有胃气，左手弦紧，痰多畏寒，胁下仍有伏饮，与通补胃阳，兼逐痰饮。桂枝（六钱）、小枳实（三钱）、川椒炭（三钱）、旋覆花（三钱）、香附（四钱）、广陈皮（五钱）、炒白芍（三钱）、干姜（三钱）、云苓（五钱）、姜半夏（八钱），煮三杯，分三次服。

十二月初十日：脉弦紧，痰多畏寒，冲气上动，予桂枝茯苓甘草汤合桂枝加桂汤法。桂枝（一两）、茯苓块（二两，连皮）、炙甘草（五钱）、全当归（三钱）、川芎（二钱）、傜桂（五钱，去粗皮），服一帖，冲气已止，当服药后，吐顽痰二口。

十一日：冲气已止，六脉紧退，而弦未除，可将初十日方，再服半帖，以后再服二十九日改定方，以不畏寒为度。

十三日：服十一月十五日疏肝药二帖。

十四日：背畏寒，脉仍弦紧，再服十二月初十日桂枝加桂汤二帖，以峻补冲阳，服药后吐顽痰二口。

十七日：脉仍弦紧，背犹畏寒，阳未全复，照原方再服二帖，分四日服。

十九日：前之畏寒，至今虽减，而未痊愈，脉之弦紧，亦未冲和，冲气微有上动之象，可取初十日桂枝加桂汤法，再服二帖，分四日，立春以后故也。

丙戌正月初五日：六脉俱弦，左脉更紧，粪后便红，小肠寒湿，黄土汤为主方，议黄土汤去柔药，加淡渗通阳，虽自觉胸中热，背心如热水浇，所云热非热也，况又恶寒乎。灶中黄土（八两）、生薏苡仁（五钱）、云苓块（六钱）、熟附子（四钱）、苍术炭（四钱）、桂枝（五钱）、黄芩炭（四钱）、广陈皮炭（四钱），煮四碗，分四次服，血多则多服，万一血来甚涌，附子加至八钱，以血止为度，再发再服，切勿听浅学者妄转一方也。

丸方：阳虚脉弦，素有寒湿痰饮，与蠲饮丸方，通阳渗湿而补脾阳。桂枝（八两）、苍术炭（四两）、生薏苡仁（八两）、云苓块（八两）、干姜炭（四两）、炙甘草（三两）、益智仁（四两）、半夏（八两）、广陈皮（六两），神曲糊丸，小梧子大，每服三钱，日三服，忌生冷猪肉介属。

初十日：粪后便红虽止，寒湿未尽，脉之紧者亦减，当退刚药，背恶寒未罢，行湿之中，兼与调和营卫。苍术炭（三钱）、黄芩炭（钱半）、灶中黄土（一两）、焦白芍（四钱）、生薏苡仁（三钱），煮三杯，分三次服，以背不恶寒为度，戒生冷介属猪肉。

摘自《吴鞠通医案·卷三·便血》

【按语】此患便血，当以寒湿为患，又误用寒凉，致使病情加重。吴氏用黄土汤去柔药，加刚药，附子为刚燥之性，温阳以散寒湿。

案例 9

一男子患喉痹，专科治之甫愈，而通身肿势日甚，医者惊走。孟英诊之曰：病药也。投附子理中汤，数剂而痊。予谓：喉痹治以寒凉，法原不谬，而药过于病，翻成温补之证，是病于药也，非病于病也。尝闻孟英云：病于病而死者十之三，病于药而死者十之七。以予观之，诚非激论也。吁！可叹矣！

摘自《回春录》

【按语】此案因喉痹误治之证，过用寒凉而致阳虚水肿，王孟英以附子理中汤温补，附子发挥回阳之功，而纠其误治。

案例 10

温敬斋令正，九月间忽然四肢麻木，头晕汗淋，寻不能言，目垂遗溺，浑身肤冷，急请孟英视之。脉微弱如无，乃虚风内动，阳浮欲脱也。先令煮水以待药，与东洋参、黄芪、龙、牡、桂枝、甘草、茯苓、木瓜、附子九味煎数沸，随陆续灌之。未终剂，人渐苏，盖恐稍缓则药不能追也。

毒性中药医案应用点评

【按语】此患如王孟英所言"阳浮欲脱"之势，方中以附子回阳救逆。

案例 11

孙位申令正，左内踝患一疮，外科敷割，杂治两月，渐至疮色黑陷，食减神疲，寒热时形，痛无停晷，始延孟英诊之。脉象弦细无神，曰：此营阴大亏之证，余于外科虽疏，然初起既无寒热，患处亦不红肿，其非火毒可知，并不流脓，虚象更著，始则攻散劫津，继则温托壅气，妄施敷割，真是好肉剜成疮矣。况病在下焦，素患肝郁，芪、茸、芎、归，益令阳浮，两腿不温，岂为真冷？亟煎葱汤将患处洗净，切勿再行钩割。以生附子杵烂贴涌泉穴引火下行，患处日用葱汤温洗。方用血余炭、当归、冬虫夏草、枸杞、牛膝、肉苁蓉、猪肤、藕、白蒲桃干煎服。五剂寒热全休，腿温安谷，黑处转紫，痛减脉和。旬日后紫转为红，陷处日浅，始令以珍珠八宝丹糁之。匝月而肌生体泰。

【按语】本案患疮疡日久，又行外科敷割，使营阴大亏，又以芪、茸、芎、归等益气温阳之品，更使阳浮而跃，两腿不温。王孟英以生附子一味杵烂贴于涌泉外用，引火下行，配合内服而愈。

案例 12

王宇泰治一人，伤寒七八日，服凉药太过，遂变身凉，手足厥冷，通身黑斑，唯心头尚温，诊其六脉沉细，昏沉不知人事，并不能言，状如尸厥。遂用人参三白汤加熟附子半枚，干姜二钱，服下一时许，斑色渐红，手足渐暖而苏。然黑斑有因余热不清者，又当以黄连解毒、竹叶石膏汤调之而愈。

杨曰：观此可知白虎汤非正伤寒之方。盖伤寒在表则宜麻桂，在里则宜承气，用之得宜，其病立已。若误用白虎等凉药，冰伏其邪，则变证蜂起矣。

摘自《古今医案按选·卷一》

【按语】本案服凉药太过，致邪气不除冰伏而致，方中以熟附子温阳散寒纠正凉药所伤。

案例 13

一人身热至六七日，医用地黄汤，遂致身体强硬，六脉沉伏，目定口呆，气喘不能吸入。周慎斋曰：此能呼不能吸，病在中焦实也，脾不能运耳。方用远志、茯神各一钱，附子四分，橘红六钱，磁石、苏梗各一钱五分，沉香二分。一帖身和，六帖而安。盖脾者为胃行其津液者也。脾不运则胃阳不行于肌肉，肌肉无阳，所以强耳。醒其脾，则胃阳通而身和矣。

俞按：议论甚佳，然不能解其制方之义。

附子医案

雄按： 此所云中焦实者，殆痰湿盛于中也，地黄汤纯阴凝滞之剂，服后自然闭塞。方以六钱橘红为君，佐以沉香、苏梗，皆是宣降开通之品，而磁石镇逆，远志舒郁，附子温运，茯神通心，制方之义如此，别无奥妙。其实橘红不必如是之重，尽可以枳实为君也。其他如附子可易薤白，远志可易菖蒲，即沉香、磁石、茯神，亦可以旋覆、半夏、赭石、茯苓等易之也。慎斋好奇，专走僻径，故用药如此，而令人莫测其意耳。

杨曰：绝世聪明，具此卓识，方许读古人书。

摘自《古今医案按选·卷二》

【按语】 本案误用地黄汤滋阴凝滞而遏脾阳，脾主肌肉，脾阳不运而肌肉硬，方中以附子温运脾阳，脾阳运而痰凝得开，意义在此。

案例 14

一人饮食能进，遇子时则吐泻交作。慎斋谓其人必苦忧思，思则脾气郁结，不能散精于肺，下输膀胱，故津液直走大肠而泻也；吐者脾不健运，不能传化幽门，宿食积于胃中，子时阳升，冲动陈垢，故吐也。宜扶脾为主，用人参、白茯苓、山药各一钱，炙甘草五分，附子、制乌药三分，姜一片，煎服愈。

摘自《古今医案按选·卷二》

【按语】 本案子时上吐下泻交作，上下各行其道，乃中焦脾运失职，中运不能，上下失常，方中附子乃引上冲之阳回中焦脾，而复脾阳之位。

案例 15

叶天士先生治嘉善周姓，体厚色苍，患痛风，膝热而足冷，痛处皆肿，夜间痛甚，发之甚时，巅顶如芒刺，根根发孔觉火炎出，遍身躁热不安，小便赤涩，口不干渴，脉沉细带数。用生黄芪五钱，生白术三钱，熟附子七分，独活五分，北细辛三分，防己一钱五分。四剂而诸证皆痊，唯肿痛久不愈，阳痿不举。接用知、柏、虎膝、龟甲、苁蓉、牛膝不应。改用乌头、全蝎各一两，穿山甲、黄柏各一钱，防己一两五钱，麝香三钱，生马料豆二两，茵陈汤泛丸，每服一钱，开水下而愈。

摘自《古今医案按选·卷四》

【按语】叶氏遇此案识其膝热而足冷，一派热证而未清，为阳不根于体内而浮，故以附子回阳，诸证而痊。

案例 16

予三十岁时，馆于京口旗营呼协领家。呼公六旬外，忽得类中证，眩晕非常，头不能抬，夜不能卧，面色浮红。适万廉山先生宰丹徒，荐其乡亲唐朗山先生诊治。朗山以为虚阳上浮，以真武汤坐镇北方，用附子至三钱，合家疑惧不敢服。朗山力主之，唯予赞之，一服而定。调理煎方百余帖，总用附子五钱，丸药亦重用附子，统计服附子十余斤。精神加旺后不服药，寿至七十七岁。

摘自《李冠仙医案》

附子医案

【按语】本案为眩晕，夜不能卧，面色浮红，为虚阳上浮之象，真武汤中附子为回阳之品，以摄浮越之阳。

案例 17

金大文治一妇，产后三日发疹，细而成粒，不稀不密，用荆芥、蝉蜕、鼠黏等药，一剂头面俱退，越一日渐有回意，忽大便溏泻数次，即神昏不宁，问其所苦，曰热曰渴，语言颤怯如抖出者。脉来微细数有七至，外露但欲寐，少阴证据，曰阳脱证也，属少阴。用生附子三钱，水洗煤如炒米，炒干姜八分，炒甘草一钱，炒白芍一钱半，水煎和入人溺一杯，青鱼胆汁四小茶匙，以代猪胆汁，服毕即睡，觉来热渴皆除。续用黄芪建中汤，加丹参、苏木，二帖而安。

摘自《古今医案按选·卷四》

【按语】本案初起发疹，后见阳脱证，而以生附子回阳救逆。

案例 18

曾治杨子宽，患阴寒直中肾经，面青鼻黑，腹痛欲死，更加囊缩，促骑告急。予曰：死亡顷刻之证，治之少迟，必一身尽黑而死。急与之救亡丹，用人参五钱、白术二两、附子一枚、干姜三钱、肉桂五钱，水煎急与之服，一剂而效。此证全是一团死气现于身之上下，若不用此等猛烈之大热重剂，又何以逐阴寒而追亡魂，驱毒气而夺阳魄哉？故人参少用而附、桂不可不多用也。然而白术又何以多用之耶？不知白术最利腰脐，腹痛欲死，非此不能通达，故多之以驱驾附、桂，以成其祛除扫荡之功，而奏返魂追魄之效耳。

摘自《齐氏医案·卷二》

【按语】 本案阴寒直中，阳气衰亡，故用附子回阳散寒止痛。

案例 19

杨某，女，70岁。2008年11月15日初诊。

主因"心悸伴下肢水肿半月"来诊。患者素有胸闷气短，畏寒病史，服药物尚可维持日常生活。半月前心悸发作，伴有下肢水肿，当时未重视。半月来心悸及下肢水肿越发严重，遂来诊治。现症：心悸，胸闷气短，活动后喘促，下肢水肿，畏寒，便溏，纳呆。舌淡，苔薄白，脉弦细。西医诊断：冠心病，心功能不全（心功能3级）。

辨证： 心肾阳虚，水饮凌心。

治法： 健脾补心，温阳化饮。

处方： 党参15克，桂枝10克，茯苓30克，泽泻15克，黑附子10克，白术15克，薤白10克，枳实6克，炙甘草15克，炒车前子15克，麦冬15克，五味子5克，7剂，水煎450mL，分早、中、晚3次温服，日1剂。

11月22日二诊： 心悸气短明显减轻，水肿也减轻，便溏改善。上方又取7剂。

11月29日三诊： 诸症皆无，脉转有力。初诊方去黑附子、炒车前子。取10剂调理善后。

随访半年未复发。

摘自《陈宝贵医案选粹》

【按语】本案为心肾阳虚、水饮凌心证，治疗当以温振心肾之阳、健脾制水为主。又《金匮要略》云："病痰饮者，当以温药和之。"故方附子温振肾阳，配桂枝可增强温振心肾阳气之力。全方紧扣心肾阳虚病机，从健脾补心、温阳化饮入手，标本兼治，收效良好。

案例 20

李某，男，62岁。2008年12月15日初诊。

主因"渐进性失音近3个月"来诊。现症：发不出声音，偶有咳嗽，咽中有痰觉堵。喜热饮，畏寒喜暖。舌淡胖有齿痕，苔白，脉沉。市医院检查：声带肥大水肿。

辨证： 肺肾两虚，痰浊阻咽。

治法： 益肾宣肺，化痰利咽。

处方： 麻黄6克，杏仁10克，茯苓10克，陈皮6克，石菖蒲15克，枸杞20克，附子6克，细辛3克，甘草6克，5剂，水煎450mL，分早、中、晚3次温服，日1剂。

12月21日二诊： 音稍见好转。前方改枸杞30克。取7剂。

12月29日三诊： 音渐出，不咳，咽已不堵，不畏寒。二诊方加麦冬10克。进7剂。

药后病愈。

摘自《陈宝贵医案选粹》

【按语】本案为咳嗽，辨为肺肾两虚、痰浊阻咽证。附子温阳以祛寒，辅助他药益肾宣肺。三诊加麦冬，是考虑阳药有伤阴之弊。

雄黄
医 案

案例 1

赵姓，廿七，素有项强之疾，偶感风寒则恶寒、项肿，屡治不痊。药田顾子曰：此风痰滞于上膈之膜也。痰不除，疾何能愈乎。

厚朴一两、石菖蒲五钱、桔梗一两、化橘红一两、丹参一两、山慈菇六钱、皮硝五钱、明雄黄五钱、贝母一两、广藿香一两、当归一两、白僵蚕一两、竹茹三两，煎汤加生姜汁一杯，泛丸。

摘自《医学穷源集·卷六》

【按语】此丙寅年小寒日方也。本年水齐土化，固宜助土以克水，而厥阴在泉之气尚未退令，故方于利气散结之中，仍用明雄黄、僵蚕以清风木。盖丸为久服之剂，数日后即近大寒，又有次年主气之厥阴与客气之太阴相承而至也。

案例 2

周女，八岁，遍身黑斑，头晕身软，神情昏惑。脉沉细无力。

黑斑之症，本不可治，比红紫者十倍。此子盖脾弱久矣，故水不归垣，上乘金位而克火也。急须服药以泄其外。（汤批：前薛女案湿为燥逼而下注，此云水不归垣，上乘金位，俱系先生创论，而实有至理存焉，读者宜细会之。）

黑羊血二钱、延胡索三钱、当归尾三钱、天花粉二钱、蒲公英二钱、升麻六分、皮硝八分、臭桐皮三钱、赤桎皮二钱、雄黄钱半、紫花地丁三钱、荷叶一大个、大贝母钱半、甘草节钱半、大青叶一钱。

摘自《医学穷源集·卷四》

【按语】此癸亥年大暑前四日方也。气交之分，中运主之，本年中运不及，胜气在水，更值厥阴司天谢事，客运之少商克之，木弱不能生火而疏土，而素患脾弱之人为水所乘，而转输不灵，而斑疹起矣。脾与胃相为表里，故方中以疏理脾胃之味为君，以条畅厥阴之味为臣，以清散少商辛金之味为使。而其大要，总归于扶火而抑水。盖羊为火畜，而血为心主，用黑色者，从其类也。佐以当归尾、雄黄，助丁火以解癸水之毒耳。

案例 3

明，张冲虚，吴县人，善医，有道人以竹筒就灶吹火，误吸蜈蚣入腹，痛不可忍，张碎鸡子数枚，令啜其白，良久痛少定，索生油与咽，遂大吐，鸡子与蜈蚣缠束而下。盖二物气类相制，入腹则合为一也。事见《吴县志》。

摘自《冷庐医话·补编》

【按语】明代江瓘《名医类案》亦有一方，云取小猪一头，切断喉取血，令其人顿饮之，须臾灌以生油一口，其蜈蚣滚在血中吐出，继与雄黄细研，水调服愈。南方多蜈蚣，且家家用竹筒吹火，尝有是患，故录之。

炳章按：江瓘方取小猪切断喉取血，伤生物命，未免残忍，不如用张冲虚法，方理明切，效验必确，为便利也。

案例 4

张二娘子，妊七月而呕吐不止，气壅咳嗽，胸与两胁皆胀，不能伏枕。予先与金花丸二服以止吐，服下立应，继与大腹皮、陈皮、枳壳、半夏、甘草、竹茹、茯苓、旋覆花、延胡索、紫菀、黄芩、生姜，服二帖，气平嗽止，安然睡矣。

金花丸者，雄黄一钱五分，半夏一两，槟榔二钱，姜汁浸，蒸饼糊丸是也。

摘自《孙文垣医案·卷一》

【按语】此案妊娠七月，痰阻冲任，致呕吐不止，气壅咳嗽，气机上逆，方中以雄黄燥湿祛痰，痰除气顺，则呕吐止。

案例 5

文学程道吾先生令眷，夜为梦魇所惊，时常晕厥，精神恍惚，一日三五发。咳嗽面色青，不思谷食。日唯啖牛肉脯数块而已。时师屡治无功。吴渤海视为寒痰作厥，投以附子、肉桂而厥尤加。逆予为治，诊左脉弦，右脉滑，两寸稍短。道吾先令眷二皆卒于瘵，知其为传尸瘵症也，不易治之。乃权以壮神补养之剂，消息调理，俟饮食进，胃气转始可用正治之法，故用人参、茯苓、柏子仁、石菖蒲、远志、丹参、当归、石斛以补养神气，以陈皮、贝母、甘草、紫菀化痰治嗽，服半月而无进退。乃为制太上浑元丹，药用紫河车一具，辰砂、鳖甲、犀角各一两，鹿角胶、紫石英、石斛各八钱，沉香、乳香、安息香、茯苓、紫菀、牛膝、人参各五钱，麝香五分，炼蜜为丸，赤豆大，每早晚盐汤或酒送下三十六丸。又制霹雳出猎丹，药用牛黄、狗宝、阿魏、安息各一钱，虎头骨五钱，啄木鸟一只，獭爪一枚，败鼓心破皮三钱，麝香五分，天灵盖一个，炼蜜为丸，雄黄三钱为衣，每五更空心葱白汤送下五分，三五日服一次，与太上浑元丹相兼服，才服半月，精神顿异，不似前时恍惚矣，但小腹左边一点疼，前煎药中加白芍一钱，服之一月，精神大好，晕厥再不发矣。次年生一女，其宅瘵疾从此再亦不传。

摘自《孙文垣医案·卷三》

【按语】 此案为痰厥，前医进温补、滋阴、益气之品不效，后予霹雳出猎丹，方中以雄黄为衣，取雄黄燥湿祛痰之功。

案例 6

湖州邬阿二，织丝人也。偶然两膊红十余条，其红条头粗尾尖腹大，长尺许，阔尺许，此青蛇气异毒也。急治之，不然蛇形入腹而死。或生大小腿，如头向上攻入腹者亦死。以针挑破头尾，使其不走，流出恶血。又研明雄黄，唾调搽患处，内服清凉败毒散。防风、荆芥、白芷、羌活、黄连、黄芩、连翘、金银花、槐子、甘草、当归、生地黄各一钱，二三帖。（雄按：此即世称蛇缠症之甚者。浙东人名曰缠身龙。）

摘自《续名医类案·卷二十二》

【按语】 此患感毒气，而致两膊红十余条，故以雄黄搽于患处，取其解毒之用。

案例 7

徐仲光曰：一儿患血热，痘后身发热，口臭成疳，溃脱上龈门牙、左腮盘牙，唇红干裂，左颊下亦红肿，如发毒状。湖州沈三春，外用抑阳散加葱汁，酒浆调敷肿处。若面肿而带有紫色为实热，必成走马疳，溃颊不治矣。今虽肿而红活，知为另发痈也。内服犀鱼、羚羊角、黄连、黄芩、玄参、生地黄、牛蒡、桔梗、甘草、白芍、天花粉、木通、紫花地丁，及人中黄散，一二服。或煎银花一两，入广胶一钱，间捣甘菊花根叶汁，冲入服之，面肿渐平，身热渐退。外吹牛黄一分，珍珠三分，黄柏、青黛、人中白、硼砂猪胆制各四分。不易敛，加乌梅炭三分、血竭二分、龙骨一分。因体虚，又加人参、象皮灰各三分，制炉甘石四分。又常以醋调雄黄末，软笔点入溃窍中，延至月余而愈。

摘自《续名医类案·卷二十七》

【按语】此患血热成毒，而牙龈破溃，以雄黄外点溃处，以解溃处成毒之势，毒解而愈。

案例 8

一小儿身生虫疥，医用药搽之，疮尽没，腹胀而喘，求药于万。曰：幸未发搐，尚可治也。乃与雄黄解毒丸，竹叶灯心煎汤下，利黄涎，疮复出而安。或问曰：虫疥不可搽乎？曰：虫疥者，胎毒也。宜用解毒之药，使毒散于外，不可妄用搽药，逼之使反于内也。搽疮之药，必用砒霜、水银以杀虫，药毒之气乘虚入里，误儿性命，宜慎之。（雄按：大人疮疥亦有此证。）

摘自《续名医类案·卷二十八》

【按语】此患儿患胎毒，故用雄黄解毒丸以解其毒，使毒随疮出而安。

案例 9

彭羡门少宰，传治肿毒初起方，用：鸡子用银簪插一孔，用明透雄黄三钱，研极细末入之，仍以簪搅极匀，封孔入饭内，蒸熟食之，日三枚，神效。

摘自《续名医类案·卷三十一》

【按语】此案肿毒症，配入雄黄以解毒。

案例 10

一妇两乳皆患乳岩，两载如桂圆大。因子死悲哀，忽发如杯，以五通丸、犀黄丸，早晚轮服，九日全消。五通丸方：广木香、麻黄、没药去油、乳香去油、五灵脂等分，研末，饭捣为丸，梧子大。每服五钱，用川芎、当归、赤芍、连翘、甘草，煎汤送下。凡大痈生要紧穴道，将发大时，服此丸甚效。与三黄丸间服尤妙。三黄丸：熟大黄二两，乳香、没药各一两，麝香一钱五分，西牛黄三分，雄黄五钱。以熟大黄酒浸，捣烂，将各末和入，捣丸如梧子大，每服五钱。

雄黄医案

摘自《续名医类案·卷三十一》

【按语】此患因悲衰过甚，气郁不解，壅聚不散而成乳岩，间服三黄丸，丸中以雄黄解其毒，助化乳中壅聚之象。

案例 11

丁右武亲验坐板疮方，松香五钱，雄黄一钱，均研细。如湿痒，加苍术三钱。各末和匀，以绵纸包里，捻成纸燃二条，腊月猪油浸透，点火烧著，取滴下油，搽上立效。

摘自《续名医类案·卷三十五》

【按语】此患为坐板疮，雄黄用治痈肿疔疮，发挥解毒作用，效果良好。

案例 12

唐书载甄权弟立言善医。时有尼明律年六十余，患心腹鼓胀，身体羸瘦，已经二年。立言诊之曰：腹内有虫，当是误食发为之耳。因令服雄黄，须臾吐一蛇如手小指，唯有眼，烧之犹有发气，其疾乃愈。又一人好饮油，每饮四五升，方快意，乃误吞发入胃，血裹化为虫也。亦用雄黄五钱，水调服愈。

摘自《古今医案按·卷八》

【按语】此案为虫入腹内，故服雄黄发挥杀虫之功用而愈。

案例 13

曾治汤思祖之妻，年五十四，其家富饶，三子二庠一廪，夫妇和谐，乃一日无故自缢，幸孙见救，问之郁郁不语，藏绳袖中，一见无人，即寻自缢。其子向余道其故，余曰：是病也，书有之名扣颈瘟。即求余治，乃与小柴胡提出少阳之邪，雄黄、香附、郁金开膻中之郁，去白陈皮、法半夏破膈中之痰，羌活、细辛温肝驱风，丹参、赤小豆、鬼箭羽通心包络而兼泄火邪，生姜煎服。头痛身热大作，自出其袖中之绳，曰：谁纳我乎？语以故，恍然自失，曰：岂有此事。后再用发汗，兼散疫邪而安。

摘自《齐氏医案·卷六》

【按语】 此病患奇特，案中由方测证为少阳之邪郁结不解而致，故以小柴胡解少阳之邪，雄黄可助其辛开以解其郁结之势。

案例 14

文学顾六吉，胸中有奇痛，不吐则不安者，已历两载。偶为怒触，四十日不进粥浆，三十日不下溲便，面赤如绯，神昏如醉。终事毕备，以为旦夕死矣。余视其脉，举之则濡，按之则滑，是胃中有火，膈上有痰，浸淫不已，侵犯膻中，壅遏心窍，故迷昧乃尔。以沉香、海石、胆南星、瓦楞子、牛黄、雄黄、天竺黄、朱砂、冰片、麝香为细末，姜汁、竹沥和沸汤调送。初进犹吐其半，继进乃全纳矣。随服六君子加星、香、姜、沥，两日而溲便通，三日而糜饮进。调摄百余日，遂复正常。

【按语】此案胸中奇痛，为痰凝不解，壅遏而成，故以化痰药为主，方中雄黄仍发挥燥湿化痰之功，以解胸中不化之痰。

案例 15

李某，女，23 岁。1973 年 9 月 17 日就诊。

患者右下胸部起水疱伴剧痛 5 天，现痛处相继起红色丘疹及小水疱，堆形连绵，从前胸蔓延至后胸部，灼热疼痛，夜难成眠，口干思冷饮，大便干结，3 日未解，尿赤黄，量少，舌红，苔薄，脉滑数。西医诊为"带状疱疹"，证属肝胆湿热，热胜于湿，浸淫肌肤而成缠腰火丹。治宜清利肝胆湿热，凉血解毒。师龙胆泻肝汤意化裁。

处方：龙胆草 10 克，柴胡 10 克，黄连 10 克，赤芍 10 克，生地黄 15 克，炒栀子 10 克，连翘 10 克，当归 10 克，木通 10 克，车前子 10 克（包煎），大黄 10 克，滑石 10 克，水煎服。以黛雄矾方外搽：青黛 3 克，雄黄 3 克，枯矾 3 克，共研细末，泛石灰水 100mL，甘油 10mL，调匀外涂，日 3 次。

9 月 24 日，治疗 1 周，灼痛减，病势未见发展，然仍水泛渗，原方合入《金匮要略》之茵陈五苓散，《丹溪心法》之二妙散易汤。处方：龙胆草 10 克，柴胡 10 克，黄连 10 克，赤芍 10 克，生地黄 15 克，车前子 10 克（包煎），炒栀子 10 克，连翘 10 克，当归 10 克，茵陈蒿 30 克，茯苓 12

克，猪苓 10 克，大黄 10 克，木通 10 克，白术 12 克，桂枝 10 克，苍术 12 克，黄柏 10 克，泽泻 10 克，甘草 10 克。

10 月 3 日，续治 1 周，"蛇丹"消退，病臻痊愈。

摘自《柳吉忱诊籍纂论》

【按语】本病患为缠腰火丹，证属肝胆湿热，热胜于湿，浸淫肌肤，治宜清利肝胆湿热，凉血解毒。雄黄外用治诸疮红肿痛痒，在本案中与其他药配合，共奏去热毒、散壅结之效。

案例 16

王某，男，28 岁。

以"反复发作性全身疹块伴奇痒半年余"为主诉，于 1987 年 10 月 4 日就诊。自述六月前因淋雨后，全身出现如蚕豆至手掌大之疙瘩，奇痒难忍，经治后消失。自此，全身疹块伴奇痒反复发作，痛苦不堪，屡服中西药物均未控制。刻诊：患者全身可见如蚕豆至手掌大之疹块，疹色发红，布满抓痕。伴口渴咽痛，舌质红，苔薄黄，脉浮数。此乃风热毒邪内侵，客于肌肤、皮毛、腠理之间，扰动血分所致，治以祛风止痒、清热凉血为法，方宗升麻鳖甲汤加紫草、丹皮、地肤子。

处方：升麻 20 克，鳖甲 12 克，当归 8 克，甘草 10 克，雄黄 0.5 克（冲），川椒 6 克，紫草 30 克，丹皮 12 克，地肤子 3 克，3 剂服药后，疹块消其大半，痒感明显减轻。继服 3 剂，诸症若失。随访至今未发。

摘自《金匮名医验案精选》

【按语】本患者为荨麻疹，中医为风瘾疹，证为风热毒邪内侵，客于肌肤、皮毛、腠理之间，扰动血分所致。治以祛风止痒，清热凉血。雄黄有治疥癣湿疮的作用。《日华子本草》："治疥癣、风邪、癫痫、岚瘴、一切蛇虫犬兽咬伤。"但雄黄有毒，故此处只用 0.5 克。

案例 17

于某，男，49 岁。

右脚流脓，午后发热，脚已变形，架双拐，西医诊断为骨髓炎。脉细数，舌质淡、瘦，黄苔。诊断：痨病疮。

外用神灯照疗法：麝香、没药、雄黄、朱砂、血竭为末，裹纸麻油润，火点，熏疮，火毒离。内服四妙汤：黄芪一两，金银花六钱，当归五钱，生甘草三钱。水煎服，5 剂。继服滋阴降火汤：生地黄、熟地黄各三钱，炙甘草二钱，炮姜五分，生姜三片，川芎二钱，天冬、麦冬各三钱，白芍三钱，当归三钱，白术三钱，陈皮三钱，盐知母、黄柏各三钱，水煎服，7 剂。调理月余痊愈。

摘自《方鸣谦临证实录》

【按语】本病患为骨髓炎，中医为痨病疮。雄黄主治痈疽疔疮，在本案中起燥湿祛痰、杀虫解毒之功。《本经》："主寒热，鼠瘘恶疮，疽痔死肌，杀精物、恶鬼、邪气、百虫毒。"

案例 18

杨某，60 岁。

舌上突起一物，虽小，剧痛，后舌边、舌中部都起先粟粒继而增大，头大蒂小，若伞形，触之剧痛。西医检查诊断为舌癌。烦躁不安，夜不能寐，心情沉重，病情严重，从而引起全身不适，时而低热，精神懒倦，脉转虚大，舌质红，饮食难下，此刻已成危候。

外治方用：橄榄核烧炭存性细研如粉，合入紫雪丹（成药各用少许香油调上不时外涂），日数次。

内服药：滋阴降火汤兼清热、利湿。甘露饮、栀子清肝散合并用之：生地黄、熟地黄各三钱，茵陈三钱，黄芩三钱，枳实二钱，枇杷叶二钱，石斛二钱，生甘草二钱，天冬、麦冬各三钱，栀子三钱，白芍二钱，当归三钱，川芎一钱，柴胡二钱，连翘五钱，牛蒡子三钱，天花粉三钱，水煎服，7剂。晚上加知柏地黄丸1丸（成药），紫雪丹1瓶（成药）。

二诊： 患者脉细无力，舌质红，光苔。此病又称舌疳。用以下各种方法：硼砂七分，白檀五分，丹砂一钱，乌梅五分，郁金七分，金粉一钱，为细末作纸捻，入麻油点之。另取黑豆三合，以水三升煮取二升，冷定后含于口中，然后嗅烟，日用两条。

口中糜烂药：大黄、黄连、面粉各一钱为细末，热汤频频含漱。

溃疡及肿处外上药：煅人中白一两五钱，儿茶四钱，青黛三钱，薄荷六钱，炒黄柏一钱五分，雄黄一钱，冰片三分，青果核二钱（烧），铜绿六分，枯矾八分，鸡内金七钱（炒），硼砂一钱二分，研细。每用少许上之。以上各药交替使用。

此病脉虚大，舌红，属阴虚火旺，应用滋阴降火汤。生地黄、熟地黄各三钱，炙甘草二钱，炮姜五分，生姜三片，川芎二钱，天冬、麦冬各三钱，白芍三钱，当归三钱，白术三钱，陈皮三钱，盐知母、黄柏各三钱，水煎服，7剂。

以后复诊滋阴降火汤和甘露饮交替使用。甘露饮：枇杷叶三钱，熟地黄二钱，木香五分，天冬三钱，炒枳壳二钱，茵陈三钱，生地黄二钱，麦冬三钱，石斛三钱，炙甘草二钱，黄芩三钱，水煎服。患者内外治疗半年痊愈。

摘自《方鸣谦临证实录》

【按语】本病患为舌癌。口中溃疡及肿处外用雄黄配合其他药物发挥解毒敛疮、生肌止血的作用。现代研究表明，雄黄具有抗肿瘤的作用，能抑制移植性小鼠肉瘤 S-180 的生长，并对细胞有腐蚀作用。

案例 19

刘某，女，53岁。

病史：患者绝经10年后白带增多，色黄有味。妇科检查：宫颈结节，宫房增厚，左侧弹性差，未过中线。1975年7月北京某医院宫颈细胞学涂片报告：恶性裸核。病理诊断：鳞状上皮癌。临床诊断：宫颈癌Ⅱ期结节型。治疗：患者于1975年10月就诊。患者黄带增多，舌质红，苔薄黄，脉细弦数。证属热毒下注胞宫，发为黄带，积聚成癌。立催脱癌肿、祛腐生肌、清热解毒之法。治疗采用宫颈管及瘤体插钉法，即向宫颈管内或瘤体上直接插入"催脱钉"，每次1～3枚，一般3～5天上药1次，连续上药3～4次。

催脱钉：山慈菇18克，枯矾18克，砒霜9克，麝香0.9克，上药共研细末，加入适量液米粉，用水调匀，制成

"丁"字形或圆钉形的栓剂，每枚药钉长 1 ～ 1.5cm，直径为 0.2cm，晾干备用，有凝固、坏死及脱落癌组织作用。待瘤组织凝固坏死，自行脱落后，改用玉红膏，每日 1 次，以促进新生上皮增生。

玉红膏：当归身 60 克，白芷 90 克，紫草 9 克，甘草 3 克，将上药共研细末，制成油膏。如宫颈癌合并局部感染时，可先用新 11 号粉，待感染控制后再用催脱钉。

新 11 号粉：漳丹 15 克，儿茶 15 克，雄黄 15 克，蛤粉 30 克，乳香 9 克，没药 3 克，冰片 1.8 克，硼砂 0.9 克，将上药制成粉剂备用，有清热解毒的作用。

患者于 1975 年 10 月住院治疗，局部上催脱钉 10 次，治疗 5 个月，细胞学检查连续 3 次阴性；病理学检查阴性；妇科检查：宫颈光滑，结节消失。1976 年 3 月痊愈出院。1981 年 3 月复查，阴道细胞学检查，未见癌细胞；病理学检查，宫颈为正常鳞状上皮。患者痊愈。

摘自《中医成功治疗肿瘤一百例》

【按语】本病患为宫颈癌。证属热毒下注胞宫。当宫颈癌合并局部感染时，可用温燥有毒的雄黄燥湿解毒杀虫。现代药理研究表明，雄黄可以诱导肿瘤细胞的凋亡，而且可以抑制细胞DNA的生成，并能增强机体的细胞免疫功能，从而起到增强机体的抗肿瘤效果。

狼毒
医案

案例 1

魏某，男，65 岁。初诊：2008 年 12 月 3 日。

双侧内踝部瘙痒并有片状角化增生，伴色素沉着 5 年。

5 年前，患者双侧内踝处皮肤因不明原因出现瘙痒，抓挠后内踝处皮肤渐出现角化粗糙增生，伴色素沉着。在上级医院以"神经性皮炎"治疗。诊查见：双下肢胫骨中段至足背内侧面皮肤发红、热，呈炎性表现，伴少许渗出，皮肤上有豆大的圆形组织增生物，组织边界清、孤立，呈散在性。双侧内踝部瘙痒并有片状角化增生伴色素沉着，纳眠可，舌质红，苔薄黄，脉濡数。此患者为老年男性，脾气亏虚，无力运化，湿浊内生与风邪相合化热，留滞于皮肤，不得透达。

诊断：牛皮癣。

辨证：风湿热型。

治法：清热燥湿，祛风止痒。

处方：狼毒 60 克，白矾 60 克，艾叶 60 克，蛇床子 60 克，地肤子 30 克，重楼 30 克，苍术 30 克，透骨草 30 克，取 6 剂，用淘米水汤外洗，日 2 次，日 1 剂。

2008 年 12 月 10 日二诊：用药后，患者病情已有显著减轻，药已对症，舌质淡，苔薄黄，脉濡数。辨证同前，在上方中加鹤虱，以增强杀虫止痒之力，取 35 剂，用法同前。

摘自《典型医案集》

【按语】神经性皮炎又名慢性单纯性苔藓、顽癣或摄领疮，临床常见，病程缓慢，以皮肤呈现苔藓样变厚和剧烈瘙痒为特征。本例患者脾气亏虚，无力运化，湿浊内生化热，不得透达，证属风湿热型。自拟外洗处方治疗中，狼毒辛散苦泄，性凉有毒，善走表攻毒，可散结杀虫，治疥疮成结节。

案例 2

谢某，男，36岁。

皮肤硬如皮革4年余，曾在某医院用激素、维生素等药治疗后病情好转，停药后复发，多方求治均未取效而来笔者医院治疗。诊见面部、颈部、四肢皮肤发硬，成蜡样光泽，深褐色，难以捏起，患处无汗，感觉迟钝，并伴胸闷气短，吞咽困难，舌淡红苔白，脉沉细。心电图示心肌轻度受损，上消化道钡透示食管蠕动减慢。诊断为硬皮病。

辨证：气血不足，皮腠痹阻。

治疗：益气补血，活血通络。

处方：温阳通痹汤。丹参30克，黄芪20克，当归、熟地黄、白芍、鹿角胶、半夏、桂枝各10克，甲珠、红花、浮萍、水蛭各6克，每日1剂，水煎服。同时配制热敷药。炉甘石120克（火煅），大皂角60克（火），硫黄、花椒各15克，狼毒、红花、地骨皮、透骨草、生半夏、木贼、艾叶各9克，白鲜皮8克，白附子、黄丹、羌活、独活、蛇床子、轻粉、天花粉、栀子、枯矾、云矾、川乌、草乌、关木通、甘松各6克。水煎取液漂洗患部，每日2次，每次30分钟。用药20日皮肤即有潮湿感，且较用药前柔软。继守上方加减内服配合外用药，3个月后皮肤柔软。继守上方加减内服，配合外用药，3个月后皮肤柔软已恢复弹性，能捏起，知觉明显，已有汗出，毳毛生长良好。继用药4个月，诸症消失，心电图及消化道钡餐透视均示正常。

摘自《皮肤病名医医案精选》

【按语】中医学称本病为皮痹、肌痹、顽痹等，其病机主要是风寒诸邪浸淫肌肤，凝结腠理痹阻不通造成津液失布，日久耗伤气血，导致气血亏损，肌腠失养，脉络瘀阻，皮肤顽硬萎缩。外用狼毒以毒攻毒，外敷可治皮肤顽疾，具有直达病所之效，故疗效卓著。

案例 3

巴某，女，15岁。

2002 年 10 月 12 日初诊： 反复外阴瘙痒、溃烂 2 年，伴口腔溃疡。患者诉 2 年前无明显诱因开始出现外阴溃烂伴口腔溃疡，反复感冒。经某医院用甲硝唑、氯霉素治疗及淘米水外洗后，外阴溃烂好转。但隔 1 个月复发，如此反复 2 年。现始复发，症状较前加重。诊见：外阴瘙痒，右侧阴户红肿，质坚硬，表面溃疡稍有疼痛，口腔有多处溃疡，声音嘶哑，咽痛。入院时查体：口腔黏膜及舌有多处溃疡，咽充血，扁桃体两侧有滤泡，颌下淋巴结可触及，外阴右侧见一 3cm×6cm 肿块，皮色红，触痛，其下 1/3 处可见 1.5cm×2.5cm 溃烂面，上有脓性分泌物，无渗血。实验室检查：血沉 40mm/h，抗"O" 298U/mL，外阴刮片见大量中性粒细胞，少许淋巴细胞、红细胞和鳞状上皮细胞。患者舌红苔黄，边有溃疡，脉弦滑，尺脉洪大，寸关脉弦滑。辨为因湿热虫毒引起的狐惑病。

处方： 采用甘草泻心汤加味。半夏 9 克，黄连 9 克，黄芩 9 克，生甘草 24 克，炮姜 3 克，连翘 15 克，金银花 15

克，石斛 15 克，大枣 12 克，太子参 30 克，蒲公英 30 克，麦冬 10 克，14 剂，水煎服。另用苦参汤加减外洗：苦参 60 克，白花蛇舌草 60 克，狼毒 20 克，百部 30 克，7 剂，外洗阴部。

2002 年 10 月 27 日复诊：口腔及外阴溃疡已基本愈合。仍按前方再服 14 剂。外洗方去狼毒，用药 4 剂后，痊愈。随访未再复发。

摘自《现代疑难病经方验案评析》

【按语】《金匮要略·百合狐惑阴阳毒病》："狐惑之为病，状如伤寒，默默欲眠，目不得闭，卧起不安，蚀于喉为惑，蚀于阴为狐，不欲饮食，恶闻食臭，其面目乍赤、乍黑、乍白。蚀于上部则声嗄，甘草泻心汤主之。""蚀于下部则咽干，苦参汤洗之。"仲景认为狐惑属于"虫病"，虫因湿热而化生，往往腐蚀于幽阴之处，肉眼看不见，故有狐惑之称。患者口腔及外阴有多处溃疡，乃湿热虫毒腐蚀肌肤所致。用狼毒以毒攻毒，配合苦参、白花蛇舌草、百部燥湿敛疮，狼毒毒性较大，不宜久用。

案例 4

金某，男，31 岁，教师。

病史：患肺结核已 2 年，近 1 个月来，心烦热，身倦，面色潮红，咳嗽频繁，胸痛，盗汗，失眠，遗精。检查：X 线胸片示右肺上部浸润性肺结核，脉弦虚数，舌尖红，苔微黄。

辨证：阴虚脾弱，肺气虚损。

治法：养阴健脾，固精安神，抗痨止嗽。

处方：枸骨叶（功劳叶）30克，玄参24克，地骨皮24克，百部18克，黄芩15克，钩藤15克，生山药12克，金樱子12克，五味子12克，何首乌12克，沙参12克，炒白术10克，川贝母10克，胆南星10克，狼毒3克，人参1.5克，朱砂1克，雄黄1克，琥珀0.6克（后4味同研冲服）。

连服5剂，心不烦热，夜能安寝，咳嗽减轻，盗汗未作，食欲增加，精神清爽。后因劳动过多，身体劳累，心又烦热，咯血6～7口，脉弦虚数，舌尖红，身倦神疲。复以养阴抗痨宣肺止血法治疗。处方：百部24克，枸骨叶24克，玄参18克，大、小蓟各18克，花蕊石5克，仙鹤草15克，旱莲草15克，黄芩12克，白及10克，川贝母10克，冬虫夏草6克，枯矾面0.3克（冲服），儿茶面0.3克（冲服）。

连服3剂，咳嗽减，咯血未作，心不烦热，胸满痛不显，继服原方。5剂后，咯血未作，睡眠好，不盗汗，咳减痰少，脉弦虚不数，舌尖红，是阴气渐复、痨瘵稳定之象。仍以抗痨养阴、宣肺祛痰法连续服用。处方：地骨皮14克，百部24克，枸骨叶24克，玄参24克，生山药15克，沙参12克，紫菀12克，黄芩12克，白术10克，川贝母10克，甘草6克，狼毒3克，共服3周，诸症消失，身觉轻健。原方服用2个月后，痰化验结核菌阴性，X线胸片示病灶吸收好转、范围缩小，出院疗养。

摘自《古今名医内科医案赏析》

【按语】本案为治疗肺痨验案。本案肺痨以咳嗽、咯血、潮热、盗汗、逐渐消瘦为特征，是具有传染性的慢性虚弱性疾患。本病常因体质虚弱或精气耗损过甚，痨虫乘虚侵袭肺部而发病，病变部位主要在肺，但其发生和发展与脾肾两脏的关系极为密切。本方狼毒内服具有解毒杀虫的功效，毒性较大，不宜久服。

案例 5

黄某，成年男性。

1975 年春发现肝脏肿大，质硬拒按。肝功检验：锌浊189U，AFP 阳性，肝超声和同位素扫描发现肝占位性病变。投以"抗癌汤"，两剂后泻下黑色大便，肝区疼痛有所减轻。方中去狼毒，加生鸡内金、生牡蛎、党参、炒白术、红枣、当归、郁金等。服药 20 余剂，肝脏逐渐缩小，诸症逐渐减轻。继续服用逍遥散、金匮鳖甲煎施治，再复查甲胎蛋白已转阴性，症状全部消失。随访 4 年仍健在。

抗癌汤：生鳖甲 30 克，丹参 30 克，干蟾皮 30 克，生山楂 30 克，半枝莲 30 克，炙全蝎 5 克，三棱 15 克，莪术15 克，水蛭 10 克，狼毒 6 克，每日 1 剂，煎 2 次，早晚分2 次服（引自《千家妙方》，1982 年 568 页）。

摘自《中医治疗癌症验案秘方》

【按语】本案为肝癌、肝硬化。方中狼毒主要用于逐水祛痰，治疗水肿腹胀、癥瘕积聚。

案例 6

陈某，男，63 岁，农民。1995 年 3 月 20 日初诊。

血尿伴小便困难近 2 年，加重 2 个月，经膀胱镜检查证实为膀胱乳突状癌，因患者经济拮据加之不愿接受手术及化疗，给予中医中药治疗。

处方：六味地黄丸和萆薢分清饮加减运用。生地黄 20 克，丹参 15 克，茯苓 20 克，白术 12 克，山药 20 克，萆薢 15 克，黄柏 9 克，石菖蒲 9 克，莲子心 6 克，草河车 20 克，山慈菇 15 克，泽泻 15 克，茅根 30 克，大小蓟 30 克，车前子 30 克，白花蛇舌草 20 克，半枝莲 30 克等，同时予自配中药。早期时予川乌、草乌各 30 克，狼毒 30 克，胆南星 50 克，山慈菇 60 克，广木香 30 克，藿香 50 克，丁香 30 克，川楝子 50 克，吴茱萸 30 克等药，共研细末装入胶囊，每服 6 克，每日 2 次。药后 10 天左右，仍有尿血，略有加重，服药 20 天以上，随小便排出一些血块、肉渣等，此后小便顺畅，精神好转，尿血减少，食欲增加，复查膀胱镜见肿瘤有缩小。

药后半年余，病情较平稳，患者一般情况好，予行膀胱内羟基喜树碱灌注，每周 1 次，每次 10～20 毫克，用药过程中伴有心烦、口干渴、纳食减少、体弱乏力等，中药治拟健脾和胃，滋补肝肾，清热利湿。处方：太子参 20 克，茯苓 20 克，白术 12 克，竹茹 15 克，炒栀子 9 克，麦冬 15 克，天花粉 20 克，莲子心 10 克，女贞子 15 克，枸杞子 5 克，黄柏 9 克，茅根 30 克，泽泻 20 克，滑石 15 克，甘草 6 克，焦三仙各 15 克。服上药后上述症状减轻，使腔内化疗能顺利进行。

但 2 个月后复查膀胱镜见肿瘤又略有增大，且于瘤蒂左方另有豌豆大 2 枚子瘤，因患者不愿接受手术，仍要求服中药，故续服原配之胶囊，且在配方中加蜈蚣、斑蝥、蟾酥、三七等长期口服，同时服六味地黄丸。患者居在边远山区，又嘱其常服蛇头草、核桃树枝、花椒树枝煮鸡蛋之验方本顺畅，如此服药 10 余年病情稳定。近期复查膀胱镜，病灶未消失，但无进展。患者病灶虽未消失，但无任何不适症状，身体素质亦获得了改善，带瘤生存了 10 余年，实属不易。

摘自《张代钊治癌经验辑要》

【按语】本案为膀胱乳突状癌，方中狼毒主要用于祛痰，治疗水肿腹胀、癥瘕积聚。

案例 7

崔某，男，2 岁。

病史：发热 12 日，发热剧时抽风。发热前 1 周大便每日 2～4 次，黄色稀薄。经治疗高热不退，突然出现四肢抽搐、角弓反张，急诊入院。

检查：体温 39.4℃，神志不清，呼吸困难，口唇发绀，睛半露凝视，阵发抽搐，喉中痰声辘辘。脉沉滑，舌淡红，有散在红色颗粒，无苔，划跖试验阳性，腹壁反射消失，腱反射亢进。腰穿脑脊液压力增高，外观微混，呈毛玻璃样，涂片发现结核杆菌。诊断为结核性脑膜炎。

辨证：疫毒化火，肝风内扰。

治法：清热泻火，息风醒神。

处方：百部 18 克，夏枯草 15 克，鲜佩兰 12 克，功劳叶 12 克，重楼 12 克，钩藤 10 克，黄连 10 克，连翘 10 克，胆南星 6 克，天竺黄 4.5 克，僵蚕 4.5 克，全蝎 3 克，送服安宫牛黄丸半丸。

连服 2 剂，身热稍退，抽搐缓解，喉中痰鸣音不甚显著，呼吸好转，神志尚未完全清醒，体温 38℃，深黄色黏液便，日行二三次。脉滑数，是热邪有外达之机，而肝风有潜息之倾向，仍宜清热息风为主，而佐以醒神开窍。处方：功劳叶 15 克，石菖蒲 10 克，夏枯草 10 克，百部 10 克，牡丹皮 10 克，山慈菇 6 克，黄连 6 克，胆南星 6 克，全蝎 3 克，蜈蚣 1 条，犀角 0.9 克，羚角粉 0.6 克，朱砂 0.6 克，狼毒 0.6 克，牛黄 0.3 克，雄黄 0.3 克，后 6 味同研末冲服。

连服 3 剂后，体温已降至 37.5℃，有时抽搐发作，时间较前短暂，神志清醒，知饥思食，呼吸均匀，转侧自如。后又连服 3 剂，热仍未退尽，抽搐有时发作，脉稍数，滑象较软，是湿热尚未肃清，肝风有时内动。仍宜宣透湿热，解毒息风。处方：钩藤 15 克，连翘 12 克，功劳叶 10 克，百部 10 克，胆南星 6 克，僵蚕 6 克，山慈菇 6 克，全蝎 3 克，蜈蚣 1 条，羚羊角粉 0.9 克，犀角 0.6 克，朱砂 0.6 克，狼毒 0.6 克，牛黄 0.3 克，雄黄 0.3 克，后 7 味同研冲服。

服药 4 剂后，身热已退，体温接近正常，抽搐不作，大便正常。食欲不好，恶心欲呕。脉沉弦虚。后以养阴生津、健脾和胃之剂，调理而愈。

摘自《邢锡波医案集》

【按语】患儿腹泻 1 周后发热，脉沉滑，舌质红，为湿热壅滞肠内，卫气不宣，外邪乘虚内陷，内外风火交煽，故病势较为凶猛。一般湿热之传递先卫后营。如本病初起时，即予清利湿热、宣滞解毒透邪之剂，驱使病邪外达，可减轻病势进展。现已因循失治，邪未外宣，及深陷营分，上犯心包，而致肝风内动，神志不清反复抽搐。应以退热息风、豁痰醒神法治疗。方中狼毒发挥解毒散结抗痨等作用。

案例 8

武进人钟士芳君，年四十七岁。据云："当十七岁时，腹内痞结，屡就中西医治皆不瘥，延至两年前，腹渐胀大，今年夏，隆起如抱瓮，赴无锡梅园乡卞家湾疗养，未能个别饮食，与众共饭，盐咸油腥，无所避忌，至是大腹膨胀，胀满之苦，无可名状矣。"于1952年10月7日前来求治，并出示五函（下略），经上海、北京等医院诊断为"血吸虫病肝硬化，脾肿大"，建议行脾切除手术。

初诊： 1952年10月7日，蛊胀已成，形同抱瓮，两脉沉弦有力，病属里水，法当攻下。但羸瘦已极，不能支持，今先与小方主治，不去倍之；不去十之，取去为度。此《神农本草》说也。敢请留沪半月，以观究竟。钟曰：可。方用：原巴豆一钱，甘遂一钱，大戟二钱，商陆四钱，狼毒二钱，续随子二钱，枳实二钱，鳖甲一两，鸡内金四钱，槟榔四钱，郁李仁三钱，肥大红枣二枚。

二诊： 八日，得小泻，转安适。方用：原巴豆二钱，甘遂二钱，大戟二钱，商陆四钱，狼毒二钱，续随子四钱，枳实四钱，鳖甲一两，槟榔五钱，郁李仁四钱，肥大红枣二枚。

三诊： 九日，得畅消数次，顿觉宽松。方用：原巴豆三钱，甘遂二钱，大戟三钱，狼毒二钱，枳实四钱，鳖甲一两，槟榔五钱，鬼臼三钱，庵䕡子三钱，郁李仁四钱，肥大红枣三枚。

四诊： 十日，得泻得安，不得泻则满。方用：原巴豆五钱，甘遂二钱，狼毒二钱，枳实四钱，鳖甲一两，鬼臼五钱，庵闾子三钱，续随子二钱，牵牛子四钱，郁李仁四钱，肥大红枣三枚。

五诊：十一日。方用：原巴豆五钱，甘遂二钱，大戟三钱，枳实五钱，鳖甲一两，鸡内金四钱，鬼臼五钱，槟榔五钱，厚朴二钱，郁李仁五钱，肥大红枣四枚。

六诊：十二日，膨胀有显著之消减。方用：原巴豆五钱，甘遂二钱，大戟二钱，枳实五钱，槟榔五钱，牵牛子五钱，瘪竹五钱，茯苓五钱，郁李仁五钱，肥大红枣四枚。

七诊：十三日，方用：原巴豆五钱，甘遂二钱，大戟二钱，商陆四线，槟榔五线，蔻仁二钱，蔻花二钱，瘪竹五钱，郁李仁五钱，肥大红枣四枚。

八诊：十四日，方用：原巴豆五钱，甘遂二钱，大戟二钱，商陆四钱，槟榔五钱，枳实四钱，瘪竹四钱，郁李仁五钱，狼毒二钱，肥大红枣五枚。

九诊：十五日，据云：服药至今，消了一寸有余。方用：原巴豆五钱，甘遂二钱，大戟二钱，商陆五钱，槟榔五钱，枳实四钱，杏仁三钱，薏苡仁五钱，郁李仁五钱，肥大红枣五枚。

十诊：十六日，方用：原巴豆一两，甘遂二钱，大戟二钱，鳖甲五钱，鸡内金四钱，枣儿槟榔五钱，莨菪子二钱，郁李仁五钱，肥大红枣七枚。

十一诊：十七日，方用：原巴豆一两，甘遂二钱，大戟二钱，鳖甲五钱，鸡内金五钱，枣儿槟榔五钱，莨菪子二钱，郁李仁五钱，肥大红枣七枚。

十二诊：十八日，据云：自觉消减了三分之一。方用：原巴豆甘隧二钱，大戟二钱，商陆五钱，枣儿槟榔五钱，莨宕子二钱，皂荚子二钱，郁李仁五钱，肥大红枣七枚。

十三诊：十九日，方用：原巴豆一两，甘遂二钱，大戟二钱，商陆三钱，枳实五钱，厚朴三钱，蔻花二钱，砂花二钱，郁李仁五钱，肥大红枣七枚。

十四诊：二十一日，方用：原巴豆一两，甘遂二钱，大戟三钱，枣儿槟榔四钱，瘪竹一两，红梅花五钱，黄菊花二钱，郁李仁五钱，肥大红枣十二枚。

十五诊：二十二日，据云：已瘥三分之二，今午返乡休养。方用：原巴豆五钱，甘遂二钱，大戟二钱，狼毒二钱，鳖甲五钱，红梅花五钱，黄菊花二钱，佛手花二钱，郁李仁五钱，肥大红枣十二枚。

受业李鼎谨按：自钟君返乡而后，或通函论病，或来沪求诊，至12月24日蛊胀全平，唯左腹痞结尚存三分之一，因固执根治此病必须切除脾脏之成见，屡欲施行手术。夫子劝之曰："不必也。大腹既已平复，痞亦消去三分之二，苟能续持药治，十全大功，为期不远，若切除而幸愈，则身中缺少一脏，其影响生理亦必大焉。若切除而不愈，其流弊尚堪设想耶！"

摘自《中国古今医案类编经络肢体及杂病类》

【按语】本案为血吸虫病肝硬化，脾肿大，方中狼毒主要用于逐水祛痰，治疗水肿腹胀、癥瘕积聚。

案例 9

郭某，男，25岁。1998年11月5日初诊。

患者纳差，腹胀，乏力，肝区胀痛，在某医院检测乙型肝炎两对半呈"大三阳"，特来我院诊治。此证为肝郁气滞，脾虚不适，治以疏肝健脾、清热解毒、活血为法，使血行气行，经脉通利，诸胀痛自解。

处方： 柴胡30克，郁金30克，五灵脂30克，香附30克，虎杖30克，黄精30克，当归30克，枳壳10克，厚朴10克，重楼10克，制狼毒10克，北五味子10克，桂枝10克，川芎10克，红花20克。

服上方近2个月，患者腹胀消失，纳食可，二便调，但脐周痛，方药稍作调整。处方：柴胡30克，郁金30克，香附30克，虎杖30克，黄精30克，枳壳10克，厚朴10克，砂仁10克，豆蔻10克，重楼10克，制狼毒10克，红花20克，生姜3片，大枣6枚。又服中药1月余，患者脐周疼痛消失，肝区轻微阵痛，上方加五灵脂30克，川楝子30克，当归30克，焦三仙各30克，川芎10克，以加强行气活血之力。继续服用1月余，1999年4月22日在某医院复查两对半，全部转阴。

摘自《肝胆病中医验案点评与误案分析》

【按语】 肝郁气滞脾虚在慢性乙型肝炎中相当常见，疏肝健脾、清热解毒、行气活血是治疗乙型肝炎最常用的方法。慢性乙型肝炎的临床表现复杂多样，但究其病因病机，实则相同，或为邪毒外侵，或脾胃虚弱，或他脏久病及肝，致使肝郁气滞血瘀，治疗上以疏肝清解、活血并用，方能直取其本。肝病日久多及脾胃，故在疗程后期应注重和中化湿健脾，脾气健运，气血生化有源，则气血充旺，肝得其养，利其恢复。方中狼毒具有清热解毒之效。

费某，男，50岁。

1975年春因持续高热，右侧腰部酸痛，入某院作风湿热治疗，数天后，热退出院。然血沉仍为108mm/h，此后一直低热缠绵，右腰酸坠疼痛，四肢关节无异常。旬日后再去某院检查，腹诊时发现肝脏明显肿硬拒按。肝功能：锌浊度18U，甲胎蛋白阳性。患者日渐萎顿，肝区及腰胀痛难忍。于同年4月21日去上海某医院诊治，超声波检查：肝上界第5肋，最大横径13.5cm，上下径17cm，肋下约厚10cm，长9cm；剑突下厚8cm，长9.5cm；肝区较密迟钝微小波二级。提示：肝脏明显增厚。同位素扫描示：肝脏占位性病变。

治则：软坚散结，破瘀消癌。

处方：生鳖甲30克，丹参30克，干蟾皮30克，生山楂30克，半枝莲30克，炙全蝎5克，三棱15克，莪术15克，庵闾子15克，水蛭10克，狼毒6克。2剂后，泻下黑色大便，肝区疼痛减轻。原方去狼毒，加生鸡内金、生牡蛎、党参、炒白术、红枣、当归、郁金等。续服20余剂，肝肿逐渐变软缩小，诸症陆续消退。继以逍遥散、金匮鳖甲煎丸进退施治。复检甲胎蛋白阴性，体征消失。随访四年无殊。

摘自《中医治愈奇病集成》

【按语】此案为肝癌。本方选用性味猛烈的狼毒和破瘀活血之药软坚散结，攻后再以补脾扶正之品，最后以丸、散善后。方药对症，步骤有序，故能获效，特录之以供参考。

案例 II

田某，女，25岁。

婚后4年未孕，前阴生疮（宫颈Ⅲ度糜烂）。白带黄浊，腥臭难闻，量多。月经尚对月，量少，5～8天净。形体消瘦，腰酸腿软，神情疲惫。脉滑数，舌质红，苔黄略腻。此乃下焦湿热之征。湿热聚于前阴，瘀积腐蚀，故有糜烂成疮、白带多、黄浊等症。治宜清热解毒，燥湿杀虫。

处方：狼毒10克，黄连6克，3剂。水煎取汁先熏后坐浴洗患处，日1剂，洗2次。上药用后白带明显减少，腥臭味较前轻。继用清热燥湿、解毒杀虫之法：用黄连粉消毒棉球外上于前阴之中，每日1次。月经来潮停用，前后治疗2月余，后患者停经，喜而告之曰：药后诸症缓解，今已怀孕矣。越年产一男婴，身体健康。此法即《金匮要略·妇人杂病篇》云"少阴脉滑而数者，阴中即生疮，阴中蚀疮烂者，狼牙汤洗之"意也。

摘自《读金匮学妇科》

【按语】此案为狐惑病。本方取狼毒清热燥湿、解毒杀虫之效，特录之以供参考。

川乌草乌医案

医 案

案例 1

张某，62 岁，2005 年 12 月 19 日诊。

退休前为农技人员，常去田间地头。近五六年来，两侧踝关节沉重疼痛，各项检查均无异常发现。以厚袜棉皮鞋裹之，则重痛稍瘥，穿着稍薄则重痛加剧。观其外观无异，舌苔薄白腻，脉来沉迟无力。《内经》云："寒伤形，热伤气，气伤痛，形伤肿。"两踝为人身最下端，寒湿等阴邪常易犯之也。感受寒湿，着而不去，血脉痹阻，经络不通，久而入络，故重痛而多年难愈也。治当散寒化湿，活血通络，宣痹止痛。

处方：乌头汤合薏苡仁汤出入。制川乌、制草乌各 6 克（先煎），炙麻黄 10 克，桂枝 10 克，细辛 3 克，生黄芪 30 克，当归 10 克，炒白芍 15 克，茯苓 15 克，生薏苡仁 30 克，片姜黄 10 克，桃仁 10 克，地龙 10 克，全蝎 5 克，甘草 5 克。服药半月，痛不再发。后间服之，以防其复发也。

摘自《中医临床验案四百例传心录》

【按语】此患者为踝关节疼痛案，症见寒痹，踝关节疼痛剧烈。该患者为农技人员，常年在田间地头耕作，寒湿之邪侵袭关节，导致经络不通，痹阻经脉，故疼痛剧烈，治当以散寒除湿为主，活血通络为辅，以乌头汤为主方，川乌、草乌温经散寒力量雄健。乌头辛热，有毒，入肝、脾、肾经，有祛风散寒、温经止痛之功。但是二者都有一定毒性，必须久煎以分解毒性，煎煮川乌和草乌时，均先煎至少 0.5～1 小时，其煎熬时间的长短以口尝时舌头无麻感为度。药理研究证明，乌头碱、中乌头碱、次乌头碱等双脂型生物碱是乌头的主要有毒成分，遇水、加热可双重水解为氨基类乌头原碱，其毒性可大大降低。煎药用水应控制水药比例在8∶1至10∶1左右，文火煎煮，不断搅拌，以使药物受热均匀、充分溶解，以充分解毒。饭后分2～3次服用，日1剂，大剂量者一般连服超过20剂，中病即止，以防毒性蓄积。

该患者以乌头汤、薏苡仁汤合而治之，麻黄、细辛散寒，加桂枝温通血脉，桃仁、当归、姜黄活血化瘀，且以虫类药地龙、全蝎搜剔经络，通络止痛，收效较好。

案例 2

王某，男，34岁。

患鹅掌风2年之久，经中西医治疗效果不太明显，手掌、手指皮下生小水疱，瘙痒无时，微痛不断，疱破起白皮脱掉。左手轻，右手重。来门诊治疗。

处方：川乌15克，草乌15克，透骨草30克，防风15克，白芷15克，紫草30克，食醋60mL。水煎20分钟，将患手泡在药汤内，边泡边揉擦，洗擦30分钟，每日1～2次，连洗5天，其病自除。

摘自《临证集要》

【按语】该例为鹅掌风，西医治疗效果欠佳，手掌、手指皮下生小水疱，瘙痒无时，微痛不断，系患者内湿，外加湿邪浸淫日久而生。处方以川乌、草乌为主，二者均具有祛风除湿、温经止痛之功，散风通络，此患者发病部位主要在手掌，故以外洗方浸泡，川乌、草乌用量较大，加透骨草透骨止痛疏风，防风、白芷祛风止痛，紫草凉血活血，外用加用食醋以增强药效。有歌赞曰：川乌草乌透骨草，防风白芷

川乌草乌医案

加紫草，再加食醋适量熬，趁热洗手效果好。

案例 3

李某，女，56岁。

患者于 3 个月前因左胁下疼痛被某医院疑为肝脏占位性病变（曾患过宫颈癌已行手术切除），而服该院自制的中成药"肝癌 1 号"冲剂。服药 2 周后，右胁疼痛虽减，但痛下移于脐周，伴腹胀、大便稀如清水，日泻 6～7 次，甚则 10 余次。又先后服附子理中丸、人参健脾丸等温中益气、健脾理气之品，腹泻止而余症如前。刻诊：腹胀膨隆日渐增大，腹痛随胀满而加重，兼见恶心呕吐，饮食不佳，心悸气短，肢冷畏寒，口渴，大便稀，尿清短，舌质胖大淡暗而苔白，脉沉而弦。

辨证：脾肾阳虚，中焦不运，寒饮内聚。

治法：温阳散寒，化湿定痛。

处方：赤丸加减。姜半夏 12 克，细辛 6 克，制川乌、草乌各 6 克，茯苓 30 克，党参 12 克，朱砂 1 克（分冲），每剂煎 3 次，分 3 次服完，每日 1 剂，6 剂。服 6 剂后腹痛胀满大减，腹围缩小大便由稀转稠，小便增多，药已中的，效不更方，去朱砂之镇逆，加槟榔、焦三仙以调理脾胃，继服 12 剂痊愈。

摘自《常用金匮方临床应用》

【按语】56 岁女性患者，因脾肾阳虚而见肢冷寒，大便稀，尿清短，舌质胖大淡暗而苔白；中焦不运，寒饮内聚则腹痛、腹胀，兼有恶心呕吐、饮食不佳、心悸气短；湿阻气化，津不上乘则口渴；脉沉而弦为寒饮内停。因此治当温阳散寒，化湿定痛。

方中制川乌、制草乌、细辛温阳散寒止痛；茯苓、姜半夏化饮降逆止呕；配用朱砂重镇降逆；加党参益气扶正，共奏温阳散寒、化湿定痛、益气和中之效。需要注意的是，本方半夏与川乌、草乌同时适用，取相反相成作用，以增强散寒化饮降逆之力。虽有报道两者配伍没有毒副作用，相反有增强药物疗效的作用，但在临床使用时仍需谨慎。

《金匮要略》："寒气厥逆，赤丸主之。"茯苓四两、乌头二两（炮）、半夏四两（洗）、细辛一两，上四味末之，内真朱为色，炼蜜丸如麻子大，先食酒饮下三丸，日再夜一服；不知，稍增之，以知为度。

赤丸是由茯苓、半夏、乌头、细辛为末，掺入朱砂，炼蜜为丸组成，因朱砂色赤，故名赤丸，治疗寒气厥逆的腹痛证。本方常用于治疗寒疝腹痛、疝痛、睾丸抽痛等属于阳虚寒饮为患，见有腹痛、肠鸣、肢厥、呕吐、眩晕、舌胖苔白滑、脉沉弦等症，加减应用根据阳虚、寒气之轻重进行。如阳虚气虚甚者，加黄芪、党参、茴香、干姜；若寒气盛者，加附子、肉桂等；若气滞明显者，加陈皮、荔枝核、橘核、川楝子等。

案例 4

彭某，男，35岁。

患外痔5年，每逢饮酒、食用辣椒，大便干结而致外痔发作，疼痛难忍，行走困难。检查：3点、9点处有痔核各一个，呈紫红色，似花生大小，给予白杨树皮、蛤蟆草、蒲公英各30克，苏木10克，苦参12克，透骨草15克，生草乌、生川乌、生甘草、艾叶各 6 克，取上药放入砂锅中加水适量煮沸 15 ～ 20 分钟，两次药液合并备用。用上药液加温后熏洗肛门，每日两次，每次 20 ～ 30 分钟。若药液不变质，1 剂药液可用 3 ～ 5 天，10 天为一个疗程。用药 3 剂，熏洗 15 天痊愈，近 8 年未复发。（《陕西中医》1990 年第 4 期）

[注释]

蛤蟆草：委陵菜之异名，为蔷薇科植物委陵菜的根或带根全草。性味苦平。功能：祛风湿，解毒。

摘自《古今专科专病医案肛肠病》

【按语】本案患者患外痔 5 年，局部肿疼不休，行走困难。多由过食辛辣刺激胃肠，饱食内生湿热蕴积于大肠，大便多干硬，加上平素少动，日久而发外痔。其证因主要由于湿热下注，结聚肛门，局部气血瘀滞，经脉不通所引起。因此以蛤蟆草、蒲公英清热解毒；透骨草、苏木、白杨树皮清热而兼活血化瘀；生草乌、川乌温经通络止痛；甘草调和诸药。全方合用煎汤熏，使局部湿去热清，气血和畅，则外痔渐愈。

案例 5

宁某，男，48 岁。1985 年 5 月 6 日初诊。

右侧腘窝下疼痛 1 月余。患者右侧腘窝下至足胫疼痛剧烈，不可屈伸。先在内科住院治疗，按关节痛论治，无明显效果。请外科会诊，外科认为是深部脓肿但不红肿，按之用药，亦无效果。再请中医会诊，观局部无红肿，但右侧膝下至足踝疼痛不已，患肢不可屈伸，苔薄白，脉弦紧。

中医诊断：历节风，寒湿凝经，不通则痛。

治疗法则：温经散寒，蠲痹镇痛。

处方：金匮乌头汤。麻黄6克，白芍15克，黄芪15克，制川乌9克，甘草10克（川乌入蜜先煎1小时）。

二诊：上方服1剂后，症即减轻，3剂服完则疼痛大减。原方再进3剂。

三诊：疼痛基本消失，改用下方巩固。处方：独活10克，桑寄生12克，当归10克，赤白芍各12克，桂枝、白术、附子、防己、防风、秦艽、川芎各10克，熟地黄、杜仲、怀牛膝、党参各12克，甘草5克。

上方服5剂，一切如常，停止中药治疗，观察1个月未见异常，能从事正常体力劳动。

摘自《沈开金医案撷菁》

【按语】此例为历节风案，该病患无明显原因之疼痛，且痛势剧烈，外表不红不肿，根据其临床表现，与中医之历节风相似。《金匮要略·中风历节病脉证并治第五》："病历节不可屈伸，疼痛，乌头汤主之。乌头汤方：治脚气疼痛，不可屈伸。"观仲景之方，止痛多用乌头，因其温阳除痹多用附子，对于这些麻痹重症，不用乌附毒药是不能解决的。川乌较草乌温里散寒之力强，草乌的药力及毒性较川乌峻猛，但温阳之力稍弱，长于除痹止痛，加芍药、甘草以疏筋缓急止痛。蜜汁炙乌头可减其毒性而缓和药性。

案例 6

李某，男性，26岁，已婚。1981年7月9日初诊。

患者自7月8日天下暴雨，穿短裤冒雨涉水，淋雨受凉，晚上又加房事，次晨即现右侧睾丸先胀，继之抽痛，沿少腹牵引到右胁下疼痛，阵发增剧，周身无力，来诊就医。观其舌质稍红，舌苔黄厚腻，六脉沉细。余思《金匮要略》云："寒疝腹中痛，逆冷，手足不仁，若身疼痛，灸刺诸药不能治，抵当乌头桂枝汤主之。"此证属寒疝。宜"温阳散寒"，取乌头桂枝汤为治。

处方：川乌 10 克，草乌 10 克，桂枝 10 克，白芍 25 克，甘草 6 克，生姜 6 克，大枣 4 枚。

每日一剂，分二次煎服。7 月 13 日复诊，诉服药 1 剂后，右侧睾丸及少腹抽痛减轻，未再阵发。服 3 剂药后痛逐渐消失，仅觉乏无力，胃纳欠佳。舌苔厚腻，脉沉。此寒邪已去大半，唯湿浊未罢，照上方加藿香 10 克、苍术 10 克，以芳香化浊治其本，又予 4 剂。服药后诸症消失而愈。

摘自《临床验集》

【按语】本例为典型的寒疝，病因为淋雨感受寒湿之邪，又加房劳伤及肾经，发为寒疝，对于寒疝的治疗，《金匮要略》："寒疝腹中痛，逆冷……抵当乌头桂枝汤主之。"乌头为寒疝专设。本例的治疗，川乌、草乌同用有祛寒逐冷、温经止痛之功，加强温阳散寒作用，桂枝汤调和营卫，解表散寒，故能表里同治，直捣寒邪。《长沙药解》曰："乌头，温燥下行，其性疏利迅速，开通关腠，驱逐寒湿之力甚捷。"

二诊时，由于有湿邪，再加藿香、苍术芳香化浊，起到药到病除、得心应手之效。

案例 7

胡某，女，36 岁。

发病已 4 年，曾在多处住院，用各种中西药物无效。

1958年初来医院住院时，先用大剂量强的松治疗3周，但全无起色，四肢关节活动均受阻，不能活动，近乎尸蜡，口仅能轻度张开，需由他人喂饭。乃停去一切药物，改服用上方，4剂后自诉有全身松动感；8剂后两手开始能动，一手能摸到对侧上臂；14剂后能起坐；40剂后能自行翻身；3个月后能梳头及料理自己生活。

处方：制川乌9克，制草乌9克，桂枝9克，羌活4.5克，独活4.5克，秦艽6克，炒防风6克，汉防己9克，伸筋草12克，连翘12克，白芥子15克，生黄芪12克，全当归9克，桑寄生9克，川牛膝9克，玄参9克。

加减：雷诺征明显者减玄参，加附子、丹参、泽兰、漏芦；肌肉关节酸痛麻者加泽兰、丹参、白薇、贯众；咳嗽者加麻黄、前胡、桔梗；尿蛋白阳性者加白术、黑料豆、玉米须、薏苡仁；肝脏损害者加黄芩、香附、丹皮。

摘自《古今名医临证金鉴外科卷》

【按语】该例属于痹证范畴，见皮肤干槁而发硬，状如制革，张口闭目受阻，合于经文所述之"皮痹"；肌肉消瘦，不能屈伸，合于"筋痹""肉痹"；全身骨节酸痛，骨萎缩变形，合于"骨痹"。川乌、草乌：祛寒止痛之力较强，配合使用治疗寒痹，临床大剂量使用才能获得较佳疗效。疾病对证、配伍得当、量小渐增、久煎频服，可使川乌和草乌应用更加安全有效。

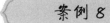

案例 8

王某，男，40岁，农民。1991年4月8日初诊。

左下肢呈放射样疼痛已3个月。患者于3个月前因居住潮湿兼受风冷，以致腰髋疼痛。左下肢痛，自臀部沿大腿后侧、腘窝部、小腿外侧，放射至足跖部。下肢冷痛，遇风冷加重，得热则舒。患者曾用激素类药、抗风湿治疗无好转。X线腰椎正侧位片提示：第3腰椎椎体前上缘塌陷缺损，局部可有钩刺状骨质增生。舌淡苔白，脉象沉涩。

中医诊断：痹证。

西医诊断：坐骨神经痛，腰椎陈旧性骨折。

辨证：风寒湿痹。

治法：祛风胜湿，活血通络。

处方：四生丸加减。桂枝10克，川乌、草乌各9克，当归、地龙各15克，僵蚕、五灵脂、炒桃仁各10克，红花、牛膝、杜仲各12克，细辛3克，甘草6克，水煎服。

二诊：服上方后，下肢仍感疼痛，从臀部向下肢放射，活动后加重，舌质红，苔薄白，脉弦涩，原方加制乳香、制没药各10克。

三诊：下肢疼痛，沉重感，纳差食少，舌红，苔黄腻，脉弦滑。原方加薏苡仁30克，黄柏、苍术各9克。

四诊：腰髋部及左下肢酸软疼痛，舌红，苔薄白，脉沉细。原方加淫羊藿15克，巴戟天、补骨脂各9克。

五诊：腰髋部及下肢疼痛消失，唯感心悸气短，四肢乏力，纳差食少，舌淡，苔薄白，脉细弱。原方加黄芪15克，党参10克，又连服30剂善后。随访年半未复发。

［来源］《妇人大全良方》。

［功效］祛风散寒，活血通络。

［主治］坐骨神经痛（风寒湿邪痹阻型）。症见下肢呈放射样疼痛，游走不定，舌红，苔白腻，脉弦紧。

摘自《古今效方临床应用》

【按语】本证多因风寒湿邪侵袭、气血经络痹阻所致。治宜祛风散寒、活血通络。该病患下肢呈放射样疼痛，患肢沉重，行走不利，舌质暗红，苔白腻，脉沉滑。方中僵蚕祛风化痰通络；草乌祛风胜湿、宣痹止痛；地龙清热通络；五灵脂活血化瘀止痛。全方具有温经活血、祛风活络之效。川乌、草乌具有祛寒逐冷、温经止痛之功。

案例 9

袁某，男，57 岁。1999 年 5 月 17 日就诊。

主诉：周身关节疼痛多年，加重 1 个月。患者长年水上作业，罹风湿性关节炎多年。平素每届冬春季节，症情易作。近因气候连日阴雨，致宿恙复萌。症见周身关节疼痛，双手握拳功能下降，头昏沉，步履欠稳，纳呆，小便正常，大便时稀。5 月 12 日在医院检查抗链球菌溶血素"O" 825U，血沉 25mm/h，类风湿因子阴性，血液流变学示：高黏血症Ⅲ级。舌质淡红，苔白腻，脉弦滑。证属风湿阻络，脉络不和，故予祛风胜湿，活血通络，冀能应手为吉。

处方：羌活、独活各 15 克，制川乌、制草乌各 9 克，生薏苡仁、炒薏苡仁各 15 克，防风、防己各 10 克，赤芍 15 克，生黄芪 25 克，宣木瓜 15 克，川牛膝 15 克，川桂枝 10 克，片姜黄 15 克。

5 月 20 日二诊：药后周身关节疼痛减轻，右手握拳功能欠佳，步态欠稳。中药守上方加伸筋草 15 克，制乳香、制没药各 9 克，土鳖虫 9 克。

5 月 29 日三诊：上药服后，全身关节疼痛明显减轻，右手握拳功能接近正常，步履稳健，舌质淡红，苔薄白，脉弦滑。方已奏效，勿须更张，上方续进一周。

6月10日诸症悉除，复查血抗"O"<500U，血沉18mm/h，血液流变学检查无异常。

摘自《李济仁新安名医医案选析》

【按语】此病缘于长年潮湿作业，风寒湿邪客入筋脉，发为筋痹。乌头辛热，有毒，入肝、脾、肾经，有祛风散寒、温经止痛之功。筋痹之病理产物为痰与瘀，故经利湿化痰祛瘀之剂治疗后，痰除瘀消，则筋痹自愈，西医检查血液黏滞度高，亦属中医之痰瘀范畴，故痰消则高黏血症亦除。

案例 10

李某，男，50岁，已婚。初诊：1982年3月12日。

主诉及病史：腰骶部疼痛2～3年，无明显外伤史，遇气候变化病情转剧，腰骶部怕冷，腰部有酸重感。经外地用针灸及草药等治疗显效。

诊查：素体尚健，舌淡瘀，苔薄白，脉弦而缓。

辨证：痰瘀阻络，风湿痹痛。

治法：祛风化痰，活血通络。

处方：威灵仙30克，鬼箭羽10克，千年健10克，川乌、草乌各9克（先煎），水蛭10克，土鳖虫5克（研末吞），白芥子10克，胆南星5克，陈皮5克，3剂。

3月15日二诊：药后疼痛减轻，再进原方3剂。

药后病情控制，即以六味地黄丸250克，调治而愈。

摘自《中国现代名中医医案精华》

【按语】痹证为闭塞不通之证，痰瘀阻络，不通则痛。临床上除热痹外分痛痹、行痹、着痹。在诸痹治疗中祛络中之瘀为治疗之关键。历来治痹强调祛风通络。其实，祛风止痛治其标，祛痰化瘀为治本之法。案中之水蛭、土鳖虫活血化瘀，白芥子、胆南星、陈皮祛痰利湿，威灵仙、鬼箭羽、千年健、川乌、草乌为痰瘀同治之品，并各有止痛之功，所以本方在痹证发作时效果较好。其中川乌、草乌为有毒之品，必须先煎20分钟以上，一以减其毒性，二以增其止痛之功。待病情稳定后当以补肾为治。现代著名中医学家朱良春先生用益肾蠲痹丸，强调补肾在痹证治疗中的地位，所以医嘱以六味地黄丸长服。六味地黄丸为补肝肾、化痰瘀之剂，很适合痹证的治疗。

案例 11

郭某，女，26岁，农民。1980年10月29日初诊。

主诉：右侧腰臀部及下肢挛急疼痛两个多月。近1月来呈持续性加重。自述于产后3天到室外活动。回屋后感腰背部困凉不适，当晚出现右侧腰臀部及大腿后侧、小腿外侧疼痛，难以伸屈，局部发凉。在公社及地、市医院中西药物治疗，连续服药6日，诸症仍不缓解，且近月余有增，疼痛呈持续性，被迫卧床，翻身困难，生活不能自理，疼重时痛哭叫喊，夜不眠。于1980年10月29日乘人力车来我门诊求治。检查：体质消瘦面色萎黄，表情痛苦。不能站立、行走，需两人架扶。腰部强直，活动受限，动则痛剧。右小腿外侧皮肤感觉稍迟钝，跟腱反射明显减弱，直腿抬高及背屈试验阳性，椎旁、臀明显压痛。四肢稍凉，舌质淡，苔白，脉象弦细。辨证：产后气血暴虚，风寒之邪侵袭，客于筋脉，凝闭气血，故疼痛剧烈，局部发凉。气虚阳弱，加之寒邪侵袭，阳气更伤，四肢失煦，故四肢发凉。气血虚弱，故见面黄体瘦、舌淡苔白、脉弦细等症，细则血虚，弦乃寒滞疼剧之征。四诊合参，诊为气血亏虚、寒滞经脉所致之痹证。

诊断：痛痹（坐骨神经痛）。

处方：黄芪60克，桂枝12克，白芍24克，制附片7克，制川乌9克（先煎），制草乌9克（先煎），五加皮15克，川续断15克，当归15克，川牛膝12克，威灵仙15克，甘草6克，生姜3片，大枣4枚。水煎服，每日1剂。

复诊：上方3剂后，疼痛减轻，可持杖近距离跛行，局部仍有凉感，上方附子用9克，继服5剂。

三诊：疼痛大减，可离杖行走500多米路，凉感消失，唯活动后腰臀部有酸困感，效不更方，再进5剂。

四诊：疼痛消失，腰部活动自如，独自骑自行车来诊。仍以前方减川乌、草乌各为7克，3剂，巩固疗效。追访22个月，一直未复发。

摘自《古今效方临床应用》

【按语】本证乃气血不足，腠理不密，以致外邪易于入侵；留滞经络，气血阻滞，不荣则痛，不通亦痛。治宜调补气血，祛邪通络。方中黄芪、桂枝益气温经通阳；当归、白芍养血柔肝；川乌、草乌合威灵仙温经散寒，搜风湿，定剧痛；川续断、五加皮强腰膝壮筋骨，祛风除湿；川牛膝活血祛瘀，引血下行，以通利筋脉，且能引药向下，直达病所；白芍配甘草柔肝化阴，濡润筋脉，缓急止痛，且甘草能缓其川乌、草乌之毒性；生姜、大枣和营卫而调中。诸药合用，攻补兼施，相得益彰，祛邪而不伤正，扶正而无留邪之弊，共奏益气养血、散寒定痛、祛风除湿、通利筋脉之效。

案例 12

杨某，男，46岁，教师。1984年8月2日初诊。

自觉恶风畏寒，四肢不温，肘膝关节肿胀酸痛，屈伸不利，精神倦怠，纳谷寡味，便溏溲清。脉沉细，苔白腻，舌质淡。

诊断：痹病（寒湿型）。

治法：祛寒渗湿，通络调营。

处方：淫羊藿20克，仙茅15克，制川乌、制草乌各12克（先煎），威灵仙15克，地龙15克，桂枝12克，怀牛膝15克，苍术9克，鸡血藤15克，制附子12克，黄柏9克。另用小乌梢蛇1条去头和皮，酒制研末分吞。

8月17日二诊：肘膝关节剧痛减轻，余恙如前，宗原意加大温阳药剂量，制附子、制川草乌、桂枝均加至20克再进。

9月1日三诊：药后四肢转温，不恶寒，肘膝关节活动自如，疼痛消失，精神亦振，纳谷大增。再拟前方去附子、川乌、草乌、黄柏，加秦艽、当归、丹参各15克，川芎12克，以白蜜为丸，日服3次，每服15克。

9月20日四诊：诸恙均除，停药追访至今，未见复发。

摘自《李济仁临证医案存真》

【按语】此案例为临床常见的寒痹证，治以祛除寒湿、温通经络，李济仁老先生采用治疗痹证的经验方——三仙汤：仙茅、淫羊藿、威灵仙，加入散寒宣痹的川乌、草乌、附子，此三味属于同类药物，散寒宣痹力量较大，然毒性亦大，药量需要谨慎控制，且尽量使用依法炮制过的药品。在此例病案中，李老处方中川乌、草乌的用量较大，见效较迅速，待见效后把毒性药物去掉，加入平和通络之品，制成丸药，完美收功。

案例 13

王某，男，42 岁，职工。首诊时间：1977 年 12 月 9 日。

主诉：左侧腰腿疼痛 3 个月。

现病史：患者 3 个月前曾住潮湿之室，渐感左侧腰腿疼痛，日趋加重，且左脚背外侧痛麻发冷。经西医诊为"坐骨神经痛"，迭经治疗，无明显效果。诊见：坐骨神经压痛点（+），抬腿试验：右腿 70°，左腿 45°。苔白，脉稍弦紧。

中医诊断：痹证。

西医诊断：坐骨神经痛。

辨证：寒湿痹阻。

治法：温经祛寒通痹，舒筋活络止痛。

处方：川乌 6 克，草乌 6 克，羌活 6 克，独活 9 克，全蝎 1.5 克，木瓜 9 克，当归 9 克，川芎 9 克，桂枝 9 克，乳香 9 克，台乌 6 克。

予 4 剂。以水加黄酒 50mL 煎服，每日 1 剂，并嘱用药渣趁热外敷经用上方后，1978 年 1 月 1 日复诊诉腰腿终痛明显减轻，自觉患肢温热，行走便利，但足背外侧仍有发冷感，苔薄白，脉弦稍缓。原方加川牛膝 9 克，丹参 15 克。再投 3 剂，煎法同前。春节随访，症状基本消失，临床治愈。

摘自《国医大师张学文》

【按语】本例为坐骨神经痛，发病率较高。本患者曾住潮湿之室，脉象弦紧，属于寒痹证，治以温经祛寒通痹，舒筋活络止痛，采用辛温大热之品，配合活血通络药物，兑入黄酒以助药力，稍加虫类药物以搜剔经络，再以药渣外敷患处，疗效稳定。本案中川乌、草乌用量适中，然宣痹止痛力量较大，另外，方中乳香、没药、丹参、当归之组合为张锡纯治疗肢体关节疼痛常用组合——活络效灵丹，临床疗效较好。

案例 14

李某，男，8岁。3天前突然出现胃脘剧痛，呕吐，西医急诊治疗略缓解。现仍有胃脘疼痛、吐、泻，喜热食，但服后即吐。舌淡红，白腻苔，脉数紧。

处方：川乌50克，先煎去麻，去渣后纳入蜜糖150克。每日服2次，4日服完。服药2次痛减，服完病愈。

摘自《经典火神派医案点评·曾辅民医案》

【按语】此患者为急性发作胃脘痛案，根据患者症状应该属于胃痉挛之类疾患，西医对症治疗效果欠佳。该患者年龄较小，喜温热食物，然食后即吐，舌质淡红，脉紧数，辨证为寒邪客于中焦，治疗方剂较为特别，直接使用大乌头煎方。川乌50克，久煎，且兑入蜂蜜以解毒，分两天用完。川乌辛温散寒，单刀直入，蜂蜜解毒，甘味之品缓急止痛，药后病愈，有胆有识，值得借鉴学习。

案例 15

吴某，男，25岁。1983年9月2日就诊。

患者于一个月前夜卧湿地，遂觉左侧肋下及胸背引痛，当时未加重视。昨晚起肋痛加剧，又增寒热，深吸气或咳嗽时痛不可忍。诊为肋间神经痛。中医辨证属寒湿侵犯肝络。

处方：乌头汤加春柴胡。制川乌12克，麻黄6克，赤芍、白芍各12克，甘草24克，生黄芪12克，春柴胡3克，蜂蜜30克，加冷水泡透后煎半小时，温服。再喝小杯白酒，覆被而卧。约1小时后周身汗出，自觉痛减大半。两小时后饮二汁，热退痛除，仅留少许不适，继以养血疏肝之品调理两周而愈，追访至今，亦未复发。

摘自《金匮名医验案精选》

【按语】壮年男患，夜卧湿地后出现胁肋疼痛，根据患者病因，治疗时直接采用祛除寒湿的乌头汤加减，治疗胁肋疼痛的惯用方剂，如疏肝理气、化瘀止痛类方剂则不予考虑。乌头有毒，用白蜜之甘以缓之，加入白酒以助通络，汗出后症状明显缓解。川乌类方剂并非治疗关节疼痛的专属方，临床时应当根据中医辨证思维扩充经方的使用范围。

案例 16

寇某，女，33岁，农民。

患者眩晕，手颤、麻木半年，眩晕甚时，仆倒于地，口不能言，然心中明了此乃与痫证不同者也。颤抖剧时，不能持物，难以就餐。麻木以右手食指为甚，掐之不痛，不得穿针缝纫。胃纳一般，二便正常，痰多喜唾，头面畏冷，二目干涩，视物模糊，胸胁满，喜太息。舌淡红，苔微腻，脉象弦滑，诊腹无压物。观其脉症，此为风痰为患。盖肝郁脾伤，痰饮遂生与风相合，朋比为奸。瘀塞经络，则麻木颤抖；上扰清空闭塞清窍，是以昏仆。遵丹溪"风痰宜散"之说，拟四生丸改汤治之。

处方：川乌6克，生半夏10克，生南星10克，生白附子10克，生姜6片，三剂。

二诊：眩晕大减，再未跌仆，颤抖、麻木亦明显减轻，唯情志不舒时症有反复，脉象弦滑，仍属肝气郁结证也。上方加枳壳15克，柴胡10克，甘草6克，三剂。后陪友来诊，知除偶尔颤抖、麻木外，眩仆再未发生。

摘自《临证实验录》

【按语】本例为重症眩晕案例，眩晕、手颤、麻木、昏仆，根据辨证，确立风痰阻络的病根，痰饮为病，随气升降，无处不到，与风相结，是为风痰阻塞经络，治疗时采用临床上大都畏惧的生半夏、生南星、生川乌，药味虽少，但力量专一，药简效宏，药后效果极好。因其肝气郁结，故加柴胡、枳壳、甘草，药后病愈。临床中川乌、半夏、胆南星生用治疗眩晕的病案极少，且半夏、川乌属于十八反之列，此例病案值得研究学习。

川乌草乌医案

参考文献

［1］柳少逸.柳少逸医论医话选［M］.北京：中国中医药出版社，2015

［2］尹国有.国医大师内科验案精选240例［M］.北京：人民军医出版社，2013

［3］刘俊红，刘霖.名老中医临证验案医话［M］.北京：人民军医出版社，2011

［4］高留泉.奇病怪症诊疗秘典［M］.郑州：中原农民出版社，2007

［5］陶广正，高春缘.古今名医医案评析［M］.北京：中国中医药出版社，2012

［6］邓嘉成.仲景方在急难重病中的运用［M］.上海：上海中医学院出版社，1989

［7］杨鹏举.中医单药奇效真传［M］.北京：学苑出版社，2005

［8］刘祖贻.三湘医萃［M］.北京：人民军医出版社，2013

［9］韩学杰，李成卫.沈绍功验案精选［M］.北京：学苑出版社，2006

［10］孙希圣.孙希圣临证心得实录［M］.北京：中国医药科技出版社，2012

［11］来春茂.来春茂医话［M］.昆明：云南人民出版社，1984

［12］彭建中.中国古今医案精粹选评［M］.北京：学苑出版社，1998

［13］常章富.颜正华验案精选［M］.北京：学苑出版社，2007

［14］蔡文就.伤寒论临床运用［M］.北京：科学出版社，2010

［15］曹志刚，贾树培．临证集要［M］．北京：人民军医出版社，2011

［16］邢锡波．邢锡波医案集［M］．北京：中国中医药出版社，2012

［17］王克勤．王德光学术经验集［M］．北京：科学出版社，2014

［18］卢祥之．国医大师郭子光经验良方赏析［M］．北京：人民军医出版社，2013

［19］韩丽华，张文学．豫鲁名老中医临证录［M］．北京：人民军医出版社，2012

［20］陈国庆，曹利平．陈恩中医世家经验辑要［M］．西安：陕西科学技术出版社，2004

［21］唐先平．眩晕（晕厥）古今名家验案全析［M］．北京：科学技术文献出版社，2004

［22］奚凤霖．奚凤霖医论医案集［M］．北京：中国中医药出版社，2013

［23］柳少逸．柳吉忱诊集纂论［M］．北京：中国中医药出版社，2016

［24］黄仰模．常用金匮方临床应用［M］．北京：人民卫生出版社，2011

［25］潘博，李东芳．潘敏求黎月恒医案精华［M］．北京：人民卫生出版社，2014

［26］马俊杰．陶君仁临证要旨［M］．北京：人民卫生出版社，2016

［27］朱文芳，孙克伟．谌宁生医案精华［M］．北京：人民卫生出版社，2015

［28］张了然．张了然医话医案选［M］．北京：人军医出版社，2012

［29］刘学华，钱先，赵聚山．难治性风湿免疫病辨治与验案［M］．北京：科学技术文献出版社，2011

［30］贺菊乔．贺菊乔老中医临床经验荟萃［M］．太原：山西科学技术出版社，2015

［31］白习明．中医临证求索集［M］．北京：人民卫生出版社，2012

［32］仝小林，李平.中医博士临证精华［M］.北京：人民卫生出版社，
　　　2004

［33］杨洪明，杨绍戊.老中医诊籍评鉴［M］.北京：中医古籍出版社，
　　　2016

［34］陈熠生.中国百年百名中医临床家丛书·内科专家卷［M］.北京：
　　　中国中医药出版社，2003

［35］袁灿兴.胡建华临证治验录［M］.上海：上海科学技术出版社，
　　　2013

［36］李艳，王惟恒.李济仁临证医案存真［M］.北京：人民军医出版
　　　社，2009

［37］寇子翔，陈慧娲.陈宝贵医案选萃［M］.北京：中国中医出版社，
　　　2015

［38］孟琳升.中国致癌大成［M］.北京：北京科学技术出版社，2000

［39］高红勤.国家中青年名中医［M］.郑州：中原农民出版社，2015

［40］马栓全，赵孝平，高新彦.古今名医外科医案赏析［M］.北京：
　　　人民军医出版社，2008

［41］蔺友良.医案求真［M］.北京：中国中医药出版社，2013

［42］柳少逸.牟永昌诊籍纂论［M］.北京：中国中医出版社，2017

［43］刘渊.郭子光各家学说临证精要［M］.北京：人民卫生出版社，
　　　2011

［44］范爱平，曲家珍，李琏.李介鸣验案精选［M］.北京：学苑出版
　　　社，2007

［45］王文友.王文友行医60年临床经验集［M］.北京：中国中医出
　　　版社，2017

［46］沈桂祥.沈桂祥临证经验实录［M］.北京：中国中医药出版社，
　　　2016

［47］罗增刚.李凤翔临证经验集［M］.北京：学苑出版社，2007

［48］王键. 新安医学名医医案精华［M］. 北京：中国中医药出版社，
　　　2009

［49］湖南省中医药研究所. 湖南省老中医医案选［M］. 长沙：湖南科
　　　学技术出版社，1980

［50］王付. 经方合方辨治疑难杂病［M］. 郑州：河南科学技术出版社，
　　　2014

［51］易法银. 现代名医类案［M］. 太原：山西科学技术出版社，2013

［52］姬元璋. 伤寒类证探析［M］. 北京：人民卫生出版社，2004

［53］谢文伟. 中国成功治疗肿瘤一百例［M］. 北京：科学普及出版社，
　　　1993

［54］吴维城. 吴灼燊医论医案选析［M］. 北京：中医古籍出版社，
　　　2011

［55］柴瑞霭. 柴瑞霭［M］. 北京：中国中医药出版社，2014

［56］柴瑞霭. 全国名老中医柴瑞霭临床经验集萃［M］. 北京：科学出
　　　版社，2011

［57］夏翔，王庆其. 历代名医医案精选［M］. 上海：上海人民出版社，
　　　2004

［58］沈智理，李淑君. 尚品洁医案精华［M］. 北京：人民卫生出版社，
　　　2015

［59］朱良春. 章次公医术经验集［M］. 长沙：湖南科学技术出版社，
　　　2004

［60］孙元莹. 张琪老中医临证备忘录［M］. 北京：化学工业出版社，
　　　2007

［61］吕景山. 施今墨医案解读［M］. 北京：人民军医出版社，2004

［62］陈明，刘燕华，李方. 刘渡舟验案精选［M］. 北京：学苑出版社，
　　　2007

［63］刘炳凡. 奇效验案［M］. 长沙：湖南科学技术出版社，2005

［64］鲁兆麟．中国古今医案类编·心肾病类［M］．北京：中国建材工业出版社，2001

［65］李济仁．中医名家肿瘤证治精析［M］．北京：人民军医出版社，2011

［66］余泽运．杏林发微·四十年杂案验案体悟随笔［M］．北京：中国科学技术出版社，2017

［67］张锡纯．医案讲习录［M］．北京：学苑出版社，2007

［68］孙其新．李可临证要旨［M］．北京：人民军医出版社，2011

［69］张栋．名医经典医案导读［M］．北京：人民军医出版社，2009

［70］李郑生，张正杰．国医大师李振华脾胃病临证验案集［M］．郑州：中原农民出版社，2015

［71］梅祥胜，李丽，杨明杰．国医大师验案良方·五官卷［M］．北京：学苑出版社，2010

［72］季伟苹，沈小珩．上海新中医医案精粹［M］．北京：人民卫生出版社，2009

［73］苏礼．古今专科专病医案·老年病［M］．西安：陕西科学技术出版社，2003

［74］包素珍．肿瘤名家验案精选［M］．北京：人民军医出版社，2006

［75］闫云科．临证实验录［M］．北京：中国中医药出版社，2005

［76］贾立群．现代名中医肿瘤科绝技［M］．北京：科学技术出版社，2001

［77］谭同来．百家名医治验实录脑梗塞［M］．太原：山西科学技术出版社，2011

［78］杨思澍，中国现代名医验方荟海［M］．武汉：湖北科学技术出版社，1996

［79］凌云鹏．临诊一得录［M］．北京：人民卫生出版社，2006

［80］陈沫金．陈沫金医话医案［M］．北京：学苑出版社，2012

［81］史宇广，单书健.当代名医临证精华肿瘤专辑［M］.北京：中医古籍出版社，1992

［82］龚士澄.龚士澄临证医案选［M］.北京：人民卫生出版社，2010

［83］姜兆俊.中医外科经验集［M］.北京：人民卫生出版社，2006

［84］迟永春，杨维稼.中医治疗癌症验案秘方［M］.北京：北京出版社，2001

［85］凌耀星.中医治疗疑难病130例纪实［M］.上海：上海三联书店，2001

［86］钟洪.钟洪医案医论［M］.北京：学苑出版社，2006

［87］王少华.中医临证求实［M］.北京：北京出版社，2006

［88］王新华.中医历代医案选［M］.北京：中国中医药出版社，2014

［89］黄甡，马丙祥.郑颉云临证经验辑要［M］.北京：人民军医出版社，2012

［90］柯利民.老中医医案选［M］.哈尔滨：黑龙江中医药科技出版社，1981

［91］杨君柳，杨建新.杨君柳医案医话［M］.北京：中国中医药出版社，2013

［92］陈明.金匮名医验案精选［M］.北京：学苑出版社，2000

［93］哈孝贤.中国百年百名中医临床家丛书·哈荔田［M］.北京：中国中医药出版社，2003

［94］单书健，陈子华.古今名医临证金鉴·肿瘤卷［M］.北京：中国中医药出版社，2011

［95］董建华.中国现代名中医医案精华［M］.北京：北京出版社，1990

［96］鲁兆麟.中国古今医案类编·气血及津液病类［M］.北京：中国建材工业出版社，2001

［97］孙西庆.名老中医失眠医案选评［M］.济南：山东科学技术出版

社，2016

［98］鲁兆麟．中国古今医案类编·肝胆病类［M］．北京：中国建材工业出版社，2001

［99］鲁兆麟．百病百家百案［M］．北京：北京科技出版社，2016

［100］姬领会．读医案学中医［M］．北京：人民军医出版社，2013

［101］李祥云．中医治愈奇病集成［M］．上海：文汇出版社，1995

［102］马继松，吴华强，江厚万．名家教你读医案（第5辑）［M］．北京：人民军医出版社，2012

［103］贝新法．中医杂病治疗心法［M］．北京：人民卫生出版社，2015

［104］张志礼．张志礼皮肤病临床经验辑要［M］．北京：中国医药科技出版社，2002

［105］周慎．湖湘当代名医医案精华（第二辑）［M］．北京：人民卫生出版社，2015

［106］马凤彬．何炎燊医案集［M］．北京：人民卫生出版社，2009

［107］周慎．周慎医案精华［M］．北京：人民卫生出版社，2015

［108］刘越．刘越医案医论集［M］．北京：学苑出版社，2008

［109］肖国士，潘开明．皮肤病名医医案精选［M］．郑州：河南科学技术出版社，2017

［110］兰承祥．兰承祥国家中青年名中医［M］．郑州：中原农民出版社，2016

［111］徐福松．徐福松男科医案选［M］．北京：人民卫生出版社，2011

［112］臧堃堂．臧堃堂治则精华［M］．北京：军事医科出版社，2000

［113］张伯礼，王志勇．医案集（综合）/中国中医科学院名医名家学术传薪集［M］．北京：人民卫生出版社，2015

［114］章勤．何少山医论医案经验集［M］．上海：上海科学技术出版

社，2007

［115］董建华.中医内科急症医案辑要［M］.太原：山西科学教育出版社，1988

［116］李国清.龙江医话医论集［M］.哈尔滨：黑龙江人民出版社，1987

［117］苏礼，赵学理.古今专科专病医案·肛肠病［M］.西安：陕西科学技术出版社，2002

［118］孙润斋.孙润斋医案医话［M］.北京：人民军医出版社，2012

［119］杨扶国.中医临床家杨志一［M］.北京：中国中医出版社，2001

［120］鲁兆麟，王新培，严季澜.名医类案二续［M］.沈阳：辽宁科学技术出版社，1996

［121］唐先平，路杰云，张继明.脾胃病古今名家验案全析［M］.北京：科学技术文献出版社，2007

［122］崔金涛.何廉臣著全国名医验案［M］.北京：科学技术文献出版社，2016

［123］陈瑞春.伤寒实践录［M］.北京：人民卫生出版社，2003

［124］王道瑞，薛钜夫，祝肇刚等.杏园金方名医验案［M］.北京：人民卫生出版社，2012

［125］寇子祥，陈慧娟.陈宝贵医案选萃［M］.北京：中国中医药出版社，2015

［126］卢祥之.名中医治病绝招［M］.北京：中国医药科技出版社，1998

［127］杨建宇，李剑颖，王发渭等.国医大师经方验案精选［M］.北京：学苑出版社，2011

［128］柴瑞霭，柴瑞霁，柴瑞震.中国百年百名中医临床家丛书·柴浩然［M］.2版.北京：中国中医出版社，2013

［129］柳越冬，莫婷婷，杨建宇.国医大师验案良方·外科卷［M］.
北京：学苑出版社，2010

［130］张昱，王国辰.现代中医名家医论医话选［M］.北京：中国中
医药出版社，2012

［131］黄新吾.邹云翔医案选［M］.南京：江苏科学技术出版社，
1981

［132］赵智强.200例疑难病例诊治实录［M］.北京：人民卫生出版
社，2013.

［133］马继松，吴华强，江厚万.名家教你读医案（第2辑）［M］.北
京：人民军医出版社，2011

［134］赵文海，冷向阳.国医大师刘柏龄［M］.北京：中国医药科技
出版社，2016

［135］李可.李可老中医急危重症疑难病经验专辑［M］.太原：山西
科学技术出版社，2004

［136］李克绍.医案讲习录［M］.北京：中国医药科技出版社，2012

［137］贺兴东，翁维良，姚乃礼等.当代名老中医典型医案集［M］.
北京：人民军医出版社，2014

［138］李士懋，田淑霄.相濡医集：李士懋、田淑霄临床经验集［M］.
北京：人民军医出版社，2005

［139］胡翘武.橘井一勺：四时常见感症求径［M］.北京：学苑出版
社，2013

［140］南郑县卫生局.南郑医案选［M］.西安：陕西科学技术出版社，
1982

［141］孙朝宗.孙鲁川医案［M］.济南：山东科学技术出版社，1982

［142］张问渠.现代著名老中医临床诊治荟萃［M］.北京：科学技术
文献出版社，1986

［143］孙一民.临证医案医方［M］.郑州：河南科学技术出版社，

1985

［144］宋原敏，张邦福，李济民．樊位德医案精华［M］．北京：人民卫生出版社，2012

［145］张英远，孙继先．孙允中临证实践录［M］．沈阳：辽宁人民卫生出版社，1981

［146］汤益明，杨宁．汤益明临证经验精粹［M］．北京：人民卫生出版社，2009

［147］张镜人．张镜人［M］．北京：中国中医药出版社，2011

［148］中医研究院．蒲辅周医疗经验［M］．北京：人民卫生出版社，1976

［149］周光名医工作室．晚晴居医案［M］．北京：北京科学技术出版社，2013

［150］范伏元．程丑夫医案精华［M］．北京：人民卫生出版社，2016

［151］杜小正．何天有验方验案集［M］．北京：中国中医药出版社，2017

［152］黄永源．奇难杂症精选［M］．广州：广东科技出版社，1998

［153］柳学洙．医林锥指［M］．北京：中国中医药出版社，2013

［154］李今庸．李今庸临床经验辑要［M］．北京：中国医药科技出版社，1998

［155］袁立人．中国百年百名中医临床家丛书·内科专家卷［M］．北京：中国中医药出版社，2014

［156］周洪彬．周炳文经典医案集［M］．上海：上海科学技术出版社，2015

［157］朱明芳，欧阳京安．欧阳恒医案精华［M］．北京：人民卫生出版社，2017

［158］王崇仁，李宝珍．医事困学录：津门大医王士相学术经验集［M］．北京：中国中医药出版社，2012

［159］杨志波．皮肤病名家医案妙方解析［M］．北京：人民军医出版社，2007

［160］雷昌林．疑难病症中医治验心悟［M］．北京：人民卫生出版社，2011

［161］焦树德．从病例谈辨证论治［M］．北京：人民卫生出版社，2006

［162］邱礼新，巢国俊，王影．国医大师唐由之［M］．北京：中国医药科技出版社，2011

［163］彭勃，吕宏生．吕承全学术经验精粹［M］．北京：人民卫生出版社，2007

［164］周信有．周信有［M］．北京：中国中医药出版社，2007

［165］马继松，吴华强，江厚万．名家教你读医案（第3辑）［M］．北京：人民军医出版社，2012

［166］王足明．疑难病证中医治验［M］．长沙：湖南科学技术出版社，1983

［167］李敬孝，华世文．华廷芳学术经验集［M］．北京：科学出版社，2012

［168］赵尚华，张俊清．张子琳［M］．北京：中国中医药出版社，2014

［169］梁家清，刘振伟．梁家清临证医案选粹［M］．北京：人民军医出版社，2012

［170］上海中医药大学．近代中医流派经验选集［M］．上海：上海科学技术出版社，2011

［171］苏礼．古今专科专病医案·肝胆病［M］．西安：陕西科学技术出版社，2001

［172］孟景春．孟景春选评疑难病案［M］．北京：人民军医出版社，2012

［173］李晓东．胸痹心痛古今名家验案全析［M］．北京：科学技术文献出版社，2004

［174］田元祥．内科疑难病名家验案1000例评析［M］．北京：中国中医药出版社，2005

［175］罗和古，杜少雁，曾令真．外科医案·下册［M］．北京：中国医药科技出版社，2005

［176］赵向华．赵棻［M］．北京：中国中医药出版社，2004

［177］赵作伟．杏林求索［M］．北京：中国中医药出版社，2013

［178］赵国仁．中医临床验案四百例传心录［M］．北京：人民卫生出版社，2012

［179］浙江省中医药研究所，浙江省兰溪县医科所．张山雷专辑［M］．北京：人民卫生出版社，1983

［180］苏礼．古今专科专病医案·肾脏病［M］．西安：陕西科学技术出版社，2007

［181］刘娜，张雅丽．张琪论伤寒与临证［M］．北京：科学出版社，2015

［182］张小勇，陶晓华．《伤寒论》中的毒性中药［M］．北京：中医古籍出版社，2013

［183］孙溥泉．伤寒论医案集［M］．西安：陕西科学技术出版社，1986

［184］帅来福．方鸣谦临证实录［M］．北京：人民卫生出版社，2011

［185］白璧臣．临证新悟［M］．呼和浩特：内蒙古人民出版社，1982

［186］王树芬．太医名医奇案赏析［M］．北京：中国中医药出版社，1995

［187］单书健．古今名医临证金鉴·外感热病卷［M］．北京：中国中医药出版社，1999

［188］席兴贤，席英贤，席守贤等．席梁丞医案医话选［M］．北京：

中国中医药出版社，2014

［189］五部医话编写委员会．当代中医名家医话·妇科卷［M］．北京：
北京科学技术出版社，2012

［190］蒋健，朱抗美．《金匮要略》方药临床应用与研究［M］．上海：
上海科学技术出版社，2012

［191］王肯堂．证治准绳·幼科［M］．北京：人民卫生出版社，2014

［192］祁坤．外科大成［M］．上海：上海科学技术出版社，1958

［193］吴瑭．吴鞠通医案［M］．北京：中国医药科技出版社，2012

［194］王孟英．古今医案按选［M］．北京：中国书店，1986

［195］齐秉慧．齐氏医案［M］．北京：中国中医药出版社，2008

［196］沈洪，周春祥，李大卓．单兆伟医疗经验集［M］．南京：东南
大学出版社，2011

［197］鲁兆麟．中医医案学［M］．北京：北京科学技术出版社，2013

［198］张存悌．中医火神派医案全解［M］．北京：人民军医出版社，
2007

［199］李军．国医大师张学文［M］．北京：人民卫生出版社，2015

［200］张存悌，任岩东，傅勇．经典火神派医案点评［M］．沈阳：辽
宁科学技术出版社，2016

［201］张存悌，徐放，黄靖淳．中医火神派医案新选［M］．沈阳：辽
宁科学技术出版社，2010

［202］王肯堂．医学穷源集［M］．北京：中国中医药出版社，2015

［203］陆以湉．冷庐医话［M］．北京：人民军医出版社，2010

［204］孙一奎．孙文垣医案［M］．北京：中国中医药出版社，2009

［205］魏之绣．续名医类案［M］．北京：人民卫生出版社，1957

［206］余震．古今医案按［M］．北京：人民卫生出版社，2007

［207］唐先平，桑志成，张凤娟．肿瘤古今名家验案全析［M］．北京：
科学技术文献出版社，2007

［208］吕郁哉，王文选，冯金明 . 中医医案医话集锦 .［M］. 兰州：甘肃人民出版社，1981

［209］中国中医研究院广安门医院 . 朱仁康临床经验集·皮肤外科［M］. 北京：人民卫生出版社，2005

［210］王付 . 疑难杂病八大证治［M］. 北京：人民军医出版社，2005.

［211］温成平 . 现代疑难病经方验案评析［M］. 北京：人民军医出版社，2007

［212］唐俊琪，高新彦，李巧兰 . 古今名医内科医案赏析［M］. 北京：人民军医出版社，2005

［213］张代钊 . 张代钊治癌经验辑要［M］. 北京：中国医药科技出版社，2002

［214］鲁兆麟 . 中国古今医案类编·经络肢体及杂病类［M］. 北京：中国建材工业出版社，2001

［215］尹国有，李合国 . 肝胆病中医验案点评与误案分析［M］. 北京：人民军医出版社，2010

［216］哈孝贤，哈小博 . 读金匮学妇科［M］. 北京：中国医药科技出版社，2014

［217］沈开金 . 沈开金医案撷菁［M］. 合肥：安徽科学技术出版社，2011

［218］王占玺 . 临床验集［M］. 北京：科学技术文献出版社，1981

［219］单书健 . 古今名医临证金鉴·外科卷［M］. 北京：中国中医药出版社，1999

［220］刘学文 . 古今效方临床应用［M］. 沈阳：辽宁科学技术出版社，1999

［221］李艳，王惟恒 . 李济仁新安名医医案选析［M］. 北京：人民军医出版社，2013

［222］董建华 . 中国现代名中医医案精粹［M］. 北京：人民卫生出版社，2010